社区药学

COMMUNITY PHARMACY

陈吉生　曹伟灵　主编

科 学 出 版 社

北 京

内 容 简 介

本书是一本专为药学本科专业及临床药学本科专业设计的特色课程教材，旨在全面反映社区药学领域的研究成果与实践经验。

全书系统介绍了社区药学服务的各个方面，包括基层医疗机构药学服务、居家药学服务、社区药学照护、社会药房（店）药学服务、药学门诊、社区药学信息服务及常见慢性病药学服务七大核心章。内容既涵盖了社区药学服务的基本理论与实践技能，又深入探讨了其在不同场景下的应用与挑战。

本书紧跟时代发展，注重理论与实践相结合，旨在培养具备扎实专业知识、良好实践能力和创新精神的社区药学人才，适合药学与临床药学专业的学生学习使用，同时也为零售药店从业人员、社区药师、基层药师及相关从业人员提供了宝贵的参考资源。

图书在版编目（CIP）数据

社区药学 / 陈吉生，曹伟灵主编. -- 北京 ：科学出版社，2025. 5. --ISBN 978-7-03-082010-5

Ⅰ. R9

中国国家版本馆 CIP 数据核字第 2025HX6754 号

责任编辑：潘志坚　周　倩 / 责任校对：谭宏宇
责任印制：黄晓鸣 / 封面设计：殷　靓

科学出版社 出版
北京东黄城根北街 16 号
邮政编码：100717
http：//www.sciencep.com
上海颛辉印刷厂有限公司印刷
科学出版社发行　各地新华书店经销

*

2025 年 5 月第　一　版　开本：787×1092　1/16
2025 年 5 月第一次印刷　印张：18
字数：382 000

定价：98.00 元

（如有印装质量问题，我社负责调换）

《社区药学》

编 委 会

主　编　陈吉生　曹伟灵

副主编　叶陈丽　袁　芳　刘新宇　刘　冰

编　委（以姓氏笔画为序）

王振兴　深圳市罗湖区人民医院

王晓聪　深圳市罗湖区中医院

方奕孚　广东药科大学附属第一医院

叶陈丽　深圳市罗湖区人民医院

刘　冰　广东药科大学

刘　江　深圳市罗湖区人民医院

刘宇思　深圳市罗湖区人民医院

刘新宇　中山大学附属第八医院

许夏燕　深圳市罗湖区妇幼保健院

李雄雄　深圳市罗湖区人民医院

邹绮雯　深圳市罗湖区人民医院

张友恒　深圳市罗湖区中医院

陈吉生　广东药科大学附属第一医院

陈盛阳　深圳市罗湖区人民医院

周　殷　深圳市罗湖医院集团居民健康管理中心

郑桂梅　深圳市罗湖区人民医院

秦　卓　深圳市罗湖区人民医院

袁　芳　广东药科大学
黄会平　广东药科大学附属第一医院
曹伟灵　深圳市罗湖区人民医院
韩广信　广东药科大学附属第一医院
覃思蓓　深圳市罗湖区人民医院
程小桂　深圳市罗湖区人民医院
曾芬娜　深圳市罗湖区人民医院
翟永政　深圳市罗湖区人民医院
黎锦健　广东药科大学附属第一医院

前言

PREFACE

以习近平新时代中国特色社会主义思想为指引，深入贯彻实施《中华人民共和国药品管理法》与《“健康中国 2030”规划纲要》，坚持人民健康至上的原则，旨在树立安全、规范、科学的用药理念，推动社区药学服务的全面发展。

近年来，随着社区药学教育、研究与实践的不断深入，丰硕成果层出不穷。为紧跟时代步伐，满足当前社区药学教学的迫切需求，广东药科大学附属第一医院与深圳罗湖医疗集团携手，在广东药科大学前期临床药学本科特色课程的基础上，共同启动了本教材的论证、编写与出版工作。

本教材依托 2022 年《社区药学照护规范》（第一版），充分借鉴国际先进理念与国家发展要求，积极融合我国社区药学实践的宝贵经验，旨在打造一部既具有前瞻性又贴近实战的精品教材。我们秉承“精化基础理论、优化专业知识、强化实践能力、深化素质教育、突出专业特色”的编写原则，将“社区药学”特色与“药学照护”理念深度融合，力求培养一批高素质、创新型、应用型和复合型的社区药学人才。

本教材内容丰富，章节设置科学合理，涵盖了基层医疗机构药学服务、居家药学服务、社区药学照护、社会药房（店）药学服务、药学门诊、社区药学信息服务及常见慢性病药学服务等多个方面，为临床药学和药学专业学生、零售药店从业人员及基层社区卫生中心的药师提供了全面的学习导向。同时，本教材也适用于初级临床药师培训、社区医师、社区药师、家庭药师或居家药师的继续教育及相关领域的教学与研究。

《社区药学》编委会

2025 年 1 月

目录
CONTENTS

第一章　绪　论

第一节　概　　述

随着医疗体制改革的不断深入，分级诊疗持续推进，大病进医院、小病进社区，已成为人民群众求医的共识。社区医院不再是单纯的“看病”机构，而是集医疗、预防、保健、康复、健康教育和计划生育指导于一体的社区卫生服务中心。而社区药学作为药学领域的一个新兴分支，将药物治疗与社区卫生服务紧密结合，对于保障安全、有效的合理用药，提高社区居民的生活质量具有极其重要的意义。

一、社区药学的概念

社区药学是以药学基本理论为基础，运用现代科学管理的理论和方法，研究在社区环境下进行的药物治疗和药学服务的学科。简单而言：就是药师秉持着改善人类生存质量这一目标，走进社区，以家庭为单位，以公众为核心，结合深厚的药学知识，致力于提供有关药物治疗的全面服务。其旨在构建起保障民众用药安全、有效且经济的屏障，从而有效提高公众对药物正确使用的能力，进而优化居民的生活质量。社区药学服务的质量直接关系到社区居民健康水平的提高。

社区药学与医院药学、基础药学的重要区别在于：它是以社区为服务范围，以居民（包括临床医师、护士和患者）为服务对象，利用信息化技术，发挥团队优势，提供可持续、长期的药物治疗服务。同时关注日常保健、心理疏导、家庭医疗、社区健康教育等问题，强调预防慢性病的管理，具有个性化、综合性和温暖性的优势。社区药学是药学的延伸，更注重的是提供药学服务的普及性和实用性。

社区药学的组织架构包括：社区卫生服务中心、社区卫生站、社区药店等多个层级的组织。其中，社区卫生服务中心是社区药学管理的核心机构，负责协调和管理社区药学服务的各项工作。社区卫生站作为社区卫生服务中心的重要支撑单位，负责具体实施社区药学服务，为居民提供药物配送、用药管理和健康教育等服务。

药学服务（pharmaceutical care, PC）是药师应用药学专业知识向公众（含医务人员、患者及其家属）提供直接的、负责任的、与药物使用有关的服务（包括药物选择、药物使用知识和信息），以期提高药物治疗的安全性、有效性与经济性，实现改善与提高患者生活质量的目标。社区药学服务（community pharmaceutical care，CPC）是药学服务的延伸，属于广义药学服务，是药师以社区患者为中心，主动上门与患者或普通民众零距离接触，提供用药咨询和指导、合理用药宣教、疾病监测与预防等服务，是社区卫生服务的重要组成部分。

二、开展社区药学的原因

随着社会的发展和人口老龄化的加剧，传统医院医疗模式已无法满足居民的健康需求，慢性病管理的主体责任逐渐下沉到社区医院和零售药店，社区药学服务需求愈发迫切，旨在为社区居民提供方便、专业、贴近生活的社区药学服务应运而生。

1. *社区居民需要社区药学*　当前人们对健康和医疗保健的需求不断提升，社区居民自我保健、自我药疗盛行，然而现状却令人担忧，药品、保健品和食品间是否存在相互作用及功效重叠等问题，无专业人员能为居民把控。居民缺乏药学专业知识，用药存在误区，常凭借经验买药服用，盲目追求新药、进口药或昂贵药，这使得各类医源性、药源性疾病频繁出现，医疗开支猛增，社会负担加重。因此，社区药师引导居民正确理解药品的合理使用、提高自我药疗水平尤为必要。调查显示，86.55%的居民希望药师能够长期提供用药指导，社区居民迫切需要用药管理和用药教育类的药学服务。通过社区药学服务可以引导居民安全、合理用药，降低患病概率，减少医疗费用，节约资源。

2. *疾病谱的发展需要社区药学*　随着人们生活环境及习惯改变，疾病流行状况也随之变化，疾病愈发普遍，特别是慢性病如高血压、高脂血症、糖尿病、冠心病和脑卒中等发病率急剧上升。我国社区老年慢性病群体持续扩大，老年患者常患多种基础疾病，需要长期服药。依据疾病特点和我国的医疗现状，药物治疗和社区辅助治疗是老年人慢性病防治的主要手段。老年患者常面临多种药物的使用和药品选择等问题，亟须专业药学人员提供专业建议，保障用药安全和健康。近年来，药物不良事件（adverse drug event，ADE）对公众健康和资源利用方面的影响日益增大，药物滥用可引发诸多安全性问题。开展社区药学服务可对慢性病患者进行用药管理，减少用药后不良反应，提高患者用药依从性和治疗效果，有效提高老年人生活质量。因此，疾病谱发生改变，人们对整体医疗质量、社区药学服务需求随之增加。社区药学服务重心应由合理用药转变为提升患者生命质量，药师应积极向民众提供药物治疗、保健、康复、预防等多层次、全方位的服务。

3. *医护人员需要社区药学支持*　社区药学弥补了社区医疗工作者自身无法为患者提供全面药学知识服务的不足。近年来，报销政策逐步向社区卫生服务中心倾斜，选择在社区卫生服务中心就医的患者人数激增，加大了社区医护人员的工作量。然而，社区医师多为全科医师，难以全面掌握各类药物的药理知识及配伍，尤其是对新型药物的作用机制及其不良反应的理解相对欠缺，这种情况之下容易引起不合理用药，这也是药师需要参与处方审核和点评工作的原因所在。经调查，社区医师亟须在抗菌药物选择、提供治疗药物最新信息、个体化用药指导、特殊人群用药指导及患者用药教育等多方面获得药学服务。因此，社区药学是解决社区医师专业分工不清，群众“看病难”的重要手段，是患者诊治过程的必要补充。

4. 社区药学有助提升药师的地位 在“药品零加成”“带量采购”等医改政策驱动下，医疗机构药学面临深化改革的巨大挑战，工作方向发生质变，药师角色亟待转型。社区药学人员需转变观念，摒弃“药师的工作只是发药、配药”的想法，逐步树立“药师的职责不仅在于保障药品调配，更需提供用药咨询、指导患者合理用药，并解决用药过程中各类问题”的观念。社区药师唯有突破传统观念束缚，积极参加继续教育培训，提高专业素质，充分发挥专业技能，主动为患者提供社区药学服务，增强自身专业影响力，方能适应整个医药卫生体制改革和医药卫生事业的发展。“以患者为中心”的药学服务，彰显着护航药师专业价值的意义。实施社区药学服务，积极融入家庭药师项目，提升公众对社区药学的认知度，培育居民向药师而非医护进行用药咨询的习惯，赢得患者信赖，这对提升药师在医疗行为中的地位大有裨益。

5. 社区药学增强社区医院竞争力 医疗体制深化改革使患者具备选择就医机构的权利，服务质量及态度优越者必将赢得患者青睐。社区药学以患者利益为核心，药学服务全方位展示了社区医院对患者生命的关怀，保障患者用药安全并满足其实际需求。开展社区药学服务不仅能扩大社区医院的服务项目领域，还能赢得大量患者，提高社区医院竞争力。同时，社区药学也将加强与其他医疗机构的紧密合作与交流，推动药学与其他学科的交叉融合，为公众呈现出更为全面、便捷的药学服务。

三、社区药学的法规政策背景

《中华人民共和国药品管理法》第六章第六十九条规定：医疗机构应当配备依法经过资格认定的药师或者其他药学技术人员，负责本单位的药品管理、处方审核和调配、合理用药指导等工作。非药学技术人员不得直接从事药剂技术工作。明确了药师在医疗活动中不可或缺的地位。

2011 年，卫生部、国家中医药管理局及总后勤部卫生部印发的《医疗机构药事管理规定》(卫医政发〔2011〕11 号)提出了“药学专业技术服务”概念，由医疗机构药学部门具体负责药品管理、药学专业技术服务和药事管理工作，开展以患者为中心，以合理用药为导向的临床药学实践，组织药师参与临床药物治疗，提供药学专业技术服务。其中第 17 条明确规定：“医疗机构应当建立由医师、临床药师和护士组成的临床治疗团队，开展临床合理用药工作”。第 36 条(六)明确规定：医疗机构药师工作职责之一“掌握与临床用药相关的药物信息，提供用药信息与药学咨询服务，向公众宣传合理用药知识”。由此可见，药师职能已从传统药房调配，逐步拓展至临床、社区的精准用药辅助，为医护及民众提供药学服务。

2015年,国务院办公厅印发《关于推进分级诊疗制度建设的指导意见》(国办发〔2015〕70号),明确指出建立基层签约服务制度。2016年,国务院医改办、国家卫生和计划生育委员会等7个部门联合印发《关于推进家庭医生签约服务的指导意见》(国医改办发〔2016〕1号),要求组建以全科医师为核心的家庭医师团队,药师也是家庭医师团队成员之一。家庭医师团队与居民签约,开展基本医疗和基本公共卫生服务,包括对慢性病患者进行健康管理,该政策明确鼓励社区药师参与慢性病管理。

2017年7月,国家卫生和计划生育委员会办公厅、国家中医药管理局办公室联合印发《关于加强药事管理转变药学服务模式的通知》(国卫办医发〔2017〕26号),要求各级卫生健康行政部门及医疗机构提高对药事工作重要性的认识,不断加强药学服务能力建设、提升科学管理水平。2018年,国家卫生健康委员会、国家中医药管理局联合印发的《关于加快药学服务高质量发展的意见》(国卫医发〔2018〕45号)及2020年由国家卫生健康委员会、教育部等六部委联合发布的《加强医疗机构药事管理 促进合理用药的意见》(国卫医发〔2020〕2号),明确指出:药师是提供药学服务的重要医务人员,是参与临床药物治疗、实现安全有效经济用药目标不可替代的专业队伍。要求各级卫生健康行政部门、各级各类医疗机构从提高重视程度、推进分级诊疗建设构建上下贯通的药学服务体系、加快药学服务转型、加强药师队伍建设、推进"互联网+药学服务"等5方面14项重点内容,加强药学学科建设,加快药学服务高质量发展。该政策进一步促进药学服务模型转变。

在新型冠状病毒感染疫情中,药师肩负合理用药的职责,不断拓展药学服务范围,2020年,多家学会联合社会团体组织制定了《疫情期间百姓居家药物治疗合理用药管理与指导专家共识》和《新冠病毒肺炎及常见合并症药物治疗与药学监护指引》等。2021年10月,国家卫生健康委员会办公厅印发了《医疗机构药学门诊服务规范》《医疗机构药物重整服务规范》《医疗机构用药教育服务规范》《医疗机构药学监护服务规范》《居家药学服务规范》五项药学服务规范。同年《国务院办公厅关于推动公立医院高质量发展的意见》(国办发〔2021〕18号)要求开设合理用药咨询或药物治疗管理门诊,开展精准用药服务,推进医疗服务模式创新。药学服务体系建设是医保精细化管理与可持续发展的有力保障。2021年12月,中国医院协会发布了《医疗机构药事管理与药学服务》九项团体标准内容,包括药学门诊、药物重整、用药教育、药学监护、居家药学服务、药品调剂、处方审核、用药咨询和治疗药物监测。这一系列法规政策充分体现社区药学服务是现代医药服务体系的发展趋势。

四、开展社区药学的意义

社区药学在现代医药服务体系中的重要地位毋庸置疑。其通过规范患者用药行为,提高患者用药依从性,有效防范药物误用导致的不良反应和医疗事故,改善药物治疗效果。对居民健康意识的提升、不良生活习惯的改善、自我健康管理理念的树立、健康危险因素的控制、传染病与慢性病的预防均可起到一定作用。从根源上提升居民全面生活质量，从而实现社区医疗机构、药学服务团队、居民患者三赢的良好局面。

1. *优化医疗资源的配置* 社区药学研究能优化居民就医流程，缓解医疗系统压力。其通过科学的药品配送管理、优化就医路径与场所，提供便利、贴心且高效的药学服务，减少医药事故和医患纠纷，解决资源分配不均和医疗服务紧张难题，从而减轻医疗系统负荷。

2. *产生良好的经济效益和社会效益* 随着我国医保支付的精细化管理及相关政策逐渐完善，加强社区药学服务，提升药学服务能力已然成为控制不合理用药的重要环节，这不仅有利于降低不合理用药导致的医疗处置和药品费用，落实健康中国战略。还能够打造成特色服务品牌，增强大众对药师的认同感，提升药师的技能、形象和社会地位，拓展其执业空间。

3. *构建和谐社会* 开展社区药学服务，提升国民健康素质、促进国家文明，是构建和谐社会的重要基石，更是迈向全面建成小康社会和社会主义现代化强国的坚实保障。

社区药学服务以药师为主导力量，作为直接面向患者、对其药物治疗全程护航的关键角色，药师提供有效的社区药学服务可以降低医疗事故发生概率，减少药品不良反应和药源性疾病，使药物资源得到合理配置，减少资源浪费和不合理应用。因此，积极发展“以患者为中心”的社区药学服务是科学合理用药的必要需求，也是药师职业发展的趋势。

第二节 社区药学的研究内容

社区药学是一门融合多个领域的新兴应用性学科，涉及内容从自然科学如药理学、生理学到社会科学如经济学、心理学等。这个综合学科涵盖的内容包括患者用药相关的全部需求，因此社区药学的具体工作除了传统的药品供应保障（药品调配）以外，还包括基层医疗机构药学服务、居家药学服务、社区药学照护、社会药房（店）药学服务、药学门诊服务、药学信息服务、常见慢性病药学服务等社区药学服务。其研究内容非常广泛，主要研究内容如下。

一、社区药品供应保障

基层医疗机构作为广大民众的健康守护者，药品供应保障服务在其中发挥着举足轻重的作用。药品供应与保障体系是社区药学发展的基础。在此体系中，药品的调剂、采购、存储、配送和使用管理等环节都需要实施严格且有效的管控措施，以确保药品质量安全。

1. *药品调剂* 调剂岗位是药师直面患者的前沿阵地，涵盖处方审核、调配、复核、发药和用药指导等关键环节，是药物治疗最基础的保证，更是串联医、药、患最重要的纽带。在调剂过程中，药师务必严格落实"四查十对"原则，确保调配的处方和发出的药品准确无误。同时，药师还应主动给予患者用药指导，保证药物合理应用。药品调剂在社区药学中扮演着重要角色，是社区居民健康的守门人。因此，对药品调剂工作流程的完善、设备技术手段的创新及人才培养的加强等方面应给予足够重视。

2. *药品的采购、储存及养护*　研究社会药房的用药情况，分析药品消耗趋势及库存状况等关键信息，制定有效的药品采购计划，确定适合社区的药品目录和《国家处方集》，加强社会药房与上级医院药品目录衔接统一，使其更贴合家庭医师签约居民基本用药诉求。如优先保障儿童、孕产妇、老年人、罕见病患者等特殊人群的用药。合理设置临床急（抢）救药品库存警戒线，确保及时补货，以维持临床用药的连续性。落实国家医保药品谈判和国家药品集中招标采购政策，融入当地药品招标采购平台，确保采购的药品质量符合要求。此外，全面掌握药品的储存要求和使用规范，制订详尽的存储策略，借助严格监管举措保障药品储存环境达标。这既保障药品质量，又杜绝库存积压。同时建立健全的进货验收制度，对配送的每批药品进行仔细的检查与记录，全方位筑牢药品供应保障防线。

3. *药品保障体系*　我国现行医保谈判药品实行"双通道"管理机制，综合考虑临床价值、患者合理的用药需求等因素，对谈判药品施行分类管理。将临床价值高、患者急需、替代性不高的品规纳入"双通道"管理，进一步提升谈判药品供应保障水平。符合条件的社会药房也纳入"双通道"药品管理、门诊统筹药品及医保定点药房等，同步纳入医保支付的机制。

此外，药品价格也是药品供应与保障体系中需要关注的问题。应当建立合理的药品价格形成机制，完善药品供应保障制度，提升社区居民对药品的可及性与承受能力。

二、社区药学服务

社区药学服务作为一种新兴的医疗服务模式，其具体内容和形式多种多样，它不仅是药学服务的延伸，更是药师为患者提供全方位的药学支持和健康管理的重要途径。社区药学服务的开展，不仅能帮助患者得到安全、有效的治疗，也能加速转变药师的职能，培养药师的责任感。

1. *基层医疗机构药学服务*　是保障患者用药安全、有效、经济的重要手段，其研究范畴广泛，主要研究基层医疗机构中有关药品使用管理、用药教育、药学监护、用药咨询服务、药品不良反应监测、药学科普教育和药学信息服务等内容，旨在确保患者能正确使用药物，避免药品不良反应，降低用药成本，提高医疗质量。

2. *居家药学服务*　是一种针对居家患者的药学专属服务，是以药学服务为基础，延伸至家庭用药精细管理范畴。主要研究家庭药师的定义、资质要求、服务内容、工作规范、服务路径、培训要求等内容。例如，家庭药师在社区开展药学服务，首先收集患者与用药相关的信息，并评估患者当前用药方案的适应性、有效性、安全性、依从性，查看患者用药相关检查及生活方式是否健康。并给予患者基于该院临床用药品种的合理用药数据库筛选制作的用药指导单。如发现潜在不适宜或不良反应,需与团队中的家庭医师沟通协调,从而对患者的用药方案重整,家庭药师负责随访评估。让居家药学服务有形化、标准统一化、价值可衡量化,从而提高患者居家用药的依从性,提高药物治疗水平,降低医保费用,使药师的专业价值得以体现。

3. *社区药学照护* 是研究药学照护的概念,明确执行药学照护人员的资质、职责、准入标准,以及照护内容、流程和目标,使药师照护患者真正按照四个步骤进行,保障患者的药物治疗契合适应证,提升患者生活质量。社区药学照护是专注于药师对患者疾病、用药和整体健康的照护,强调药师对药物疗效和安全性的关注,旨在规避药物问题的产生,并持续跟踪药物治疗效果的一项服务。服务主场在社区,亦覆盖药学门诊、养老机构等场合,重点面向身患多种慢性病且需联用多类药物的人群。相较于传统药学服务:社区药学照护凸显全面性、精准性、持续性和协作性;与其他医护团队紧密合作,采用引导模式赢得服务的认可。因此,推广社区药学照护意义非凡,既能提升患者用药的科学性与依从性,保障社区患者用药安全,又可助力药师队伍的壮大,巩固药师服务地位,推动药学服务体系的深化发展。

4. *社会药房(店)药学服务* 是从药学服务体系建设角度,深度研究资源配置(组织架构、经营环境及设施设备、人力资源)管理准则、药学服务内容以及药学服务质量管控(质量评估、风险管控和质量提升)等内容。结合服务实施难度,药店可提供的药学服务可划分为三类:基础服务,即药品零售企业按照法律法规务必承担的职责。例如,OTC用药指导服务、处方调剂服务、处方用药指导服务以及健康生活方式指导服务;附加值服务,是在完成基本服务的基础上,有实力的企业还可根据消费者需求增设的配套服务项目。例如,患者用药即时检测服务、家庭急救辅助、患者用药清单整理服务等;慢性病服务,旨在拓宽药学服务边界,药店为慢性病患者提供更专业、综合、贴心且精准的用药服务。例如,定期随访和评估患者用药情况等。由此可见,社会药房(店)有能力满足社区居民的药品需求,提升药品使用的安全性与效益,推动社区居民健康水平的提高,同时增强药房(店)的公众形象和信誉,提高其市场竞争力。

5. *药学门诊服务* 主要是对医疗机构药学门诊管理工作中的基本要求、服务过程(信息收集、用药评估、用药建议、用药教育、随访指导、文书管理)质量管理与评价改进各要素的研究。由医疗机构药师为患者提供用药分析、咨询、教育与方案调整等专业化服务。此项服务由药学部门负责规划实施,并纳入门诊部门统筹管理范畴。药学门诊服务明确医疗机构需建立完善的管理体系及人员培训制度,配套必要的设备设施及软件技术支持。此外,医疗文书应依规纳入门诊病历统一管理。同时药学部门应积极探索适宜的药学门诊服务模式,推动服务的持续发展。出诊药师应积极参与学术交流学习,深耕科研探索,不断提升服务能力。

6. *社区药学信息服务* 社区药学服务的核心是为患者提供合理用药建议,这无疑要求药师掌握最新的药物信息。药学信息服务是由信息药师运用信息技术实现药物合理使用、药品不良反应、药学信息管理等信息的收集、传播、储存及查阅，同时涉及计算机网络化管理与药学信息系统的开发等重要事项。通过研究信息药师的岗位职责和工作范围，便于推动信息药师的工作，从而推动社区药学信息服务。

7. 常见慢性病药学服务　研究各种常见慢性病规律，探讨药师如何运用专业技能为慢性病患者提供全程健康管理服务，服务涵盖药物治疗、生活指导以及定期随访追踪等环节。持续改善药学服务，完善慢性病管理体系，加强对患者的药品知识宣传、药事咨询、用药指导和用药评估，切实提高患者药物使用正确率及依从性，达到促进健康、延缓慢性病发展及降低伤残率，减轻医药负担的科学管理效果。药师为慢性病患者提供全面、连续、主动性的管理，制定个性化的慢性病管理方案，帮助患者有效控制慢性病的病情，提高患者的生活质量。此外，药师参与慢性病管理还能为医师提供各类药物关键信息，如药物选择、不良反应预测等，从而实现医师与药师共同协作的效果。

三、药事管理

药事管理是对社区药学的综合管理，包括把控药物使用动态，对药物处方和用药医嘱的监控和点评，制定制度规范并核查实施成效，以及组织药学科教培训活动等多个方面。重点强调对药物使用安全性、有效性、经济性的关注度。

1. 药物利用研究和评价　是制定药物政策和提升药物疗效的关键。它需全面考察社会药物市场、供应情况、处方数量和临床用药模式等要素，重点分析药物对社会、经济产生的影响，探索药物合理遴选之道，从医疗价值和社会经济角度评估药物治疗效果和效益，力求实现效益最大化，增进药物治疗疗效，规避医疗资源浪费。药物利用研究与评价为社区药学服务质量提供了保障，为药物经济学和循证医学评估提供理论支持，最终指导临床用药，提高药物服务水平。社区药师应通过参与临床实践，开展相应的药物利用研究和评价工作，以满足广大病患的实际需求。

2. 药品不良反应监测和报告　是及时搜集和整合各种分散的药品不良反应案例资料，深入剖析其中因果关联并精准评估；及时向药品不良反应中心报告，以期全面掌握药品不良反应情况，有效预防药源性疾病，提升医疗效果，保障患者健康权益。药品不良反应监测与报告是药品上市后安全监管的关键支撑，医疗机构更是我国药品不良反应报告源头的“主渠道”。社区药师务必积极参与药品不良反应监测与评估工作，为药品监管提供技术支持，了解药品不良反应的情况，评估药品的安全性，以此确保公众的用药安全。

3. 社区药学管理体系　政策法规是社区药学管理体系的基础，它为社区药学的发展提供了法律保障和管理指导。政府部门通过颁布相关法规、规章和政策文件，明确规定社区药学的服务范围、对象、内容和要求，有力监督和保障社区药学的有序运行。

社区药学管理体系的运行机制包括服务流程、质量控制和信息管理等方面。① 服务流程是指社区药学服务的实操步骤，包括患者就诊登记、医师诊断、药物发放和患者随访等环节。② 质量控制是指社会药房(店)对药品质量的监管,通过制定合理的药物配送和质量检查标准,确保居民用药安全和有效。③ 信息管理是指社会药房(店)通过建立健全的信息系统,实现对药品库存、销售和患者用药情况的精准管控。

社区药学管理体系和运行机制的建立和完善,对于提高社区医疗服务质量和效率具有重大意义。它既可优化社区居民就医体验,提供便利和准确的药物配送服务,帮助患者进行合理用药和健康管理。又能提高医疗机构的资源利用效率,减轻医师的诊疗负担,促进社区药学发展。

4. 社区药学服务评价指标　包括评估指标和评价方法。

(1) 评估指标:是对社区药学服务质量进行全面、科学且定量的衡量标准,可分为结构、过程和结果三类指标。① 结构指标主要考察社区药学服务设施的建设与配置情况,如人员配置、设备设施和信息化平台的完善程度。② 过程指标关注社区药学服务的操作过程和质量控制情况,如用药安全、用药指导和药物监测的规范性和准确性。③ 结果指标主要从居民的角度出发,对社区药学服务的影响和效果进行评估,如居民满意度、药品不良反应发生率和用药合理性等。在社区药学服务质量评价中,应注意指标体系的科学性和可操作性。同时评估指标需与社区药学的发展需求相匹配,随着社区药学服务模式和目标的不断变化,评价指标也需要相应调整和更新。

(2) 评价方法:是指对社区药学服务质量进行评估和判定的具体方法和程序,可采用定性和定量相结合的方式进行。定性评价主要是通过对社区药学服务中的关键环节进行观察和访谈,获取居民的意见和感受,从而判断服务的质量和效果。定量评价则是通过统计分析,对社区药学服务的关键指标进行量化分析,得出评价结果,如统计学方法、问卷调查和医疗数据的分析等均为常用定量评价手段。评价方法的选择应根据实际情况进行合理的配比,综合运用多种方法,以获得全面、准确的评价结果。

社区药师在保障居民用药安全、合理用药宣教、慢性病管理等方面承担着举足轻重的责任。社区药学服务是提高全民健康水平的重要组成部分,是基层医院药学发展的方向。

第三节　社区药学的发展动态

一、社区药学的发展历程

社区药学起源于传统药学,其发展深受药学及医学模式演变的影响。随着医药服务向社区延伸,社区药学作为一种新型的医药服务方式应运而生。

1. 国外社区药学发展历程　社区药学的发展历程大致可以分为 3 个阶段:起步阶

段、探索阶段和成熟阶段。

(1) 起步阶段(20 世纪 90 年代初至 20 世纪末)：在此阶段，社区药学主要是为了满足社区居民对药品供应和使用的需求，而率先在部分社区进行药学服务试点工作。20 世纪 90 年代，美国学者 Hepler 等率先提出药学服务概念。社区药学服务则是以社区为载体的药学服务。1998 年，国际药学联合会(International Pharmaceutical Federation, FIP)发表有关药学服务声明，设社区药学部，负责 FIP 在社会药房领域的活动，以提升专业标准，推动社区药学服务发展，这标志着药学服务概念已为国际接受，社区药学工作从国际范围来说开始兴起。诸多国家如美国、英国、加拿大等纷纷建立社区药学服务体系。

(2) 探索阶段(21 世纪初至 2010 年)：随着医疗技术发展和民众对健康需求增长，社区药学逐渐向多元化发展。各国开始探索发挥社区药学优势，提升药学服务质量以契合居民健康诉求。如英国政府于 2005 年改革药房执照制度并推行社会药房改革，拓展服务范畴，允许在英格兰和威尔士社会药房新增系列新服务。美国药师协会和美国连锁药店协会于 2005 年和 2008 年两次发表专题，提出药物治疗管理(medication therapy management, MTM)服务核心内容，旨在建立公私社会药房通用的 MTM 服务模式。至 2008 年末，该模式已成为美国社区药学服务的主流模式。

(3) 成熟阶段(2010 年至今)：随着医疗改革推进，社区药学在各国普及推广。此阶段，社区药学服务已融入医疗体系关键一环，为民众提供全面便捷的健康服务。诸多国家建立社区药学体系，包括政策法规的支持、组织架构的建立和社区药学服务内容的规范。如美国 MTM 体系、英国社区药房协议框架(community pharmacy contractual framework, CPCF)框架、加拿大药房服务框架(Canadian pharmacy service framework, CPSF)框架及澳大利亚政府的补偿激励机制等，体现各国对社区药学服务的重视，构建社区药学体系与框架，促使社区药学服务规范化、多元化发展。

2. 我国社区药学发展历程　与发达国家相比，我国社区药学发展整体较为滞后。2010~2020 年，我国社区药学服务仍处于起步阶段，各地开始摸索前行。如 2015 年，上海市卫生和计划生育委员会重视社区药学工作，出台《上海市社区临床药师在职规范化培训方案(试行)》，力推社区药学服务发展。深圳罗湖区大胆改革推动药学服务向社区延伸，建立以人民健康为核心的社区药学服务新模式，同时探索“家庭药师”“网络药师”等创新模式，但均处于萌芽阶段。2018 年，广州市海珠区南石头街社区卫生服务中心揭牌“社区药学门诊”。这表明我国社区药学服务陆续起步。2020 年至今，伴随分级诊疗持续推进，药学服务向社区延伸拓展，国家卫生健康委员会鼓励基层医院利用信息化手段建立患者处方信息共享和流转机制。北京市卫生健康委员会将继续探索开展社区处方前置审核试点，推进社区药师能力建设。近年来，尽管我国部分地区踊跃探索，如浙江省在宁波市宁海县建立首批民生药事服务站，并在全省 11 个县(市、区)开展“社区药事服务站”建设试点；深圳市完成多家社区药学服务基地试点建设，但其学科和服务水平仍有较大提升空间。因此，当前我国社区药学服务总体依旧处于探索阶段。

二、社区药学的现状

（一）国外的社区药学现状

在诸多发达国家，社区药学已实现广泛普及和应用，成为医疗服务体系不可或缺的一部分。以美国、加拿大、澳大利亚等国家为例，其社区药学发展成熟，已形成一套完整的社区药学服务模式和管理体系，节省大量医疗药品支出，有效遏制药源性疾病发生，创造出巨大的社会效益。国外社会药房的药师突破传统调配服务边界，深度涉足疾病预防、健康促进、患者用药指导咨询、药学服务效果评估和远程药学服务等诸多领域，药师角色蜕变，职能得到拓展。

1. 国外社会药房的人员结构　社区药师是世界各国药剂师队伍的重要组成部分，一般占各国药师的70%~80%。如芬兰，全国有6 000余名药师，其中5 100名为社区药师，占比高达85%，且药师由国家统一管理。在美国，药师专业向来备受青睐，社会药房覆盖广且便利性高；英国71%的药师投身社会药房，专业素质较高；加拿大70%的药师扎根社会药房工作，深受民众信赖；在澳大利亚，62%的药师坚守社会药房工作，药学服务广受认可；日本社区药师从业者数量亦呈显著上升态势。

2. 国外社区药学服务　发达国家的社区药师参与慢性病及常见病管理项目，肩负患者教育重任，提高治疗依从性，对药物疗效进行评估及优化，在促进合理用药、药物警戒、健康教育、疾病监测及为医护人员提供药学信息等领域发光发热。以下是国外部分国家社区药学服务现状。

（1）德国已将社区药学服务由传统药品配送转向药学服务领域，社区药师主要从事健康促进、合理用药管理、药学信息服务供给及预防保健护理等工作。例如，在使用华法林临床药学服务中，建立标准化治疗流程，为患者提供优质药学服务。

（2）巴西社会药房多选址商业地段，社区药师提供各类服务，如血压、血糖、血脂检测，雾化器使用指导，注射剂、复方制剂应用和免疫疫苗接种等。巴西药师协会鼓励社区药师参与医疗中心各项事务，如健康教育、疾病管理和疫苗接种等。

（3）美国社区药学服务是以MTM模式为主导，其核心内容包括药物治疗回顾、个人用药记录、药物治疗计划、药师干预移交及文件管理与随访。延伸服务与疾病管理协同推进，如社会药店药师提供免疫、紧急避孕、艾滋病防治、戒烟及肥胖症患者膳食调整等服务。佛罗里达州允许药师对轻症患者实施药物治疗，马里兰州允许药师依规为糖尿病患者注射胰岛素。

（4）英国社区医院安排临床药师直面患者，协助老年人分装每日用药，指导服药时间顺序。初级卫生保健中心将患者出院信息实时传至社会药房，由社区药师上门指导用药，协同全科医师拟定后续治疗方案。其社会药房服务细分为基础、优化及强化3种服务类型。

（5）加拿大各省政府普遍赋予药师相应的处方权，社区药师为患者提供术后药学服务及家庭护理，并融入初级卫生保健与长期照顾护理团队，提供老年药学服务。其药房服务体系涵盖核心调配服务、强化药物关联服务与拓展药学服务。

（6）澳大利亚社区药师与医疗团队紧密合作，参与患者药物治疗与疾病管理，为社区老年患者定制哮喘、疫苗接种及糖尿病等药学服务。药房依据药事审查成效给予激励，激发社区药师服务积极性。

（7）日本社区药学服务多元丰富，药师可上门提供用药指导及建议，传播正确用药知识，社区药店可出具详细的处方指引且配送药上门服务，部分保险亦覆盖药店消费。

3. 国外社区药学服务的补偿机制　在国外，部分国家让药师参与家庭医师签约或将药学服务费纳入医保的方法进行药学服务补偿。如美国已构建相对成熟的社区药学服务补偿机制。2016 年，美国半数药师年收入达到 109 400 ~ 157 950 美元区间，均值达 122 230 美元；效益出众的连锁药店药师年收入高达 126 310 美元，远超过当年美国劳动局公布的人均可支配收入水平，药师薪资由雇用薪资、政府补贴及专业服务报酬组成，收入可观。

下面介绍部分国家药学服务补偿机制模式。① 美国：药师服务收入来源包括药品分发、用药咨询、药物标示等，每条处方可获约 5 美元；同时还能凭借处方审核、药物问题解答以及病例管理获取补偿。尽管当前多数保险项目仅为药师调剂服务付费，但为其他药学服务付费的项目正在与日俱增，充分肯定社区药学服务的价值。② 德国：药师可通过发药、家庭服务、药学监护、药历记录、处方审查和药学咨询等工作获得补偿；此外，药师还可与医师、保险公司协商签订第三方协议拓展增收渠道。③ 英国：药师提供特殊设备教学可获取相应费用，如药店向患者指导胰岛素用药可得 46.36 英镑；上门提供药学服务则可得到 89.4 英镑。④ 加拿大：药师可通过指导患者正确使用药物、制定最佳治疗替代方案获取报酬；萨斯喀彻温省药师每次上门药学评估收费 60 加元。⑤ 荷兰：药师审核处方，每项处方条目固定获得 6 欧元补偿，高价特药补偿会有所调整。⑥ 丹麦：各州为药师的小包药服务、戒烟服务提供补偿，部分项目则由政府提供补偿资金，如内政部为吸入药物使用指导出资补偿。

（二）我国社区药学的现状

我国社区药学发展较国外滞后，多数社区药学服务尚处于探索阶段，如上海、北京、广州等城市推进的社区药学服务，工作模式多为发放宣传资料、开展安全用药教育、提供药学咨询、定期随访慢性病患者等，虽收获一定社会效益，但却与民众需求有较大差距。

随着我国医改深入及人口老龄化加剧，慢性病管理主体责任逐步由大型医院下沉至社区机构及零售药店，将药学服务延伸至社区，既是患者教育所需，也是社会责任担当。这对社区药学服务从业人员的数量和能力提出更高要求。当前我国社区药学服务突出并普遍存在的问题总结如下：

1. 社区药师队伍建设薄弱，素质良莠不齐　我国社区药学体系不完善，药学专业人才匮乏，根据《医疗机构药事管理规定》，三级医院临床药师不少于 5 名，二级医院临床药师不少于 3 名。但基层社区医疗机构配备临床药师的数量未明确规定。目前，我国药师数量紧缺，还存在能力不足与工作质量不均的问题。绝大部分社区药师知识结构不合理，欠缺临床药学知识，专业分科不精细、实践经验匮乏，学历、职称和服务能力均难达公众期望。政府卫生行政部门的要求、公众的需求与药师能力矛盾突出，药师难提供优质的药学服务。此外，缺乏专业培训机构，多数社区药师对药学服务内涵领悟不深，对继续教育重视不够，疏于更新知识和积累实践经验，导致与临床进展脱节，使药师在医疗服务中的作用力减弱。另外，社区医疗机构人才结构不完善，时常出现“以医代药”“以护代药”等不合理现象，导致患者难以获取全面药学信息。

2. 药师的权威性缺失，认可度低　在我国社区医疗领域，药师社会地位较低，实际作用受限。社区药师自我定位存在欠缺，大多仅限于处方调配等基础服务，主动性和积极性欠佳。同时，医师、护士及公众对社区药师职责的认识比较局限，仅将药师视为药品供应者，认为社区药学服务发展不完善，药师素养较低而缺乏信任。然而，世界卫生组织和国际药学联合会早在2009年已明确声明，药师职责应包括健康服务的提供、决策、沟通、管理、终身学习、教育、领导和研究，是药物使用专家。因此，随着医疗模式转换和医疗竞争加剧，社区药师需转型，发药配方只是最基本职能，要深入临床、社区，和医护携手打造良好医疗氛围，提升服务水平，为患者和医护人员提供专业的用药指导，重塑自身权威形象，提升公众认知度。

3. 社区药学服务项目和方式单一，难满足患者用药需求　我国现阶段社区药学服务体系内容单一，多以药品供应为核心，药师服务内容仍集中在“划价、调配、发药、咨询窗口”等基础环节。忙于基本业务的药师无暇开展药物重整等临床药学服务，仅能进行用药咨询、药品不良反应监测报告、药品消耗分析、处方审核点评、临床用药分析等少数项目。极少药师参与到协助居民清理家庭小药箱、社区慢性病管理及举办合理用药知识讲座等工作中，运用微信公众号等新型服务手段开展药学服务更是寥寥无几。这表明现阶段社区药师服务主要局限于药房，尚未深入社区、家庭及临床，既无法担当医疗团队药学顾问，也难成为病患合理用药的指导者。但如今公众诉求已从“有药可用”升级为获取优质药品和合理用药指导服务。因此，社区药师亟待创新、丰富服务内容。

4. 社区药学人员融入家庭医师团队不足，影响力受限　当前我国仅有25.4%的社区药师加盟家庭医师团队，作用受局限。在团队协作中，药学人员难激发医务人员热情，单靠自身力量难以拓展药学服务范围，彰显药师价值。相较之下，英国、法国、澳大利亚等国药师积极融入家庭医师团队中，与医患高效沟通，激发团队活力，拓展药学服务范围，体现药师价值。此外，我国法规并未明确规定药师在药物治疗中的职责与诊疗定位，导致其在家庭医师团队中角色模糊、路径不明，无法充分施展专业才能。

5. 社区药学服务缺标准与激励机制，发展无序　社区药学服务未获充分重视，缺少相关法律法规的维护与保障，药师在医疗卫生体系中的作用未获认可。由于长期以来受“重医轻药”观念影响比较深，对社区药学服务认识程度和重视程度不够，导致社区药学服务宣传力度不足，造成居民、医护、药学人员对药学服务理解存在一定的偏差，多数还未知晓其重要性。我国社区药学服务现状基本处于自发、零散、无序状态，缺乏统筹管理及统一指导，不同社区居民享受药学服务不均衡且缺乏系统性。服务规模与范围显著不足，相当部分地区未开展此项服务，且服务项目、方式、内容与服务质量评估均缺乏规范性和系统性的标准。另外，当前我国医患双方报酬各有来源，医师酬劳通过收取诊疗费及手术治疗费用来实现；护士则凭护理费获得回报；检验技师也能在相关的检查收费中获益；然而，唯独药师补偿方面未能设立具体项目和标准。

（三）我国社区药学发展的改进策略

现阶段，我国社区药学服务的开展水平仍有待提高，尚未能够充分满足广大居民日益增长的药学服务需求。对此，建议社区卫生服务中心能基于现有药学服务条件，着重解决人才培养问题，提升社区药学人员的专业技术水平和沟通能力，引入先进服务观念，持续优化服务内容，努力构建更完善的药学服务体系，以保障药学服务质量。以下是具体改进策略建议。

1. *实施人才培养计划* ① 夯实社区药学服务能力培养基础，从学校教育入手，逐步融入药学服务实践教学环节，特别是沟通能力培养。针对多元化服务对象，建议采用适宜语言及沟通方式进行交流，消除沟通隔阂，保证服务质量。有效沟通不仅能拉近社区药师与患者间的心理距离，还可促进药学服务工作的顺利开展。② 借鉴社区卫生服务中心与地方医药院校合作的成功经验，联合策划具有针对性的人才培养方案，定期向基层医疗机构系统性输入专业技术人才，助力学生将理论用于实践。同时将社区药学服务纳入学业评估，提升学生专业技能。③ 鼓励社区医疗机构加大专业培训投入，实施“请进来、走出去”策略，加强与上级医院、药企等合作，组织社区药学人员参与专项培训，使其走近临床，深入社区，运用专业知识和技巧解决患者用药问题，为居民提供优质的药学服务。

2. *拓展社区药学服务领域* 社区卫生服务中心的核心使命之一是为广大居民提供持续且全方位的健康管理服务，尤其是对于易患肺结核、精神疾病及慢性病的居民群体，更加注重保障他们的药品使用合理性和安全性。因此，需积极拓宽药学服务范畴，以便更有效地满足社区居民日益增长的用药需求，推动社区药学服务的深度发展。例如，① 药师可主导建立特定人群的病例档案，方便临床医师查询患者就诊记录和疗效反馈，调整患者后续的药物治疗方案。② 对糖尿病、高血压等慢性病患者定期进行药学随访，了解用药状况、病情及其心理状态，通过药学随访、药学教育、药学评估实施干预，及时纠正不良生活、用药习惯，开展健康教育，降低不良反应发生率，保证临床治疗效果。③ 组建药学服务平台，定期发布药物专业知识，包括：抗菌药物合理应用方法、孕妇与儿童用药注意事项、哺乳期抗生素科学使用方法、抗高血压药物应用误区等。借助微信公众号平台提供药物咨询、健康指导等服务，确保内容实用、及时、直观，提升居民疾病管理能力。

3. *鼓励参与家庭医师团队工作* 社区药学人员加入家庭医师团队能为患者提供便捷、个性化的药学服务，提高用药依从性和治疗效果。缓解医院及诊所药学服务压力，提高医疗资源利用效率。因此,应鼓励药师积极投身其中,制定药学服务标准和操作规程,并定期量化评估考核。

4. *建立完善的社区药学发展体系* 为促进我国社区药学发展,基层医疗机构需加强对社区药学服务的重视,调动医护药人员积极性。相关部门应制定相关法律法规,明确药学服务项目、内容、方式,构建评价标准和完善的服务机制,为社区药学服务提供指导与评价,保障药学服务有法可依、有章可循,社区居民得到健康保障。政府部门应加大财政补贴,确保资金充足及配备人员,借鉴欧洲、美国、日本等的服务成本补偿管理模式,制订药学服务项目的收费标准,并纳入医保报销范畴之中。将药师绩效工资考核指标与服务数量、质量和满意度等挂钩,体现对其专业技术服务的尊重与补偿。合理补偿机制是家庭医师、社区药师积极工作的驱动力,是其价值体现。

完善的药学服务体制及运作机制需要政府、社会和药学人员等在内的多方持续共同努力,才能凝成有效合力,推动社区药学服务健康、有序、持久地开展,实现“健康中国”“和谐中国”的宏伟愿景。

三、社区药学的发展趋势

社区药学作为现代医药服务体系中的重要组成部分,正日益备受瞩目。展望社区药学的发展趋势既充满全新的挑战,亦蕴含无限机遇。这不仅要求精准剖析潜在发展方向,更需直面重重挑战。目前,社区药学的主要发展动向涵盖以下几个领域。

1. *社区药学发展亟待加强信息化、智能化建设和应用* 随着社区药学信息量及复杂程度的增加,传统技术手段已难以满足社区药学的学科发展需求。唯有借助计算机网络与信息技术,实现社区药学管理与知识服务走向信息化,方能跟上社区药学服务需求的迅速增长步伐。同时,智能化服务在社区药学领域也扮演着至关重要的角色,其核心在于运用现代科技,如人工智能、互联网、大数据等,提高药学服务效率和质量。

(1) 信息技术方面:社区药学利用大数据分析与挖掘技术深入研究居民健康数据,以提高药物治疗效果。通过信息技术和云计算技术发现用药问题,提出个性化用药建议,并预警和干预药品不良反应。搭建信息平台实现药物信息共享互通,将居民的个人健康信息、用药情况等数据录入信息系统,可跨医疗机构和社会药房信息共享,提供更全面准确的用药指导。

(2) 智能设备方面:社区药学可以利用智能药盒、智能药瓶等高科技产品,实现药物准确配送和个性化用药管理。智能药盒的语音和定时提醒功能,可帮助居民准确按时服药并记录用药情况,使药物管理更加规范精确。智能药瓶借助感应技术和互联网连接,追踪药物使用情况,及时提醒居民补货,防止用药中断或过量。

(3) 建立社区智慧药房,提高药品调配效率和质量方面:① 门诊药房引进自动发药系统,借助智能设备协助处方调配,缩短患者等待领药时间。让药师从处方调剂工作中解放出来,专注用药指导。② 住院药房可购进全自动单片包药机,实行条码管理,提高效率和准确性。③ 静脉调配中心利用智能系统审查配药,实现药品精细溯源。④ 中药房开展饮片代煎代送服务,方便患者。患者取药后扫描用药指导二维码,可观看用药指导视频,提高用药体验。⑤ 药库引进智能供应链系统,实现药品采购、入库、盘点等全程数字化管理,精准控制社会药房库存,降低成本,保障药品质量。同时药品实行条码管理,确保调剂及配发准确无误。⑥ 建设麻精药品电子身份领取管理系统,保证取用溯源。关联全院医药护身份证信息与相应权限,门诊药房实行电子化核对取药人身份证信息,确保麻精药品安全。

信息技术和智能设备的应用将成为社区药学的关键技术和创新点。信息技术支持可实现药物治疗个性化和精准化,提高药物治疗效果和居民满意度。智能设备运用,可实现药物的准确配送和个性化用药管理,提高居民的便捷性和用药安全性。因此,信息技术和智能设备的发展将推动社区药学的进步和创新,为社区居民健康管理带来更便利有效的服务。

2. *"互联网+药学服务"健康发展*　2018 年,《关于加快药学服务高质量发展的意见》提出推进分级诊疗建设,构建上下贯通的药学服务体系,积极推进"互联网+药学服务"健康发展等。2023 年 1 月,《互联网药学服务工作标准(试行)》为药师开展线上药学服务提供参考标准和指导意见。由此可见: 扩展互联网药学服务将是社区药学发展方向。

(1)"互联网+社区慢性病"健康管理: 为方便患者慢性病管理和治疗,我国已将实施慢性病综合防控战略纳入《"健康中国 2030"规划纲要》里。以社区慢性病患者为研究对象,利用互联网进行药学服务干预和用药管理,逐步推广"互联网+慢性病"健康管理新模式。

"互联网+慢性病"健康管理为医护和患者提供双向互动的病情管理工具。即在线上为患者建立健康档案并持续跟踪记录患者就诊、体检等相关情况。让健康档案走向每个人的掌上,使人人参与慢性病预防管理,家人可实时查看患者的健康数据及身体状况。同时建立云医院平台提供多种服务: 如远程协同服务、在线诊疗服务、延伸的康复、照护服务、辅助公共卫生服务,以及基于物联网和可穿戴设备的慢性病管理服务、基于大数据探索的社会医保支付新模式服务、基于医疗大数据和认知计算技术的慢性病风险智能预测等,这些都将是社区药学未来发展需探索的方向。

(2)云药房(网上药店)互联网药学服务研究: 云药房系统是一套支持不同的处方流转应用场景,面向各级医院、国家医疗保障局、各级卫生健康委员会建设区域处方流转平台,并接入第三方药店或微医互联网医院云药房供应链的开放系统。随着互联网医院的发展,互联网医院云药房也应运而生,医院跟药企联合,药品通过专业配送渠道安全送达患者手中,促进社区医院药学服务水平的提高和模式的创新。另外,智慧云药房(网上药店)利用互联网售药,为居家用药提供便捷安全、贴身服务的同时,其监管制度和政策的建立完善需要关注。

(3)互联网药学实践在药师继续教育培训体系中的应用研究: 计算机和互联网在药学服务实践中的应用是当前形势下药师特别是临床药师需要掌握的技能,研究发现: 在药师继续教育培训体系中加入互联网药学实践，有助于减轻其职业压力，提高药师对培训体系的满意度。

3. *“精准用药”社区药学服务模式*　随着精准医疗纳入我国“十三五”规划及健康中国上升为“国家战略”，我们已步入精准治疗新时代。精准用药作为精准医学核心，能根据人体个体差异（肝功能、肾功能、心脏功能等各项重要人体指征程度不同）为患者提供个体化诊治方案，提升临床治疗效果。

“精准用药”社区药学服务模式包括精准药物治疗和精准药学监护。① 精准药物治疗：即通过现代化理论及技术对特定患者、特定疾病进行准确诊断，适时适量用药以实现临床个体化药物治疗。如基于基因型、肝肾功能、年龄、疾病、共用药物等多种因素建立治疗药物浓度监测指导下的精准用药。② 精准药学监护：基于患者全方位个体化信息的精准监护。例如，利用液相色谱-质谱仪等开展抗菌药物、抗肿瘤药物、免疫抑制剂三大类十余种药物的治疗药物浓度监测，结合患者病情，解读监测结果，助力临床精准用药，为居民提供更精准的个性化药学服务。

作为药师，我们应积极探索和应用药学领域的前沿技术，如基因检测、个体化用药等技术。通过精准用药技术，为合理用药、提高治疗效果、降低医疗成本、深化医改成果贡献力量。

4. *发展社区居家药学服务*　2021 年 10 月国家卫生健康委员会印发《关于印发医疗机构药学门诊服务规范等 5 项规范通知》，对居家药学服务提出明确规范：居家药学服务是药师提供的上门药学服务，其对象为居家药物治疗的患者，包括普及健康知识、开展用药评估教育、管理家庭药箱等。居家药学服务管理充分利用药店、社区医疗服务中心、居家养老设施、互联网平台等多种场所和渠道，打通服务全链路，实现全程可追溯，使服务数据管理更加全面准确。用户利用云平台签约家庭药师即可获得电子用药档案、用药咨询指导、药物治疗管理、重点人群用药监护、知识科普、家庭药箱管理等精确化、可持续的服务，保障用药安全合理、提高健康生活质量，为社区更多人提供服务，也为药师提供发挥才能的平台。

通过电话问诊、网络在线问诊等多元化的信息平台，为居家百姓提供药学服务，实现药学服务可及性及药物治疗的安全性、有效性与经济性。居家药学服务向个性化、全流程、持续化方向发展成为大势所趋。

四、社区药学教育的发展动态

国际药学教育注重初级保健药师（primary care pharmacist，PCP）人才培养，为各国 PCP 发展提供有力支持。美国药学教育早已设立药学博士（Pharm.D.）学位，毕业生多从事医院和 PCP 工作。美国药学博士教育培养标准明确规定：2000 年起实施药学博士专业教育，2005 年后停办其他药学教育。截至 2005 年 3 月，美国 91 所药学院校均将药学博士设为药学首要学位。此外，药学院校应肩负开发和传播药学和药学保健制度新知识的任务。日本为适应 PCP 需求，2004 年修订《学校教育法》和《药剂师法》，规定大学药学教育修学年限为 6 年，并于 2006 年落地实施。此改革是教育、卫生及药学界携手合作成果，有望借高层次 PCP 人才培养提高日本 PCP 专业水平。

纵观世界发达国家的药学教育发展，培养高层次的 PCP 人才已成必然趋势。反观我国目前药学服务课程教学模式，教学内容与社区医疗体系发展需求不匹配。药学专业亟待构建更科学的课程教学实施模式，对接社区药学服务岗位的基本任务，创新实训项目和基础设施，以提高教学质量和水平。2016 年，杨朝哗等提出，高校需优化医学课程结构、精选教学内容、强化职业能力培养、渗透人文教育，以满足“懂医精药”的社区药学服务人才培养目标。2020 年，李思敏等提出，要以社区药学服务人才培养为导向，探索校社联合培养模式，培养社区药学服务专职人才，提高药学专业人员的综合素养和实操能力。2023 年汪珊等研究“1+X”证书制度下高职院校“社区药学服务”课程体系的构建，以推动“社区药学服务”课程发展。这些研究为“社区药学”这门课程的产生奠定了基础。

第四节　社区药学未来的发展

一、社区药学服务要向法制化、标准化、规范化方向发展

政策支持（提供资金支持、税收优惠等政策措施）是推动社区药学发展的重要保障。政府制定相关政策，明确社区药学的地位和作用，建立社区药师相关制度，从法律层面保障药师权益，规范其执业行为，促进药师充分施展专业才能，提高药学服务质量。

建立健全的社区药学人才培养体系和药学服务评价体系迫在眉睫。加强与高校、研究机构的合作，开展社区药学专业的教学与研究，规范社区药师继续教育及岗位培训流程，激发创新潜力，全面提升人才的整体素质。例如，调整社区药学相关科目的教学计划，提高知识、技能及素养，倡导医药专家周末组织学生深入社区，普及安全合理用药知识。这有助于药学教育的提升和学生社会责任感的加强。另外，根据社区药学实践需求，适时对从业人员进行规范化培训，更新服务理念，完善知识体系，促使其业务、专业技能及医德医风等全方面得到显著提升。同时，建立药师激励机制并解决药学有偿服务难题，以激发药师工作热情。

二、社区药学将积极探索合作，拓展服务范围

《关于印发加强医疗机构药事管理促进合理用药的意见》提出，要拓展药学服务范畴，其中包括加强医疗机构药学服务，发展居家社区药学服务，规范互联网+药学服务三方面。未来社区药学需跨界携手与其他领域的机构和企业合作，拓展服务范围。例如，社区

药学可与保险公司联合推出药物保险和健康管理服务套餐；与健康科技公司合作，推动医疗信息化和健康数据的管理，全方位优化服务质量。拓展国家重点监管领域尤其关注抗感染、抗肿瘤和儿科领域。鉴于这些领域疾病复杂，药品繁多，容易造成临床不合理用药，因此这几大领域国家也要求医疗机构需要成立专门的药物管理小组，加强该类药品规范化使用。

跨部门联动协作是促进社区药学发展的重要举措。政府、医疗机构、药店等应携手共进，依托信息共享、资源整合等方式，提升社区药学服务效能和覆盖面，为居民提供更便捷、优质的药学服务。唯有政府、产业和学术界共同努力，社区药学才能精准对接居民健康诉求，推动医药服务体系迈向新高度。

三、社区药学未来将走上绿色发展

绿色发展理念于社区药学意义非凡，旨在服务全程植入环保思维，实现药品节约与环境可持续双赢。具体而言，① 传播环保理念，助力居民明晰药品消耗对环境的潜在影响，倡导合理用药；② 提高药品回收率，对过期药品妥善分类处理，降低环境负荷；③ 推广电子处方和病历，减少纸质耗材使用。绿色发展的实施不仅能减少药品对环境影响，还将提高社区药学服务的可持续性发展。展望未来，伴随环保理念的深入人心和技术的不断发展，绿色发展将成为社区药学服务的重要方向。

总体而言，社区药学未来发展前景广阔。通过智能化管理、跨界合作和健康教育的推进，社区药学服务质量与范畴将持续跃升，为居民提供更便捷和个性化的医疗关怀。然而，前行之路挑战重重，既有激烈竞争，又受政策规制，社区药学必须持续强化管理、创新技术，顺应医药行业发展大势。深信随着社区药学持续优化完善，必将在未来医疗体系中担当重任，为居民健康管理与医疗服务注入磅礴动力。

（黄会平）

第二章　基层医疗机构药学服务

第一节　概　　述

一、基层医疗机构分类及范围

基层医疗机构是医疗体系的基石，其主要职能是为机构服务辐射区域的居民提供基本的公共卫生服务和医疗保健服务。这些机构通常位于距离患者住所相对较近的地方，与社区有密切的联系，了解当地居民的特殊医疗需求和文化背景，能够为当地居民提供更为个性化和贴近实际情况的医疗服务。

在我国，基层医疗卫生机构是指包括城市社区卫生服务中心(站)、乡镇卫生院、村卫生室等在内的医疗卫生机构。① 城市社区卫生服务中心(站)主要负责一定区域内居民的基本医疗需求和公共卫生服务。它们通常设有内科、外科、妇产科等基础科室，能够提供常见病、多发病的诊断与治疗。同时，城市社区卫生服务中心(站)还承担着疾病预防、健康教育、儿童免疫、孕产妇保健等公共卫生任务，为居民提供全方位的健康管理服务。② 乡镇卫生院则是农村地区的基础医疗设施，服务对象主要是乡镇居民。这些卫生院通常设有急诊科、内科、儿科、妇产科等基本医疗服务科室，能够满足农村居民的基本医疗需求。除了提供医疗服务外，乡镇卫生院还负责传染病防治、卫生监督、健康教育等工作。③ 村卫生室则是更为基层的医疗点，它们通常位于村庄内部，由乡村医师负责运营。村卫生室的服务范围相对有限，主要提供基本的医疗卫生服务，如常见疾病的初步诊断、急救处理等。此外，村卫生室还承担着新生儿访视、儿童疫苗接种、慢性病管理等公共卫生工作。

我国政府高度重视基层医疗卫生机构服务能力的建设和提升，并将提升基层医疗卫生服务能力作为政府工作的重点任务。药事管理与药学服务工作是基层医疗工作重要的组成部分。提高基层医疗卫生机构的药事管理和药学服务质量对保障居民患者的用药安全和用药疗效有重大的意义。《2022年中国卫生健康统计年鉴》显示，在我国基层医疗卫生机构中，药学人员数量、学历和职称比例都偏低。根本原因是目前我国医疗卫生发展存在优质资源过分向大型医院集中，基层医疗机构服务资料短缺，社区药学岗位人员作为基层医疗机构的重要组成人员，整体专业素质仍有待提高。

在药学服务方面，《关于加快药学服务高质量发展的意见》提出："促进药学服务向基层下沉。探索建立医疗联合体内的药学服务标准或规范，构建统一供应药品的知识库、处方审核的规则库，实现医疗联合体内药学服务、药品信息的标准化。牵头医疗机构要加强对基层医疗机构的指导，通过进修培训、对口支援、远程会诊等方式提高其合理用药水平，尤其是为签约服务的慢性病患者提供用药指导的能力和水平，实现医疗联合体内药学服务连续化、同质化。"

二、国内外基层医疗机构的发展现状

我国基层医疗机构仍存在很大的发展空间，基层、边远地区医疗机构医疗人才短缺，同时边远地区居民健康素质水平偏低，患病就医率较低，而是根据过往经验选用药物自行治疗，这是造成诸如抗生素滥用导致细菌增加耐药性原因之一。在医保支付方面，农村地区的基层医疗卫生机构缺乏一个有效的机制进行保障，医保支付水平相对较低，而且支付周期较长等原因导致自费就医的情况仍旧普遍。我国偏远贫困地区基层医疗机构药学服务开展缓慢，药学服务技术设备短缺，药物不合理使用情况普遍，患者服药依从性差，当前的药学工作仍以药品采购供应为重点。因此，我国农村地区的基层医疗机构发展现状不容乐观。在我国城市地区，基层医疗卫生机构的发展有较大提升，家庭医师签约服务在稳步推进、基层医疗机构每年管理高血压患者超过 1 亿人，2 型糖尿病患者超过 3 500 万人。但是医疗卫生投入仍不足，不利于进一步提高我国基层医疗服务水平。

20 世纪 70 年代开始，美国医疗人才短缺情况日益严峻，各州政府根据实际情况制定并实行了一系列基层医疗机构引才政策，如明尼苏达州的"乡村医生协助计划"、宾夕法尼亚州的"医生短缺地区计划"和伊利诺伊州的"乡村医学教育计划"等，挑选医学生进行全科医师培训，安排前往乡村地区实习，这些培训对象在毕业后会被安排到医疗人员短缺的乡村基层医疗机构工作。在分级诊疗制度下诞生的社区诊所，极大地促进了社会医疗资源的最大化利用。作为美国的基层医疗机构，社区诊所过滤掉了不必去大型医院就诊的患者，既节省了医院资源，也节约了患者的时间。然而，美国平价医疗法案的实施、人口增长和老年人口增加等原因，导致家庭医师的紧缺，近年来全美 1 200 家社区诊所受家庭医师短缺的影响最为明显。为了改善现状，美国卫生资源和服务管理局（Health Resources and Services Administration，HRSA）近期宣布，通过国家卫生服务团（National Health Services Corps，NHSC）和护士团计划提供 2.93 亿美元资金，用于改善初级卫生保健人员队伍中的临床医师和学生培训、业务提高及人员招募。

澳大利亚的医疗体系采取的是分级服务模式。基层医疗机构（如诊所、药房和卫生中心）主要提供常见病、小病的治疗和预防保健服务。联邦政府主导的澳大利亚初级卫生医疗是整个医疗卫生体系的基础，联邦政府通过建立医疗照顾计划购买初级医疗服务，通过建立药品补贴计划购买药品，补贴私人医疗保险。一方面，澳大利亚的初级医疗服务体系充分激发了政府和市场的活力，推动政府购买基层卫生医疗服务，维护基层医疗卫生机构的公益性；

另一方面，充分发挥了市场活力，用新的竞争机制和选择机制发挥基层医疗机构的积极性。对于农村和偏远地区缺乏医疗人员的情况，政府资助了包括由澳大利亚农村和远程辅助医疗服务运营的“辅助医疗农村通用劳动力和教育计划”，以及全科医疗人员的激励措施等。

英国基层卫生服务体系由全科诊所、社区药店、随诊中心、111 咨询热线、社区卫生服务中心，以及其他机构包括口腔诊所、精神卫生机构等组成。此外，英国有许多由国家医疗服务体系直接资助的小规模医院、诊所及私人机构，这些大部分是基层医疗服务机构。英国实行医药分开政策，患者需要凭医师处方到药店购买处方药物，因此社区药店也是英国基层卫生服务体系的重要组成部分。英国大概有 70% 的药师在社区药店工作，除药师以外，药店还配备配药员、药师助理和药学技师等辅助人员。药店除提供配药服务外，近年来逐渐参与医疗服务，如长期处方管理、慢性病患者用药指导等。社区药店 90% 以上收入来自政府资助，政府每年与药店行业组织通过签订合同的形式明确服务内容和补助标准，主要补助项目包括：配药费、执业补助及药品差价等。

新加坡卫生部在 2017 年制定了医疗保健行业转型蓝图，其中方向之一，就是把病患护理从医院转向社区，构建了基层医疗护理网络，目前已有 670 家全科诊所加入，医师通过网络可以共享资源、分享经验，病患也能够在社区更好地管理病情。2022 年 9 月，新加坡政府提出了“更健康的新加坡”长期性医疗保健计划白皮书，将医疗保健重心转向基层，促使居民更合理规划健康生活，从源头上减轻个人的医疗消费负担。

在日本，缺少适当的基层医疗机构曾被认为是导致医疗供给不足的最大因素之一。2003 年，日本政府提出了基层医疗机构建设计划，以解决医疗短缺的问题。日本推行分级转诊制度，大型医院必须通过初级医院的指定医师转诊并需要提前预约才能前往就诊。因此，日本居民日常看病主要是去各类基层诊所，目前日本的基层医疗机构共有约 10 万个，是日本医疗体系的基石。

从全球范围内来看，医疗资源短缺已经成为各国政府关注的焦点问题。除了增加医疗资源的投入外，医疗资源的合理配置也十分关键，在此背景下，推行分级诊疗制度能有效促进医疗资源的最大化利用，而基层医疗机构在此体系内发挥着关键作用。因此，全球各国均在大力发展基层医疗机构的建设，在基础设施建设和制度建设层面上完善基层医疗卫生服务体系。

第二节　基层医疗机构药事管理

一、组织机构及职责

按照《医疗机构药事管理规定》（卫医政发〔2011〕11 号）的规定，“二级以上医院应当设立药事管理与药物治疗学委员会，其他医疗机构应当成立药事管理与药物治疗学组。”

（一）药事管理与药物治疗学组人员组成

药事管理与药物治疗学组由药学、医务、护理、医院感染、临床科室等部门负责人和具有药师、医师以上专业技术职务任职资格人员组成。医疗机构负责人任药事管理与药物治疗学组主任委员，药学和医务部门负责人任药事管理与药物治疗学组副主任委员。药事管理与药物治疗学组应当建立健全相应工作制度，日常工作由药学部门负责。一般要求每季度召开一次会议，并形成会议纪要。

（二）药事管理与药物治疗学组的职责

药事管理与药物治疗学组是促进基层合理用药的领导组织，牵头落实药事管理相关法律法规，制定处方集和临床用药规范，开展专业培训指导合理用药，药品遴选、用药安全评估、合理用药监测。以患者为中心，以临床药学为基础，对临床用药全过程进行有效的组织实施与管理，促进临床科学、合理用药。具体职责包括：

（1）贯彻执行医疗卫生及药事管理等有关法律法规。审核制定本机构药事管理和药学工作制度，并监督实施。

1）贯彻落实国家发布的各项药政法律法规。如《中华人民共和国药品管理法》《中华人民共和国药品管理法实施条例》《医疗机构药事管理规定》《药品不良反应报告和监测管理办法》《处方管理办法》《抗菌药物临床应用指导原则》《麻醉药品和精神药品管理条例》《医院中药饮片管理条例》《医院处方点评管理规范》等法律法规的全面贯彻落实，促进临床规范、合理用药。

2）根据法律法规制定本机构药事管理相关的规章制度，并监督实施，促进药事管理工作规范化、科学化。制定处方管理制度、抗菌药物分级管理制度、麻醉药品和精神药品管理制度等，规范医师处方行为，促进合理用药；制定基本药物优先使用制度，保障国家基本药物的普及和合理使用。

（2）制定本机构药品处方集和基本用药供应目录。

1）参照《国家处方集》《基本药物处方集》等制定本医疗机构的《药品处方集》，为临床用药提供帮助。

2）组织制定本医疗机构《药品供应目录》，按照以国家基本药物为主导的“1+X”（“1”为国家基本药物目录，“X”为非基本药物）用药模式，优先配备使用国家基本药物，严格执行一品两规要求，按照《关于进一步加强抗菌药物临床应用管理工作的通知》（卫办医发〔2008〕48 号）规定的品种、品规数量要求进行抗菌药物管理，药学部门做好临床用药保障工作。

3）医疗机构要充分利用药品使用监测数据，对药品临床使用的安全性、有效性、经济性、适宜性、创新性等开展综合评价，加强评价结果的分析应用，作为本机构药品目录遴选、调整的依据。

（3）推动药物治疗相关临床诊疗指南和药物临床应用指导原则的制定与实施，监测、评估本机构药物使用情况，提出干预和改进措施，指导临床合理用药。

1）参照相关临床诊疗指南、药物治疗临床指导原则，制定本医疗机构的临床使用规范。

2）根据规范、指南、指导原则监测、评估本医疗机构临床药物使用情况，并进行干预，提出整改意见，配合临床持续做好合理用药工作。

（4）分析、评估用药风险和药品不良反应、药品损害事件，并提供咨询与指导。

1）制定本机构药品不良反应监测和报告制度、药害事件应急预案等用药安全相关的制度。

2）对发生的药品相关不良事件及时进行分析、救治和处理，并组织专家进行讨论，提供咨询与指导。

3）定期汇总分析、评价药品不良事件上报情况，为临床防范、减少药品不良事件发生提供帮助。

（5）建立药品遴选制度，审核本机构临床科室申请的新购入药品、调整药品品种或供应企业和申报医院制剂等事宜。

1）建立药品遴选制度，规范医院药品的引进、调出、替换及临时采购行为。

2）定期召开药事管理与药物治疗学组会议，讨论审批医疗机构药品目录的调整事项。

3）组织综合评价药物的有效性、安全性、经济性等方面的内容，为药品目录遴选提供建议。

（6）监督、指导麻醉药品、精神药品、医疗用毒性药品及放射性药品的临床使用与规范化管理。

1）制定特殊药品的管理制度和规范。

2）每年开展特殊药品的培训和考核。

3）根据制度、规范定期负责督促、检查特殊药品的使用和管理情况。

4）每年组织开展全院特殊药品使用工作的自查自纠，及时发现隐患并纠正，不断完善制度流程，保障临床特殊药品使用的合理、安全。

（7）对医务人员进行有关药事管理法律法规、规章制度和合理用药知识教育培训；向公众宣传安全用药知识。

1）组织全员进行药事管理法律法规、规章制度及合理用药知识培训，如《处方管理办法》《抗菌药物分级管理制度》《药品不良反应报告和监测管理办法》等。

2）组织本医疗机构内合理用药相关的学术活动，编写药讯为临床介绍药事法规、药学进展、新药等内容。

3）组织讲座、义诊、科普视频、科普文章等工作，来向公众宣传合理用药知识。

二、药学人员资质

（1）药学部门的药学专业技术人员按照有关规定取得相应的药学专业技术职务任职资格。

（2）医疗机构药学专业技术人员不得少于本机构卫生专业技术人员的8%。

（3）设置静脉用药调配中心，对静脉用药实行集中调配的根据实际需要另行增加药学专业技术人员数量。

（4）基层医疗机构有条件可以配备临床药师或经过临床药学培训的药学专业技术人员，参加家庭医师团队，对慢性病患者的用药进行监护、干预，特别是多重疾病、多重用药的患者，通过发挥药学专业作用，确保患者用药更安全、有效。

（5）医疗机构直接接触药品的药学人员，应当每年进行健康检查。患有传染病或者其他可能污染药品的疾病的，不得从事直接接触药品的工作。

（6）取得药学专业技术职务任职资格的人员方可从事处方调剂工作。

（7）具有药师以上专业技术职务任职资格的人员负责处方审核、评估、核对、发药及安全用药指导；药士从事处方调配工作。

（8）按《处方管理办法》规定，药师必须取得经过麻醉药品和精神药品使用知识和规范化管理的培训取得调剂资格后，方可调剂麻醉药品和第一类精神药品。

（9）按《抗菌药物临床应用管理办法》规定，药师必须经培训并考核合格后，方可调剂抗菌药物。

（10）在基层医疗机构没有条件配备药学专业人员的社区站药房、乡村医务所，应当对管理药品的工作人员进行培训，经属地卫生主管部门备案审批取得上岗证后，才可担任药品管理工作。

（11）药学专业技术人员任职条件：思想品德好，法制观念强，遵守药学职业道德，工作认真努力。熟悉本专业理论和基础知识，掌握专业技术操作，能做好药品质量控制，能承担处方审核、调配工作，能解答患者用药咨询，能帮助和指导医务人员合理用药。

三、场所和设施设备

（一）场所

医疗机构应当根据本机构功能、任务、规模设置相应的药学部门，配备和提供与药学部门工作任务相适应的专业技术人员、设备和设施。三级医院设置药学部，并可根据实际情况设置二级科室；二级医院设置药剂科；其他医疗机构设置药房。

（二）设施与设备

1. 药品储存

（1）基础存储设施：如药品与地面、墙面之间有一定距离的药架、药品储存柜等基础储存设施；中药饮片有相应的符合储存要求的设备；应按需求配备冷藏、避光、通风、防虫、防鼠、防潮、防盗等设备，如配备空调、抽湿、加湿器等温湿度调节设备；温度计、湿度计及自动记录报警设备等温湿度监控设施与设备。

（2）冷链药品储存和配送的设施与设备：需要冷藏或阴凉环境的药品需要配备医用冰箱、冷藏柜、冷链运送箱、阴凉库等，且计量的温度计要每年校验合格。

(3) 特殊管理药品的存储设备：麻醉、第一类精神药品等特殊管理的药品需要配备专门的保险柜，有监控摄像头，防盗门、窗设施，并配备自动报警设备。

2. 药品调剂

(1) 调剂工作台基本要求：调剂工作台及药架表面光滑、易清洁；工作台不得放置私人物品，随时保持整洁；货位标签要统一规范。

(2) 装药容器要求：装药容器应防尘、防潮，必要时需要避光。

(3) 分包装设施设备：天平、电子秤等计量器具应每年校验，标明校验结果和日期。有条件的可以配备口服药分包机等。

(4) 需要为患者准备药品相应的包装，如口服袋、外用袋等。

3. 信息系统

(1) 建立医院药品管理软件系统：统一管理药品信息、价格调整、医保属性等；实现进、销、存账目清晰，可实时查看药品库存、使用情况；实现开具处方、审方、缴费、调剂发药全流程管理。

(2) 配备药学专业相关信息软件：为解决基层医疗机构药学专业人员不足的情况，可以配备前置审方软件或者建立审方中心；配备合理用药软件，对临床用药进行实时监测和管理；建立处方点评模块，分析整改临床用药问题。

4. 智能化设施设备　通过配备自动化、智能化的设备，通过信息化软件的支持，减少人员操作，降低调剂差错，提高调剂效率，减少药品浪费，保证用药安全。如全自动发药机、智能药架、全自动片剂分包机、智能麻精柜等。

5. 其他办公设备　药房要配备对社会公布的咨询电话，方便患者联系；药房需要配备电脑、打印机等办公设备；一般的防火、防盗等保障安全的设施与设备。

四、药品采购、验收、储存、养护及出入库管理

依据《中华人民共和国药品管理法》《医疗机构药事管理规定》《医疗机构药品监督管理办法》等相关法律法规，医疗机构应建立药品采购、验收、储存、养护及出入库管理等各项规章制度和操作规程，明确岗位职责，规范采购行为，有效控制药品质量，保障药品供应。

(一) 药品的采购管理

医疗机构药品采购类别主要包括中药材、中药饮片、中成药、化学原料药及制剂、抗生素、生化药品、放射性药品、血清、疫苗、血液制品和诊断药品等。医疗机构药品采购在各省、市的药品招标平台进行。药品招标采购模式近些年也发生重大变革，国家组织的药品集中带量采购(简称集采)在引导药价回归合理水平、增进民生福祉、推进“三医”协同、提升医药行业的健康发展等方面有重要作用。2019 年 1 月，国务院办公厅颁布了《关于印发国家组织药品集中采购和使用试点方案的通知》(国办发〔2019〕2 号)，国家药品集采启动，从少数区域的试点逐渐拓展到全国其他区域，集采药品的品种不断完善，覆盖面持续拓展；以市场换价格的方式实现了药价的有效降低，切实站在患者立场上，减轻药费负

担。2021 年 1 月，国务院办公厅发布了《关于推动药品集中带量采购工作常态化制度化开展的意见》（国办发〔2021〕2 号），提出推动药品集采工作常态化、制度化开展，进一步推动药品集采工作提质扩面。截至 2023 年 10 月国家已组织药品集采 8 批，共涉及 333 种药品，药品价格平均降幅超 50%。

（1）医疗机构临床使用的所有药品应当由专门部门统一采购供应，禁止医疗机构其他科室和医务人员自行采购。医疗机构设立专门的药品管理部门（药学部门），行使对本机构内使用的所有药品的管理监督职能。药学部门必须指定药学专业技术人员承担采购工作。采购人员必须严格遵守药品采购供应管理制度和工作流程。

（2）医疗机构必须建立严格的药品采购管理制度和流程，如药品采购制度、药品引进制度、药品调出制度、短缺药品替换制度、临时采购药品制度等。必须从有药品生产、经营资格的企业购进药品。必要时按要求签署采购合同、质量保证协议、廉洁承诺函等。

（3）医疗机构应当按照《国家基本药物目录》《国家处方集》《处方管理办法》等要求，根据机构性质和临床需要，制定本医疗机构的药品供应目录。药学部门严格按照本机构药品供应目录进行采购。

（4）医疗机构应当对药品采购情况进行监测：

1）医疗机构应定期对药品采购供应制度执行情况进行检查。

2）对于药品采购和库存情况定期检查，分析药品周转率，分析短缺、滞销情况，评价配送商服务情况，评估药品采购计划合理性。

3）对药品使用情况进行监测，对抗菌药物、基本药物、激素类、质子泵抑制剂、中药注射剂等重点监控药品进行用量动态监测，定期分析用量、金额排名在前的品种，为临床合理用药及目录调整提供数据支撑，促进临床持续改进合理用药。

（5）对于首营企业或首营品种，采购人员应索取《药品生产许可证》《药品经营许可证》《营业执照》及药品批准证明文件等证明文件，并核实销售人员授权书和身份证原件，并且将以上加盖单位原印章的文件复印件留存，保存不少于 5 年。

（6）每次购进药品应索取、留存供应药品的合法票据，建立购进记录，包括药品的通用名称、剂型、规格、生产厂商、供货单位、数量、价格、批号、有效期、供货日期等。

（7）应用医院信息系统，借助条形码、二维码等物流条码信息自动识别技术，有条件的情况下采用智能化信息管理，提高药品采购、入库验收、发票录入的效率和准确性。

（8）建立应急事件药品供应预案。为应对突发事件，根据本医疗机构特点制定应急药品目录，并与有资质供应商签订《应急药品供应协议》，保障急救药品的供应。定期检查应急药品储备情况，及时补充库存，保证供应。

（二）药品的入库验收

（1）医疗机构应制定本机构药品验收制度，明确验收负责人员、责任与任务、验收的内容与要求、明确验收异常情况报告及处理措施、验收记录要求、验收不合格药品处理办法等。

（2）药学部门药库或药房收到药品时，要按国家药品标准、相关药事法规规定及约定的其他要求，在一定时限内对购入、领用的药品逐批进行收货、验收，防止不合格药品入库或药房。

（3）验收要求

1）核对货票、实物、账三方面所示的药品名称、剂型、规格、批准文号、批号、有效期、生产厂商、供货单位、数量、价格是否正确一致。

2）药品内、外包装是否完整、清洁，没有破损、模糊、污染、渗漏等包装异常现象。

3）按药品批号查验同批号的检验报告书。

4）实施批签发管理的生物制品时，有加盖供货单位药品检验专用章或质量管理专用章原印章的《生物制品批签发合格证》复印件。

5）验收进口药品时，有加盖供货单位质量管理专用章原印章的相关证明文件：《进口药品注册证》或《医药产品注册证》，进口麻醉药品、精神药品及蛋白质同化制剂、肽类激素需有《进口准许证》，进口药材需有《进口药材批件》《进口药品检验报告书》或注明“已抽样”字样的《进口药品通关单》。对于证明文件不全或内容不符的，不得入库。

6）同一批号药品应当至少检查一个最小包装，核对包装、外观标签、说明书及相关的合格证明文件。

7）特殊管理药品、非外方药品、外用药品等应有标识，进口药品有中文标识，并附中文说明书。

8）冷链药品到货时，应对其运输过程的温度记录、运输时间等状况进行检查、记录，不符合温度要求的应当拒收。

9）发现更换包装时，应及时与采购人员联系，报告药学部门负责人，通知供货单位提供国家药品监督管理局备案的补充说明文件复印件加盖公章，经审核后方可办理入库手续。

10）验收完成后，按验收记录单填写药品验收记录。记录必须保存至超过药品效期1年，但不得少于3年。

11）建立库存账册记录，验收合格的药品及时入库登记，验收不合格药品不得入库，并由质量管理部门处理。

（三）药品的出入库管理

（1）药品入库必须凭药库、药房验收人员签字的随货同行单或票。

（2）对于验收合格药品入库时，由入库人员对药品进行价格审核，价格发生变化的药品应与采购人员联系后及时进行处理，按随货同行单及时入库登记。

（3）对于验收不合格药品，在验收结论明确后应在验收记录登记拒收原因，注明不合格情况，按规定报告并通知供货企业。验收不合格药品不得入库，不合格药品从待验区移至不合格区，专区有清晰的“不合格”字样标识。

（4）药品出库原则必须遵循先产先出、近期先出、先进先出、按批号发药等原则。

1）先产先出原则，同一品名、剂型规格的药品在出库时，应先将生产日期在先的批号发出。

2）近期先出原则，同一品种、剂型规格的药品在出库时，应先将较接近有效期截止日期的批号发出。

3）先进先出原则，对于无批号要求、生产日期不明确的中药饮片等药品，应遵循先进先出原则。

4）按批号发药原则，药库发药时要按药品的批号顺序，尽量以同一批次内的数量发出。

（5）按照各领药部门的请领计划制定出库单，按出库单发放药品并核查，药品出库核查必须由规定人员双人同时进行。核查发现以下情况不得出库：

1）药品包装污染、破损、封口不严、封条损坏等。

2）包装内有异常响动或液体渗漏。

3）标签脱落、字迹模糊或标识内容与实物不符。

4）药品已过有效期。

5）其他异常情况。

（四）药品的储存管理

（1）医疗机构应设置与诊疗范围、用药规模相适应的药品库房，根据储存要求设置必要的冷藏设施。

（2）医疗机构储存药品实行色标管理，合格区和发货区为绿色，入库待验区和退货区为黄色，不合格药品区为红色（过期、变质、被污染等统一放在不合格区）。

（3）中药饮片与中成药、西药应分库储存、分类存放，外用药与内服药、注射剂应分区分架存放。

（4）按药品的质量特性对药品进行合理储存，应按包装标示的温度要求储存药品，没有标示具体温度的，按《中华人民共和国药典》规定的温度要求为10~30℃，冷藏的药品温度为2~10℃，阴凉保存的温度为20℃以下，相对湿度应保持在35%~75%。

（5）高警示药品专区或专柜存放，危险性药品专库存放。

（6）药品堆放要求

1）堆放药品垛间距不小于5 cm，与库房内墙、顶、温度调控设备及管道等设施间隔不小于30 cm，与地面间距不小于10 cm。

2）药品按批号堆码，不同批号不得混垛，并标示有“不同批号”字样。

3）药品按效期远近堆码，将近效期药品放在靠外优先取出的位置。

4）按包装标示的要求搬运和堆放，注意堆放高度，避免损坏药品包装。

（五）药品的养护管理

（1）温、湿度条件符合规定。根据在库药品温湿度方面的储存要求，设立相对应的常温库（10~30℃）阴凉库（20℃以下）冷库（2~10℃），对温湿度及时调控与监测，对突发故障有应急措施。相对湿度应保持在35%~75%。

(2) 遮光、避光条件符合规定。根据药品遮光、避光要求,分别存放于符合条件的位置,采取措施如深色窗帘、库房不采取自然采光设计等。

(3) 防潮、防虫、防鼠及防霉条件符合规定。库房保持其结构与外部环境的严密性,配置适宜的防潮、防虫、防鼠及防霉设备,通风口装有严密的金属滤网。

(4) 防火、防爆及通风条件符合规定。易燃、易爆和强腐蚀性等危险性药品应单独库房存放,并设置有安全措施,制订相关的工作制度和应急预案,药库应具备防火、通风的条件。

(5) 对于距药品有效期6个月内的药品为近效期药品,应该放置效期警示牌及有效期公示栏标注。在储存、出库复验等环节做好效期验收、效期远近排列、近期先出等管理工作,过期药品不得出库与发放,按制度流程处理。

(6) 易混淆药品指包装相似、听似、看似的药品,一品多规、多剂型药品等。医疗机构应根据实际情况制定易混淆药品目录,各药房、备有基数的临床科室应统一药品标签格式,使用警示标识。易混淆药品应分开摆放,避免同排、相邻摆放。

(7) 每月定期对库存药品进行检查,对药品的存放位置、状态、外观、包装标识等内容进行检查,发现药品可能存在的质量问题,及时采取措施处理。

(8) 对库存药品定期盘点,做到账物相符。

(9) 养护中发现的异常质量可疑的药品,应当立即采取停用措施,在系统中锁定,上报药学部负责人,存放于指定区域,封存后不得出库销售。怀疑是假药、劣药的,及时报告食品药品监督管理部门。不合格药品查明、分析原因,及时采取预防措施,并有完整的记录。

(10) 中药饮片较易在外界因素影响下,引起药物的变质而失去疗效。必须针对各类中药饮片的不同性质和特点,根据各地气候环境差异及医疗机构自身情况,采取相应措施,做好中药饮片的养护。

五、药品调剂管理

(一) 处方管理

1. 处方的定义　处方是指由注册的执业医师和执业助理医师(以下简称医师)在诊疗活动中为患者开具的,由取得药学专业技术职务任职资格的药学专业技术人员(以下简称药师)审核、调配、核对,并作为患者用药凭证的医疗文书。处方包括医疗机构病区用药医嘱单。

2. 处方的标准

(1) 处方内容

1) 前记:包括医疗机构名称、费别,患者姓名、性别、年龄、门诊或住院病历号,科别或病区和床位号、临床诊断、开具日期等。可添列特殊要求的项目。

麻醉药品和第一类精神药品处方还应当包括患者身份证明编号，代办人姓名、身份证明编号。

2）正文：以 Rp 或 R（拉丁文 Recipe“请取”的缩写）标示，分列药品名称、剂型、规格、数量、用法用量。

3）后记：医师签名或者加盖专用签章，药品金额以及审核、调配，核对、发药药师签名或者加盖专用签章。

（2）处方颜色

1）普通处方的印刷用纸为白色。

2）急诊处方印刷用纸为淡黄色，右上角标注“急诊”。

3）儿科处方印刷用纸为淡绿色，右上角标注“儿科”。

4）麻醉药品和第一类精神药品处方印刷用纸为淡红色，右上角标注“麻、精一”。

5）第二类精神药品处方印刷用纸为白色，右上角标注“精二”。

3. 处方的格式　由省、自治区、直辖市卫生行政部门（以下简称省级卫生行政部门）统一制定，处方由医疗机构按照规定的标准和格式印制。

4. 处方书写规则　应当符合下列规则：

1）患者一般情况、临床诊断填写清晰、完整，并与病历记载相一致。

2）每张处方限于一名患者的用药。

3）字迹清楚，不得涂改；如需修改，应当在修改处签名并注明修改日期。

4）药品名称应当使用规范的中文名称书写，没有中文名称的可以使用规范的英文名称书写；医疗机构或者医师、药师不得自行编制药品缩写名称或者使用代号；书写药品名称、剂量、规格、用法、用量要准确规范，药品用法可用规范的中文、英文、拉丁文或者缩写体书写，但不得使用“遵医嘱”“自用”等含糊不清字句。

5）患者年龄应当填写实足年龄，新生儿、婴幼儿写日、月龄，必要时要注明体重。

6）西药和中成药可以分别开具处方，也可以开具一张处方，中药饮片应当单独开具处方。

7）开具西药、中成药处方，每一种药品应当另起一行，每张处方不得超过 5 种药品。

8）中药饮片处方的书写，一般应当按照“君、臣、佐、使”的顺序排列；调剂、煎煮的特殊要求注明在药品右上方，并加括号，如布包、先煎、后下等；对饮片的产地、炮制有特殊要求的，应当在药品名称之前写明。

9）药品用法用量应当按照药品说明书规定的常规用法用量使用，特殊情况需要超剂量使用时，应当注明原因并再次签名。

10）除特殊情况外，应当注明临床诊断。

11）开具处方后的空白处画一斜线以示处方完毕。

12）处方医师的签名式样和专用签章应当与院内药学部门留样备查的式样相一致，不得任意改动，否则应当重新登记留样备案。

13）药品剂量与数量用阿拉伯数字书写。剂量应当使用法定剂量单位：重量以克

(g)、毫克(mg)、微克(μg)、纳克(ng)为单位;容量以升(L)、毫升(mL)为单位;中药饮片以克(g)为单位。片剂、丸剂、胶囊剂、颗粒剂分别以片、丸、粒、袋为单位;溶液剂以支、瓶为单位;软膏剂及乳膏剂以支、盒为单位;注射剂以支、瓶为单位,应当注明含量;中药饮片以剂为单位。

5. 处方权的获得

(1) 普通处方权:经注册的执业医师在执业地点取得相应的处方权。经注册的执业助理医师在医疗机构开具的处方,应当经所在执业地点执业医师签名或加盖专用签章后方有效。经注册的执业助理医师在乡、民族乡、镇、村的医疗机构独立从事一般的执业活动,可以在注册的执业地点取得相应的处方权。医师应当在注册的医疗机构签名留样或者专用签章备案后,方可开具处方。试用期人员开具处方,应当经所在医疗机构有处方权的执业医师审核,并签名或加盖专用签章后方有效。进修医师由接收进修的医疗机构对其胜任本专业工作的实际情况进行认定后授予相应的处方权。

(2) 麻醉和第一类精神药品处方权:医疗机构应当按照有关规定,对本机构执业医师和药师进行麻醉药品和精神药品使用知识和规范化管理的培训。执业医师经考核合格后取得麻醉药品和第一类精神药品的处方权,药师经考核合格后取得麻醉药品和第一类精神药品调剂资格。医师取得麻醉药品和第一类精神药品处方权后,方可在本机构开具麻醉药品和第一类精神药品处方,但不得为自己开具该类药品处方。药师取得麻醉药品和第一类精神药品调剂资格后,方可在本机构调剂麻醉药品和第一类精神药品。

(3) 抗菌药物处方权:根据《抗菌药物临床应用管理办法》,每年二级以上医疗机构必须对医师进行抗菌药物使用和管理的规范化培训并进行考核,成绩合格的授予与其专业技术职称相应的抗菌药物处方权,其他医疗机构依法享有处方权的医师、乡村医师,由县级以上地方卫生行政部门统一进行培训、考核,成绩合格的,授予与其专业技术职称相应的抗菌药物处方权。

6. 处方的开具

(1) 医师应当根据医疗、预防、保健需要,按照诊疗规范、药品说明书中的药品适应证、药理作用、用法、用量、禁忌、不良反应和注意事项等开具处方。开具医疗用毒性药品、放射性药品的处方应当严格遵守有关法律、法规和规章的规定。

(2) 医疗机构应当根据本机构性质、功能、任务,制定药品处方集。

(3) 医疗机构应当按照经药品监督管理部门批准并公布的药品通用名称购进药品。同一通用名称药品的品种,注射剂型和口服剂型各不得超过2种,处方组成类同的复方制剂1~2种。因特殊诊疗需要使用其他剂型和剂量规格药品的情况除外。

(4) 医师开具处方应当使用经药品监督管理部门批准并公布的药品通用名称、新活性化合物的专利药品名称和复方制剂药品名称。医师开具院内制剂处方时应当使用经省级卫生行政部门审核、药品监督管理部门批准的名称。医师可以使用由卫生部公布的药品习惯名称开具处方。

（5）处方开具当日有效。特殊情况下需延长有效期的，由开具处方的医师注明有效期限，但有效期最长不得超过 3 d。

（6）处方一般不得超过 7 日用量；急诊处方一般不得超过 3 日用量；对于某些慢性病、老年病或特殊情况，处方用量可适当延长，但医师应当注明理由。医疗用毒性药品、放射性药品的处方用量应当严格按照国家有关规定执行。

（7）医师应当按照卫生部制定的麻醉药品和精神药品临床应用指导原则，开具麻醉药品、第一类精神药品处方。

（8）门（急）诊癌症疼痛患者和中、重度慢性疼痛患者需长期使用麻醉药品和第一类精神药品的，首诊医师应当亲自诊查患者，建立相应的病历，要求其签署《知情同意书》。病历中应当留存下列材料复印件：

1）二级以上医院开具的诊断证明。

2）患者户籍簿、身份证或者其他相关有效身份证明文件。

3）为患者代办人员身份证明文件。

（9）除需长期使用麻醉药品和第一类精神药品的门（急）诊癌症疼痛患者和中、重度慢性疼痛患者外，麻醉药品注射剂仅限于医疗机构内使用。

（10）为门（急）诊患者开具的麻醉药品注射剂，每张处方为一次常用量；控缓释制剂，每张处方不得超过 7 日常用量；其他剂型，每张处方不得超过 3 日常用量。第一类精神药品注射剂，每张处方为一次常用量；控缓释制剂，每张处方不得超过 7 日常用量；其他剂型，每张处方不得超过 3 日常用量。哌甲酯用于治疗儿童多动症时，每张处方不得超过 30 日常用量。第二类精神药品一般每张处方不得超过 7 日常用量；对于慢性病或某些特殊情况的患者，处方用量可以适当延长，医师应当注明理由。

（11）为门（急）诊癌症疼痛患者和中、重度慢性疼痛患者开具的麻醉药品、第一类精神药品注射剂，每张处方不得超过 3 日常用量；控缓释制剂，每张处方不得超过 15 日常用量；其他剂型，每张处方不得超过 7 日常用量。

（12）为住院患者开具的麻醉药品和第一类精神药品处方应当逐日开具，每张处方为 1 日常用量。

（13）对于需要特别加强管制的麻醉药品，盐酸二氢埃托啡处方为一次常用量，仅限于二级以上医院内使用；盐酸哌替啶处方为一次常用量，仅限于医疗机构内使用。

（14）医疗机构应当要求长期使用麻醉药品和第一类精神药品的门（急）诊癌症患者和中重度慢性疼痛患者，每 3 个月复诊或者随诊一次。

（15）医师利用计算机开具、传递普通处方时，应当同时打印出纸质处方，其格式与手写处方一致；打印的纸质处方经签名或者加盖签章后有效。药师核发药品时，应当核对打印的纸质处方，无误后发给药品，并将打印的纸质处方与计算机传递处方同时收存备查。

（二）审核调剂工作

（1）取得药学专业技术职务任职资格的人员方可从事处方调剂工作。

（2）药师在执业的医疗机构取得处方调剂资格。药师签名或者专用签章式样应当在本机构留样备查。

（3）具有药师以上专业技术职务任职资格的人员负责处方审核、评估、核对、发药及安全用药指导；药士从事处方调配工作。

（4）药师应当凭医师处方调剂处方药品，非经医师处方不得调剂。

（5）药师应当按照操作规程调剂处方药品：认真审核处方，准确调配药品，正确书写药袋或黏贴标签，注明患者姓名和药品名称、用法、用量，包装；向患者交付药品时，按照药品说明书或者处方用法，进行用药交代与指导，包括每种药品的用法、用量、注意事项等。

（6）药师应当认真逐项检查处方前记、正文和后记书写是否清晰、完整，并确认处方的合法性。

（7）药师应当对处方用药适宜性进行审核，审核内容包括以下7项。

1）规定必须做皮试的药品，处方医师是否注明过敏试验及结果的判定。

2）处方用药与临床诊断的相符性。

3）剂量、用法的正确性。

4）选用剂型与给药途径的合理性。

5）是否有重复给药现象。

6）是否有潜在临床意义的药物相互作用和配伍禁忌。

7）其他用药不适宜情况。

（8）药师经处方审核后，认为存在用药不适宜时，应当告知处方医师，请其确认或者重新开具处方。药师发现严重不合理用药或者用药错误，应当拒绝调剂，及时告知处方医师，并应当记录，按照有关规定报告。

（9）药师调剂处方时必须做到"四查十对"：查处方，对科别、姓名、年龄；查药品，对药名、剂型、规格、数量；查配伍禁忌，对药品性状、用法用量；查用药合理性，对临床诊断。

（10）药师在完成处方调剂后，应当在处方上签名或者加盖专用签章。

（11）药师应当对麻醉药品和第一类精神药品处方，按年月日逐日编制顺序号。

（12）药师对于不规范处方或者不能判定其合法性的处方，不得调剂。

（13）医疗机构应当将本机构基本用药供应目录内同类药品相关信息告知患者。

（14）除麻醉药品、精神药品、医疗用毒性药品和儿科处方外，医疗机构不得限制门诊就诊人员持处方到药品零售企业购药。

（三）中药调剂

1. 中药的配伍禁忌　"十八反"即"半蒌贝蔹及攻乌，藻戟遂芫俱战草，诸参辛芍叛藜芦"，意思是甘草反甘遂、京大戟、海藻、芫花；乌头（川乌、附子、草乌）反半夏、瓜蒌（全瓜蒌、瓜蒌皮、瓜蒌仁、天花粉)贝母(川贝、浙贝)白蔹、白及;藜芦反人参、沙参(南沙参、北沙参)丹参、玄参、苦参、细辛、芍药(赤芍、白芍)。“十九畏”是“硫黄原是火中精,朴硝一见便相争。水银莫与砒霜见,狼毒最怕密陀僧。巴豆性烈最为上,偏与牵牛不顺情。丁香莫与郁金见,牙硝难合京三棱。川乌草乌不顺犀,人参最怕五灵脂。官桂善能调冷气,若逢石脂便相欺”。意思是硫黄畏朴硝,水银畏砒霜,狼毒畏密陀僧,巴豆畏牵牛,丁香畏郁金,牙硝畏三棱,川乌、草乌畏犀角,人参畏五灵脂,官桂畏石脂。

2. 中药的妊娠用药　部分中药作为妊娠禁忌的药物,根据对胎儿损害程度,一般将中药可分为慎用与禁用。列为慎用的中药,如姜黄、牡丹皮、牛膝、川芎、红花、桃仁、芒硝、番泻叶、枳实、大黄、芦荟、肉桂、附子等,具行气导滞、活血通经及辛热等作用特点,患病孕妇应酌情使用;列为孕妇禁用的中药,如蟾酥、马钱子、水银、川乌、草乌、砒霜、雄黄、斑蝥、三棱、莪术、胆矾、藜芦、瓜蒂、甘遂、芫花、巴豆、大戟、牵牛、商陆、麝香、虻虫、水蛭等,大多具有毒性或药性峻猛的作用特点,患病孕妇绝对不能使用。

3. 中药的煎煮方法　一般中药可以同时煎煮,但部分中药因性状、功效及临床用途不同,其煎煮时间、方法也不一样,需在开具处方时加以注明,如先煎、后下、包煎、另煎、烊化、泡服、冲服、煎汤代水等。

4. 审核处方注意事项

(1) 审查处方:中药名称、剂量、剂数、煎煮方法等开具是否规范,如有疑问,立即与开具处方中医师联系,如需修改,请中医师再次签名确认并注明日期。

(2) 药效相畏、相反:如存在相畏、相反的情况,中药师有权拒绝调配;如病情需要,须经中医师再次签名确认后方可调配。

(3) 处方超剂量:当处方超剂量时,特别是有制川乌、制草乌、制附子、麻黄、马钱子、细辛等剧毒药,应与处方中医师联系纠正或重签字确认后方可调配。

(4) 掌握禁忌:了解妊娠、哺乳、老年、体弱者、肝肾功能不全等各种用药禁忌,必要时提醒中医师及患者。

5. 调配处方

(1) 调配前:再次核查相畏、相反、禁忌、毒性中药剂量等,确认处方没有差错。

(2) 选用合适的量具称量不同的中药:一般用克戥称取贵重或毒性药,用毫克戥称取克以下的中药。用递减分戥法称量剂数较多的中药,每味中药均要逐剂回,特别是毒性药禁止凭主观估更不可随便抓配。

(3) 捣碎成小块或末:调配时,如有大块或坚硬的矿石、动物骨、果实、种子及胶类药,应捣成小块或粗末。

(4) 不调配的中药:不得有发霉、变质、虫蛀等。

(5) 摆放顺序:调配时,按照处方的药味顺序,间隔摆放,方便核对。

(6) 单包药:必须单包并注明先煎、后下、包煎、烊化等特殊入药方法的中药。

六、药品质量管理

药品是用于防病治病的特殊商品，其质量与人体的健康密切相关。质量不合格药品不得采购、入库和销售。凡与法定质量标准及有关规定不符的药品，均属不合格药品，包括：药品内在质量不符合国家法定质量标准及有关规定的药品；药品的外观质量不符合国家法定质量标准及有关规定的药品；药品包装、标签及说明书不符合国家有关规定的药品；过期、失效药品。

医疗机构必须制定和执行药品质量管理的相关制度，保证药品质量。药品质量控制工作贯穿于药学部门的各个岗位。

（一）采购

（1）合法购进：保证供货单位的合法性。保证所购药品的合法与合格，掌握供货单位的企业信誉。保证各项证照等资料复印件齐全。对于采购疫苗应特别注意供货单位是否有疫苗的经营权。

（2）凡属首营企业，应首先索取有关证件资料，办理药品首营手续。

（3）签订采购合同时，应注明质量条款。

（4）购进药品，须有合法票据。

（二）验收

（1）凡购进的药品一律逐品种逐批号地进行入库验收。

（2）验收应凭随货同行单；首营药品应凭出厂检验报告书。均应按照法定质量标准和合同规定的质量条款进行验收。

（3）按照验收记录规定的栏目逐项验收。

（4）验收进口药品，应依据供货方提供的《进口药品注册证》和进口药品检验报告书复印件（盖有供货方单位质量管理机构的原印章）进行验收，进口药品标签上应有中文名称、主要成分及注册证号，并有中文说明书。

（5）疫苗的收货验收场所应符合疫苗储存的要求。收货时应重点检查疫苗运输中的温度控制状况，对运输方式、运输设备及温度状况、运输时间等如实记录，并对疫苗品种、剂型、批准文号、数量、规格、批号、有效期、供货单位、生产厂商等内容进行验收。验收应在到货后 2 h 内完成，不符合温度要求运输的疫苗应拒收并记录。

（6）销后退回的药品，须凭各业务部门开具的退货申请单并视同进货进行正式验收。

（7）做好验收原始记录。验收合格者，做入库凭证，验收不合格者应填写药品质量登记本交药品质量管理员或专人。

（三）保管

（1）应按药品贮藏温湿度要求，合理分类储存、确保药品安全。

（2）严格实行色标管理。

（3）药品堆垛须留有合理距离。不得有倒置、搬运时轻拿轻放，货垛不宜过高。

(4) 药品与非药品,须严格分区存放。各类药品合理分类存放。

(5) 近效期药品,应有标志。并按规定定期填写近效期药品统计表。

(6) 对销后退回的药品,经验收员验收后,依据验收结果做适当处理。

(7) 凡属不合格药品,一律存放于不合格药品区内。

(8) 管理好库房温湿度并定时做温湿度记录。

(9) 药品出库,按出库凭证所列的生产批号发货,做到先进先出,先产先出和按批号发货的原则。

(10) 药品出库,一律凭正式出库凭证发货,并随时销账,做到账、货相符。

(11) 对库存药品,每季进行一次质量检查,并记录于养护记录本。

(12) 质量检查中,发现问题时,应填写药品质量登记本交药品质量管理员或专人。

(四) 使用

药品调剂过程认真执行"四查十对",药品发出前核对药品信息,检查外包装是否完好、药品性状是否有异常,在药品使用前把好最后一关。

(五) 抽检

药学部门应成立药品质量控制小组,定期对药库、药房的药品进行抽查,仔细检查药品的外观、性状、包装、有效期等内容,并详细记录备查。

(六) 报告

医疗机构任一环节发现质量问题都应及时上报,如实填写药品质量登记表,如有必要及时通知相关科室采取必要的控制、补救措施。

(七) 召回

建立药学部门药品质量问题召回制度。发现问题药品时,及时采取措施收回药品,将问题药品带来的影响降到最低。药品退回药库,由采购与供货商或生产厂家联系处理。

七、药品不良反应

(一) 药品不良反应的基本概念、报告和评价

(1) 药品不良反应是指合格药品在正常用法用量下出现的与用药目的无关的有害反应。

(2) 新的药品不良反应是指药品说明书中未载明的不良反应。说明书中已有描述,但不良反应发生的性质、程序、后果或频率与说明书描述不一致或更严重的,按照新的药品不良反应处理。

(3) 严重药品不良反应是指使用药品引起以下损害情形之一的反应。

1) 导致死亡。

2) 危及生命。

3) 致癌、致畸、致出生缺陷。

4) 导致显著的或者永久的人体伤残或者器官功能的损伤。

5) 导致住院或者住院时间延长。

6）导致其他重大医学事件，如不进行治疗可能出现上述所列情况的。

（4）药品不良反应监测是指药品不良反应的发现、报告、评价和控制的过程。

（5）药品群体不良事件是指同一药品在使用过程中，在相对集中的时间、区域内，对一定数量人群的身体健康或者生命安全造成损害或者威胁，需要予以紧急处置的事件。

（6）药品不良事件是指药物治疗过程中出现的不良临床事件，它不一定与该药有因果关系。

（7）药物警戒是发现、评估、认识和预防药品不良反应及其他药品安全性问题的科学活动。

（二）药品不良反应报告表上报要求

《药品不良反应报告和监测管理办法》（卫生部令第 81 号）于 2011 年 7 月 1 日起施行，规定“药品生产、经营企业和医疗机构获知或者发现可能与用药有关的不良反应，应当通过国家药品不良反应监测信息网络报告；不具备在线报告条件的，应当通过纸质报表报所在地药品不良反应监测机构，由所在地药品不良反应监测机构代为在线报告。”报告分为《药品不良反应/事件报告表》《药品群体不良事件基本信息表》和《境外发生的药品不良反应/事件报告表》。

1.《药品不良反应/事件报告表》填写要求　《药品不良反应/事件报告表》可分为报告基本情况、患者基本情况、使用药品情况、药品不良反应过程描述、关联性评价、报告人单位信息六部分。

（1）报告基本情况

1）编码：每份报告的唯一编码，电子上报后自动形成。

2）报告类型：新的、严重的和一般的。

3）报告单位类别：医疗机构、经营企业、生产企业、个人或者其他。

（2）患者基本情况

1）患者姓名：患者真实全名。

2）出生日期：患者出生年应填写 4 位数，如 2008 年；如果患者出生日期无法获得应填写发生不良反应时年龄。

3）体重：以千克为单位。

4）联系方式：最好写患者的联系电话，如果填写通信地址要附上邮政编码。

5）原患疾病：尽量完整填写患者所有疾病，疾病使用标准全称。

6）既往不良反应/事件情况：包括药物过敏史。

7）家族不良反应/事件：按实际情况填写。

8）相关重要信息：指药物过敏之外的其他过敏经历，如花粉过敏、牛奶过敏等。

（3）使用药品情况

1）怀疑药品：报告人认为可能与不良反应/事件发生有关的药品。

2）并用药品：不良反应/事件发生时，患者同时使用的其他药品，而且报告人认为这些药品与不良反应/事件的发生无直接相关性。

3）批准文号。

4）药品名称：填写商品名称和通用名称。如果商品名称没有或不详统一填写“不详”，通用名称填写完整，不可用缩写、简称。

5）生产厂家：填写药品生产企业全称。

6）生产批号。

7）用法用量：填写用药剂量和给药途径。

8）用药起止时间：同一剂量药品开始和停止使用的时间，如果用药过程改变剂量应另行填写该剂量的用药起止时间。

9）用药原因：填写使用该药的具体原因。

10）容易出现的问题：将原患疾病作为用药原因填写；将用药原因填写为用药目录，如抗感染、抗病毒。

（4）药品不良反应过程描述

1）不良反应/事件名称：明确为药源性疾病的填写疾病名称，不明确的写最主要、最明显的症状；不良反应/事件名称选取参考《WHO 药品不良反应术语集》。

2）容易出现的问题：使用非医学用语；填写不规范；填写不具体，不良反应未明确解剖部位或使用诊断名词不正确或不准确。

3）不良反应/事件发生时间：如新生儿发现有出生缺陷，发生时间就是该新生儿的出生日期；如胎儿因先天缺陷而早产或流产时，发生时间就是终止妊娠日期。

4）过程描述及处理情况：

过程描述应体现三个时间、三个项目和两个尽可能。

三个时间：① 不良反应发生的时间；② 采取措施干预不良反应的时间；③ 不良反应终结的时间。

三个项目：① 第一次药品不良反应出现时的相关症状、体征和相关检查；② 药品不良反应动态变化的相关症状、体征和相关检查；③ 发生药品不良反应后采取的干预措施及结果。

两个尽可能：药品不良反应/事件的表现填写尽可能明确、具体。如过敏性皮疹，要填写皮疹类型、性质、部位、面积大小等，严重病例应注意生命体征指标（体温、血压、脉搏、呼吸）的记录。与可疑不良反应/事件有关的辅助检查结果要尽可能明确填写。

5）容易出现的问题：三个时间不明确；没有不良反应的结果；干预措施过于笼统或简单，如对症治疗、报告医师等；严重病例没有体温、血压、脉搏、呼吸的记录。

6）不良反应/事件的结果：痊愈、好转、未好转、有后遗症、死亡。

7）去激发再激发：去激发，停药或减量后，反应是否消失或减轻？再激发，再次使用可疑药品是否再次出现同样反应事件？这两种情况是判断药品不良反应事件关联性的重要因素。

8）对原患疾病的影响：依据实际情况选择。

（5）关联性评价：如何判断药品与患者发生的不良反应之间的关联性是复杂的过程，涉及很多影响因素。我国使用的不良反应事件分析方法主要遵循五条原则：① 用药与不良反应事件的出现有无合理的时间关系？② 反应是否符合该药已知的不良反应类型；③ 停药或减量后，反应是否消失或减轻？④ 再次使用可疑药品是否再次出现同样反应事件？⑤ 反应事件是否可用并用药的作用、患者病情的进展、其他治疗的影响来解释？依据分析的五条原则，将关联性评价分为肯定、很可能、可能、可能无关、待评价、无法评价6级（表2-1）。

表2-1　药品不良反应关联性评价表

	1	2	3	4	5
肯　定	+	+	+	+	-
很可能	+	+	+	?	-
可　能	+	±	±?	?	±?
可能无关	-	-	±?	?	±?
待评价	需要补充材料才能评价				
无法评价	评价的必须资料无法获得				

注：+表示肯定；-表示否定；±表示难肯定或否定；？表示不明。

肯定：用药及反应发生时间顺序合理；停药以后反应停止，或迅速减轻或好转；再次使用，反应再现，并可能明显加重；同时有文献资料佐证，并排除原患疾病等因素影响。

很可能：无重复用药史，余同“肯定”。

可能：用药与反应发生时间关系密切，同时有文献资料佐证；但引发不良反应的药品不止一种，或原患疾病病情进展因素不能除外。

可能无关：药品不良反应与用药时间相关性不密切，反应表现与已知该药不良反应不相吻合，原患疾病发展同样可能有类似的临床表现。

待评价：报表内容填写不齐全，等待补充后再评价，或因果关系难以定论，缺乏文献资料佐证。

无法评价：报表缺项太多，因果关系难以定论，资料又无法补充。

（6）报告人单位信息：按实际情况填写。

2.《药品群体不良事件基本信息表》填写要求　医疗机构发现群体药品不良事件后应立即通过电话方式报告所在地县级药品监督管理部门、卫生行政部门和药品不良反应监测机构，必要时可以越级报告；同时填写《药品群体不良事件基本信息表》，对每一病例还应及时填写《药品不良反应/事件报告表》，通过药品不良反应监测信息网络报告。《药品群体不良事件基本信息表》填写要求如下：

（1）发生地区：出现不良反应事件的地点，如某市某幼儿园。

（2）使用单位：使用药品的单位，主要是医疗机构。

（3）用药人数：同一事件中所有使用怀疑药品的人数。

（4）发生不良事件/严重不良事件死亡人数。

（5）首例用药日期：用药人数中首例的用药时间，首例不一定出现药品不良事件。

（6）首例发生日期：发生不良事件的人中，首例发现不良事件的时间。

（7）怀疑药品栏：要求同《药品不良反应/事件报告表》。

（8）不良事件表现：用描述性语言，不良反应名称首选《WHO药品不良反应术语集》中术语。

（9）群体不良事件过程描述及处理情况：类似《药品不良反应/事件报告表》中过程描述及处理情况。

（10）报告单位意见：报告单位对事件发生原因及药品关联性的评价意见。

3.《境外发生的药品不良反应/事件报告表》填写要求　进口药品和国产药品在境外发生的严重药品不良反应，主要为生产企业填写。

（三）报告的时限要求：

1. 个例药品不良反应　医疗机构发现新的、严重的药品不良反应应当在15日内报告，其中死亡病例须立即报告，其他药品不良反应应当在30日报告。有随访信息的，应当及时报告。

2. 群体不良事件　医疗机构发现药品群体不良事件后，应当立即通过电话报所在地的县级药品监督管理部门、卫生行政部门和药品不良反应监测机构，必要时可以越级报告。

第三节　基层医疗机构药品管理

修订后的《中华人民共和国药品管理法》（以下简称《药品管理法》）自2019年12月1日起施行，该法在监管方和被监管方都取得了良好效果，促使医疗机构等药品经营使用主体也基本适应新法规要求，对保障新时期药品质量安全产生积极影响。但基层医疗机构为主体的用药单位，仍存在药品管理制度不健全、质量管理不规范及不合理使用等问题。通过对基层医疗机构主要特点及存在药品质量安全风险进行研究，对几类重点药品规范管理和合理使用提供技术支撑，更好保障基层百姓用药安全、有效、可及。

一、高警示药品管理

高警示药品是指那些本身毒性大、不良反应严重、药理作用显著且迅速或因使用不当极易发生严重后果甚至危及生命的药物。这些药品若不当使用易危及患者生命安全，故在药品使用过程中，须提高警觉。

对高警示药品的管理，主要体现以下几个方面：

1. 相关部门职责　医务部、护理部及药学部门负责编写高警示药品的警示信息，每月对各部门高警示药品的存放及使用进行监督检查。药学部门负责修订高警示药品管理制度及目录，负责本科室高警示药品规范管理，对医护人员进行高警示药品使用管理培训。信息部门协助药学部在医院信息系统中设置警示信息，如在药品名称前添加“▲”。

2. 相关人员职责

（1）药师：发放高警示药品时，在注射液袋及口服药袋贴上高警示药品标识，以提示护士及患者使用的时候注意。发放口服的高警示药品（地高辛、华法林），给患者做详细的用药交代，并给患者纸质版的用药交代，以确保患者用药安全。加强高警示药品不良反应的收集上报工作，并定期分析汇总，及时反馈给临床医护人员。

（2）护士：使用高警示药品的过程中严格执行医嘱，实行双人核对签名，主要核对患者姓名、病历号、药品名称、药品剂量及给药途径等；但不能盲目执行医嘱，如对医嘱有疑问，应再次和开单医师核对；对患者实施监护，用药后观察 2 min，包括输注速度、患者的不良反应和注射部位有无红肿疼痛、有无药物外渗等；加强巡视，每隔 30 min 巡视一次并做记录；交代患者或家属，如有不适及时报告；若发现可能出现的药品不良事件，立即报告值班医师或护士长，积极救治患者，并详细记录和上报药品不良事件。

（3）医师：在开具高警示药品医嘱时，必须严格掌握适应证，按照说明书用法用量执行，认真核对患者姓名、病历号、药品名称、药品剂量及给药途径等内容；如发现可能出现的药物不良事件，及时处理，减轻对患者的危害，并调查、分析、评价，如实记入病历等。

3. 警示语的制定　高警示药品警示语的制定在临床实际工作过程中具有重要意义：提示临床医师注意药品禁忌证、配伍、用法用量等；提示护士执行医嘱时认真核对，注意药品滴注速度，防范药品使用过程中的不良事件；提示药师认真做好“四查十对”，注意交代高警示药品的特殊注意事项及存储防范等。

4. 标识与存放　设置专门的存放药柜/药架，不得与其他药品混合存放。存放药柜/药架应标识醒目，设置黄色警示标识，提醒药学和其他医务人员注意。加强高警示药品的有效期标识，保持先进先出，遵循“左进右出、上取下放、前取后放”的原则，保持药品的安全有效。药库、各药房及病区小药柜对高警示药品标识规格、颜色等应做到同质化。

二、急救药品及备用药品管理

各临床科室根据自身特点，制定药品目录、设置基数，以满足抢救和一般应急治疗为目的，储存在病区进行管理和使用的药品，称为备用药品。备用药品目录包括麻醉药品及第一类精神药品目录、急救药品目录、高警示药品目录及常用药品，经护理、药学、医务、主管院长等部门审批后，方可执行。

1. 管理要求　临床科室安排专人负责管理备用药品，并负责使用后及时补充，损坏或近效期药品及时报损或更换等工作。抢救车药品统一储存位置、统一规范管理、统一清单格式，保障抢救时及时获取。高警示药品应设置科室高警示药品一览表，有专门警示标识，并统一放置。麻醉药品、第一类精神药品要求按照五专管理。其他备用药品要求统一规范管理、统一清单格式进行管理。

2. *储存管理*　按照药品性能，对药品应实行分区、分类储存管理。具体要求：药品与非药品、内服药与外用药应分区存放；定数量、定位置，药品目录清单、标签清晰。高警示药品实行专柜储存，全院设置统一警示标识。对易混淆药品（看似、听似、多规格药品）的摆放应合理，使其尽可能在物理位置上分开存放，并在相应货位做警示标识以提醒护士关注。补充药品时要仔细核对货架上的药品与补充的药品在外包装上的文字规格是否一致。所有药品必须按照说明书要求的储存条件储存，以确保药品质量。药品说明书上要求不超过20℃储存的药品，病区储存都应该放在冰箱。需要冰箱储存的药品应建立温度记录本，每天至少登记两次温度。急救药品必须固定在抢救车或急救箱内，便于取放与应急使用。

3. *质量管理*　药品有效期标记必须清晰，6 个月内进行近效期管理，近效期为 6 个月内贴黄色标识、近效期为 3 个月内贴红色标识，到期前 1 个月下架。如有沉淀、变色、过期、药品标签与瓶内药品不符、标签模糊或涂改等情况不得使用。不得将不同批号药品拆零后混装于一瓶（盒）内，也不得将不同厂家的同名药品拆零后混装于一瓶（盒）内。药品如更换批号或厂家，须将已拆零药品用完后再拆新的药品。瓶装药品拆零后的有效期规定为 6 个月，如药品自身有效期不足 6 个月，按自身有效期管理，硝酸甘油片拆零后的有效期规定为 3 个月。拆零药品发放时，口服药袋上应注明药品名称、患者姓名、用法用量等。胰岛素制剂未开启包装于 2~8℃的冰箱内保存，切勿冷冻或接近冰冻盒。对于开启包装多次使用的药品（如胰岛素制剂），应在容器外部注明开启日期，对于开启时间不详或超过保存期限的药品不得使用。胰岛素制剂在使用过程中不需贮藏在冰箱内，可在室温（最高不超过 25℃）保存最长 4 周，避免光照和受热；正在使用的胰岛素制剂建议不要再存放于冰箱中，在室温过高（超过 30℃）必须存放于冰箱的情况下，需在每次使用前使本品恢复至室温。药品使用遵循“左进右出、里进外出”的原则；药品使用后及时补充。

4. *监督和检查*　各临床科室备用药品管理由护士长总负责，建立“备用药品检查登记表”（含大输液），包括药品名称、规格、数量、批号、效期、责任人等。备用药品管理指定专人管理，责任到人，责任护士对药品数量定期清点，每月全面检查一次，包括药品数量、效期、质量等。药学部定期对各临床科室备用药品的管理与使用进行检查，以保证患者用药安全。药学部将检查结果及时反馈给各临床科室备用药品专管员和护士长，采取有效措施，及时整改。

三、第二类精神药品管理

加强第二类精神药品在社康中心医疗机构的规范化管理，能够有效防止其滥用或流入非法渠道，促进我国该类药品的临床合理使用和科学监管，第二类精神药品在医疗机构的管理和使用环节包括管理部门、采购验收、储存管理、处方医嘱管理、合理用药管理、安全管理、监督监测7个方面内容。

1. 管理部门

（1）社区健康服务中心药事管理与药物治疗学组下设“特殊管理药品管理工作组”，负责对第二类精神药品的使用管理及监督检查。职责包含：① 组织培训第二类精神药品相关法律法规，制定医疗机构专项检查制度、各部门职责与考核指标并监督落实，建立本医疗机构第二类精神药品目录。② 指导和监督临床合理使用第二类精神药品，及时处理本医疗机构第二类精神药品不良事件。③ 评估第二类精神药品在采购、验收、储存、保管、发放、调配、使用、报残损、销毁、丢失等环节管理风险，及时采取干预措施，保障药品供应和安全。

（2）第二类精神药品日常管理工作由药学部门负责。将容易发生流入市场造成影响并造成社会危害的第二类精神药品作为重点管理品种，严格参照麻醉、第一类精神药品实施“五专管理”，重点管理品种目录由各医疗机构实行动态管理。其余品种实施“三专管理”（专人负责、专柜加锁和专用账册），做到日清日结。

（3）社区执业医师、药师与参与第二类精神药品使用和管理的人员应定期参加麻精药品培训与考核，相关法律、法规知识，每年至少一次，并留存相应的培训考核记录。

2. 采购验收

（1）要有真实、完整的药品购进记录，向通过药品监督管理部门批准的、具有第二类精神药品经营资质的供应企业购进第二类精神药品。购进药品的配送清单、入库记录应单独存放，保存时间至少2年。

（2）采购人员根据临床使用情况合理制定采购计划，经药学部负责人审核批准后，通过线上采购平台进行采购；通过对公账户转账形式向定点批发企业支付药品费用，禁止使用现金支付。

（3）第二类精神药品验收入库应双人完成，必须到货即验收，验收清点到不影响储存条件的最小零售包装，验收时必须进行严格的数量、批号和质量等检查，确保无误后做好入库验收记录，双人签名，并在系统中建立台账记录。入库验收记录至少保存3年。

3. 储存管理

（1）储存要求：第二类精神药品的保存需在库房、药房中设置独立的专库或有安全措施的专柜并加锁储存，非封闭库房窗户应安装防护栏。第二类精神药品储存区域设有防盗设施和安全监控系统，有条件的社康中心医疗机构设自动报警装置。第二类精神药品按规定的条件储存并贴有明显的专用标识。

（2）储存登记：对进出专库（柜）的第二类精神药品建立专用账册，实行专人管理，账册内容包括：日期、领用部门、品名、剂型、规格、单位、数量、批号、有效期、生产企业、发药人、复核人和领用人签字。有条件的社康中心医疗机构可在系统中建立电子账册。

（3）专册登记：社区健康服务中心应当根据第二类精神药品处方开具情况，对其消耗量进行专册登记，登记内容包括发药日期、患者姓名、用药数量及批号，专册保存期限为2年。同时各部门对第二类精神药品做好专账管理并日清日结，有条件的医疗机构可以实行信息化专账专册管理。

（4）备用药品管理：社区健康服务中心应建立急救备用药品管理制度，对存放于急诊、病房（区）、急救室（车）、手术室及各诊疗科室的第二类精神药品实施有效管理。建立急救备用二类精神药品目录及数量清单，实行基数管理，合理配备与科室诊疗工作相符的品种及数量，专人负责管理，有交接班记录；使用后及时补充，做到账物相符。

（5）报损及余药处置：过期、损坏、变质或家属无偿交回的第二类精神药品应做好登记并储存在药库单独设立的区域，设置明显标识，待统一销毁。登记内容包括日期、药品名称、规格、批号、数量、过期或损坏的原因、经办人、证明人等。销毁前复核药品数量、批号，经药学部门负责人、医疗机构分管负责人或药事管理与药物治疗学组主任委员批准后，按规定向所在地卫生健康主管部门提出书面销毁申请，在其工作人员监督下销毁，现场拍照，做好销毁记录并签名存档。

4. 处方医嘱管理

（1）处方权限：医疗机构应当按照有关规定，对经注册的执业医师在执业地点进行第二类精神药品使用知识和规范化管理的培训，并授予相应的处方权。

（2）处方格式：开具第二类精神药品需使用由省级卫生健康主管部门统一制定的专用处方格式，处方颜色为白色，右上角标注“精二”。

（3）处方开具：① 医师应按照《处方管理办法》《精神药品临床应用指导原则》及药品说明书的要求开具第二类精神药品处方。② 住院患者出院时，需详细记录带药及使用情况。

（4）处方限量：① 第二类精神药品一般每张处方不得超过7日常用量；对于某些慢性病或特殊情况的患者，处方用量可适当延长，但医师应当注明理由。② 专科医师（精神科或神经科医师）为慢性病或特殊情况患者开具第二类精神药品（口服剂型，政府特殊要求除外），经双签名确认后，处方用量可延长至30 d。③ 所有医师为慢性病或特殊情况患者开具第二类精神药品（口服剂型，政府特殊要求除外），经双签名确认后，处方用量可延长至14 d。④ 住院患者使用第二类精神药品，医嘱应逐日开具。镇痛泵给药时，每张处方为1次装量，用法应注明给药剂量和持续时间。

（5）处方调剂：① 药学专业技术人员调剂第二类精神药品处方/医嘱时，应按照规定完成审核、调配、复核、发药程序。② 登记：专用登记册可以采用医院计算机管理系统自动生成表单或者手工填写的方式。内容至少包括：处方日期、患者姓名、病历号/住院号、药品名称、规格、用药数量。

（6）处方保存和销毁：医疗机构第二类精神药品处方由药学部门负责保管。第二类精神药品处方保存至少2年。保存期满后，由该指定场所管理人员提出销毁申请，经药学部门负责人审核同意，并经医疗机构药事管理与药物治疗学组主任委员批准后，由药学和保卫部门各派一名人员共同销毁。销毁过程留存图片或影像资料并做好登记备案以备相关部门核查。

5. 合理用药管理

（1）处方审核和点评：第二类精神药品使用应遵循安全、有效、经济的原则，用药应有依据。药师应对执业医师处方、用药医嘱的合法性、规范性、适宜性进行逐一审核，鼓励使用信息化手段进行第二类精神药品处方审核。按照《医疗机构处方点评管理规定（试行）》的要求，对处方的合法性、规范性及药物临床使用的适宜性进行点评。对发现的问题进行综合分析、评估，对可能造成患者损害的问题提出整改意见，医务、质控部门根据第二类精神药品处方、医嘱点评结果，及时进行有效干预，严格落实整改措施。药学部门对医院第二类精神药品使用进行动态监测，发现用量异常增高时要立即上报管理部门，分析原因并提出管理建议，确保第二类精神药品的合理使用。

（2）用药教育和指导：药师应根据药品说明书、临床应用指导原则、临床路径和临床诊疗指南等，对长期使用第二类精神药品的患者进行个体化用药指导。药师应针对长期严重失眠、抑郁症或者患有精神疾病等需要使用大剂量的第二类精神药品的患者开展用药教育，指导患者家属加强第二类精神药品的家庭管理，避免大量储存、漏服、误服、过量服用或自行停药等情况的发生。在有条件的医疗机构，药师可以对此类患者建立档案，定期随访，以确保特殊群体患者的用药安全。

6. 安全管理

（1）应急管理：医疗机构要制定特殊管理药品突发事件应急预案，定期组织开展培训、应急演练并记录。机构发生第二类精神药品被盗、被抢、丢失或者其他流入非法渠道的情形的，应当立即启动应急预案，采取必要的控制措施，记录药品及事件信息，上报医疗机构相关管理部门和分管院长，必要时报机构负责人、所在地卫生健康、公安机关和药品监督管理等部门。事后分析事件原因，评估管理制度、工作流程及其执行情况，对发现的问题实施整改。

（2）日常巡查：特殊管理药品管理小组定期对第二类精神药品储存、管理等情况进行检查，留存检查记录，检查结果报药事管理与药物治疗学组，发现问题及时纠正。

（3）不良反应监测：医疗机构应制定具体管理措施促进本机构医护人员加强第二类精神药品临床用药监测，主动上报药品不良反应。其中新的、严重的药品不良反应应当在15 d内报告，死亡病例须立即报告；严重的或群体性不良反应立即向药品监督管理部门和卫生健康主管部门报告。医疗机构如发现第二类精神药品出现滥用等情况，应及时报告所在区公安（禁毒）部门及卫生健康主管部门。

（4）过期药品销毁：医院对存放在本单位的过期、损坏第二类精神药品，要进行回收登记。需销毁时，按程序向上级卫生行政部门提出申请，由上级卫生行政部门负责监督下进行就地销毁。

（5）过期资料销毁：处方、账册的保存及销毁，第二类精神药品处方保存期限为2

年、专用登记册保存期限为3年。保存期满后，经分管院长批准，登记备案后销毁。

7. 监督监测

（1）监督管理：特殊管理药品工作组定期开展第二类精神药品现场检查指导，在第二类精神药品的采购、验收、储存、保管、发放、调配、使用、报残损、销毁、丢失、巡查等环节进行有效督查，并做好记录，便于及时发现问题并持续整改和落实。将第二类精神药品的管理作为医疗机构等级评审、合理用药考核等工作的重要内容。

（2）用药监测：药学部门定期对本医疗机构第二类精神药品使用情况进行监测，特别是对用量异常的第二类精神药品，应分析原因并提出管理建议，必要时医务部门及监察部门对相关人员进行警示谈话。

四、抗菌药物管理

1. 抗菌药物临床应用实行分级管理

（1）抗菌药物分级原则：根据安全性、疗效、细菌耐药性、价格等因素，将抗菌药物分为三级。① 非限制使用级：经长期临床应用证明安全、有效，对病原菌耐药性影响较小，价格相对较低的抗菌药物。应是已列入《国家基本药物目录》《国家处方集》和《国家基本医疗保险、工伤保险和生育保险药品目录》收录的抗菌药物品种。② 限制使用级：经长期临床应用证明安全、有效，对病原菌耐药性影响较大，或者价格相对较高的抗菌药物。③ 特殊使用级：具有明显或严重不良反应，不宜随意使用；抗菌作用较强、抗菌谱广，经常或过度使用会使病原菌过快产生耐药的；疗效、安全性方面的临床资料较少，不优于现用药物的；新上市的，在适应证、疗效或安全性方面尚需进一步考证的，价格昂贵的抗菌药物。

（2）分级管理办法：预防感染、治疗轻度或者局部感染应当首选非限制使用级抗菌药物。严重感染、免疫功能低下合并感染或者病原菌只对限制使用级或特殊使用级抗菌药物敏感时，可选用限制使用级或特殊使用级抗菌药物治疗。临床应用特殊使用级抗菌药物应当严格掌握用药指征，经抗菌药物管理工作组指定的专业技术人员会诊同意后，由具有相应处方权医师开具处方。

（3）抗菌药物使用的权限：① 具有高级专业技术职务任职资格的医师，可授予特殊使用级抗菌药物处方权。② 具有中级以上专业技术职务任职资格的医师，可授予限制使用级抗菌药物处方权。③ 具有初级专业技术职务任职资格的医师，可授予非限制使用级抗菌药物处方权。

2. 抗菌药物治疗性应用的基本原则　抗菌药物的应用涉及临床各科，合理应用抗菌药物是提高疗效、降低不良反应发生率及减少或延缓细菌耐药发生的关键。抗菌药物临床应用是否合理，基于以下两方面：① 有无抗菌药物应用指征；② 选用的品种及给药方案是否适宜。

（1）诊断为细菌感染方有指征应用抗菌药物。根据患者的症状、体征、实验室检查或放射、超声等影像学结果，诊断为细菌、真菌感染者方有指征应用抗菌药物；由结核分枝杆菌、非结核分枝杆菌、支原体、衣原体、螺旋体、立克次体及部分原虫等病原微生物所致的感染亦有指征应用抗菌药物。缺乏细菌及上述病原微生物感染的临床或实验室证据，诊断不能成立者，以及病毒感染，均无应用抗菌药物指征。

（2）尽早查明感染病原，根据病原种类及药物敏感试验结果选用抗菌药物。抗菌药物品种的选用，原则上应根据病原菌种类及病原菌对抗菌药物敏感性，即细菌药物敏感试验（以下简称药敏试验）的结果而定。因此有条件的医疗机构，对临床诊断为细菌感染的患者应在开始抗菌治疗前，及时留取相应合格标本（尤其血液等无菌部位标本）送病原学检测，以尽早明确病原菌和药敏结果，并据此调整抗菌药物治疗方案。

（3）抗菌药物的经验治疗。对于临床诊断为细菌感染的患者，在未获知细菌培养及药敏结果前，或无法获取培养标本时，可根据患者的感染部位、基础疾病、发病情况、发病场所、既往抗菌药物用药史及其治疗反应等推测可能的病原体，并结合当地细菌耐药性监测数据，先给予抗菌药物经验治疗。待获知病原学检测及药敏结果后，结合先前的治疗反应调整用药方案；对培养结果阴性的患者，应根据经验治疗的效果和患者情况采取进一步诊疗措施。

（4）按照药物的抗菌作用及其体内过程特点选择用药。各种抗菌药物的药效学和药动学特点不同，因此各有不同的临床适应证。临床医师应根据各种抗菌药物的药学特点，按临床适应证正确选用抗菌药物。

（5）综合患者病情、病原菌种类及抗菌药物特点制定抗菌治疗方案。根据病原菌、感染部位、感染严重程度和患者的生理、病理情况及抗菌药物药效学和药动学证据制定抗菌治疗方案，包括抗菌药物的选用品种、剂量、给药次数、给药途径、疗程及联合用药等。

五、超说明书用药管理

超说明书用药是指临床实际使用药品的适应证、给药方法或剂量等不存在具有法律效力的药品说明书之内的用法，包括年龄、给药剂量、适应人群、适应证、用药方法或者给药途径等与说明书中的用法不同的情况，又称超范围用药。

（1）超说明书用药的风险：超说明书用药现象的存在具有一定的合理性和必要性，但是药品说明书具有法律效力，而超说明书用药没有获得药品监管部门批准，不受法律保护，超说明书用药存在医疗风险，一旦发生医疗纠纷，医院和医师需承担相应的责任。因此，各科室在诊疗过程中应严格按照药品说明书的适应证给药。

（2）临床超说明书用药原则：临床医师在用药前，应认真阅读说明书，因医疗创新或患者个体化治疗确实需要超说明书用药时，应遵守以下原则。

1）超说明书用药应满足以下条件：① 在影响患者生活质量或危及生命的情况下，无合理的可替代药品；② 用药目的不是试验研究；③ 有合理的医学实践证据；④ 经医院药事管理与药物治疗学组（以下简称“药事会”）及医学伦理委员会（以下简称“伦理会”）批准；⑤ 保护患者的知情权。

2）循证医学证据：包括国内外说明书、政府文件、随机对照试验的系统评价或荟萃分析文献、其他对照试验、病例观察文献、指南、专家共识等。

（3）超说明书用药管理

1）临床药师应对超说明书用药的患者展开监测工作，对超说明书用药疗效进行认真分析、评价，对超说明书用药导致的药品不良反应及时分析原因，并及时反馈相关科室，减少和防止因超说明书用药导致不良反应的发生。超说明书用药若存在严重违反“用法、用量和注意事项”之规定，即便是已签署《药品未注册用法知情告知书》和医务部备案组，药师也应当依法拒绝调配，或进行合理用药干预，详细指明处方中存在的问题，请开方医师重新开具合理处方，认真把好合理用药关。

2）医院对超说明书用法实施动态监测及超常预警，并组织相关专家对其临床使用的有效性及安全性进行评价。

（4）超说明书用药管理流程

1）超说明书用药申请：拟超说明书用药科室经科室讨论后，向药学部提出申请，填写超药品说明书用药备案申请表并附上循证医学证据资料。

2）药学部初审：药学部对超说明书用药申请进行初审，主要针对药品的超说明书用法进行循证医学评价，评价内容包括有效性等级、推荐强度和证据等级。

3）药事会和伦理会审批：药事会审批通过的药品可直接按批准方案使用。超说明书用药风险较大时，除药事会同意外，还须提交伦理会审批。

（5）超说明书用药品种和目录：经药事会和伦理会审批通过的超说明书用药品种，统一在医务科备案，目录留在医务科和药学部。

（6）超说明书用药处方权限及管理：在医务科备案的超说明书用药可在全院范围内应用。经药事会审批通过的药品，主治医师以上具有处方权；经伦理会审批通过的药品，副主任医师以上具有处方权。

（7）在紧急情况下使用未经备案的超说明书用药方案：由科主任提出超说明书用药申请，报医务科同意后可使用。确无时间提前申请的，可在抢救结束后补交申请资料。以上特殊情况下的超说明书用药，仍须尽快经药事会和伦理会审批。通过的，可按批准方案使用；未通过的，立即停止使用。

（8）原则上所有超说明书用药均须有详细的病程记录，在使用前与患者签署知情同意书，明确告知其使用风险与收益。

六、长期处方管理

本书所称长期处方是指具备条件的医师按照规定，对符合条件的慢性病患者开具的处方用量适当增加的处方。长期处方适用于临床诊断明确、用药方案稳定、依从性良好、病情控制平稳、需长期药物治疗的慢性病患者。治疗慢性病的一般常用药品可用于长期处方。

1. *适宜人群* 已在所属社区健康服务中心建立居民档案，并与家庭医师签订了家庭医师服务协议；在当地二级以上医院临床诊断明确、用药方案稳定、依从性良好、病情控制平稳、需长期药物治疗的慢性病患者。

2. *长期处方开具与终止* 对提出长期处方申请的患者，医师必须亲自诊查并对其是否符合长期处方条件作出判断，应当向患者说明使用长期处方的注意事项，并由其自愿选择是否使用；首次开具长期处方前，医师应当对患者的既往史、现病史、用药方案、依从性、病情控制情况等进行全面评估，在确定当前用药方案安全、有效、稳定的情况下，方可为患者开具长期处方。对不符合条件的患者，应当向患者说明原因。

根据患者诊疗需要，长期处方的处方量一般在4周内；根据慢性病特点，病情稳定的患者适当延长，最长不超过12周（医疗用毒性药品、放射性药品、易制毒药品、麻醉药品、第一类和第二类精神药品、抗微生物药物、特殊储存药品及中成药除外）。超过4周的长期处方，医师应当严格评估，强化患者教育，并在病历中记录，患者通过签字等方式确认。开出长期处方的医师，至少在4周内需回访患者不少于一次（电话或面访），对患者病情变化、用药依从性和药品不良反应等进行评估，必要时及时调整或终止长期处方，并在患者健康档案及病历中注明。

3. *长期处方用药管理* 长期处方用药目录参照当地社区健康服务机构诊疗常见慢性病用药目录。医疗用毒性药品、放射性药品、易制毒药品、麻醉药品、第一类和第二类精神药品、抗微生物药物（治疗结核病等慢性细菌、真菌感染性疾病的药物除外），以及对储存条件有特殊要求的药品不得用于长期处方。开具长期处方，鼓励优先选择国家基本药物、国家组织集中采购中选药品及国家医保药品目录药品。社区健康服务中心应当加强长期处方用药的配备，确保患者长期用药可及、稳定。管理部门应定期对长期处方进行抽查，开展合理性评价工作，持续提高长期处方合理用药水平。医师应当加强对使用长期处方患者的用药教育，增加其合理用药知识，提高自我用药管理能力和用药依从性，并告知患者在用药过程中出现任何不适，应当及时就诊。药师应当指导使用长期处方患者，按照要求保存药品，确保药品质量。

第四节　基层医疗机构药学服务内容

一、处方调剂服务

取得药学专业技术职务任职资格的人员方可从事处方调剂工作。药师需要在执业的医疗机构取得处方调剂资格。药师的签名或者专用签章式样应当在本机构留样备查。具有药师以上专业技术职务任职资格的人员负责处方审核、评估、核对、发药及安全用药指导；药士从事处方调配工作。药师凭医师处方调剂处方药品，非经医师处方不得调剂。

药师应当按照操作规程调剂处方药品：认真审核处方，准确调配药品，正确书写药袋或粘贴标签，注明患者姓名和药品名称、用法、用量，包装；向患者交付药品时，按照药品说明书或者处方用法，进行用药交代与指导，包括每种药品的用法、用量、注意事项等。

处方的调剂需要做到以下几点。

（1）药师处理要认真逐项检查处方前记、正文和后记书写是否清晰、完整，并确认处方的合法性之外，还应当对处方用药适宜性进行审核，审核内容包括以下7项。

1）规定必须做皮试的药品，处方医师是否注明过敏试验及结果的判定。

2）处方用药与临床诊断的相符性。

3）剂量、用法的正确性。

4）选用剂型与给药途径的合理性。

5）是否有重复给药现象。

6）是否有潜在临床意义的药物相互作用和配伍禁忌。

7）其他用药不适宜情况。

（2）药师经处方审核后，认为存在用药不适宜时，应当告知处方医师，请其确认或者重新开具处方。如果发现严重不合理用药或者用药错误，应当拒绝调剂，及时告知处方医师，并应当记录，按照有关规定报告。

（3）药师调剂处方时必须做到“四查十对”：查处方，对科别、姓名、年龄；查药品，对药名、剂型、规格、数量；查配伍禁忌，对药品性状、用法用量；查用药合理性，对临床诊断。药师在完成处方调剂后，应当在处方上签名或者加盖专用签章。

（4）药师应当对麻醉药品和第一类精神药品处方，按年月日逐日编制顺序号。

（5）药师对于不规范处方或者不能判定其合法性的处方，不得调剂。

（6）医疗机构应当将本机构基本用药供应目录内同类药品相关信息告知患者。

（7）除麻醉药品、精神药品、医疗用毒性药品和儿科处方外，医疗机构不得限制门诊就诊人员持处方到药品零售企业购药。

二、处方用药指导服务

处方用药指导服务指药师在复核发药过程中，采用语言和（或）文字的形式，将药品的用法、用量、使用禁忌及注意事项准确、详细告知患者或家属。避免患者或家属因看不懂处方，对医师的药物治疗方案不能完全执行，用药依从性低及用药时间、方法有误会影响治疗的效果，从而导致治疗失败或出现用药伤害。

1. 处方用药指导的原则　处方用药指导不是把药师所掌握的所有药品信息都告知患者，患者及其家属并不具有医药相关专业知识，太多的信息会增加患者的困惑和不安。另外，部分长期用药的患者对所用药品很熟悉，没有用药指导的诉求，节省了药师的时间，可以为需要用药指导的患者提供充足的时间。药师首先要先理解医师的处方意图，然后根据处方的具体内容对患者进行用药指导，也不能忽略患者的自身情况，做出个体化的用药建议。

2. 处方用药指导的方式　药师进行用药指导时可参照轻、重、缓、急的情况进行分类别的用药指导。分类别用药指导是指依据用药的人群的病情轻重缓急和所用药物的类型，针对其用药剂量、方法及服药的时间要求（早、晚、饭前、饭后等）注意事项、不良反应及储存条件等内容采用不同等级的指导方式。

（1）初级指导：针对患者病情较轻，进展缓慢的患者，以及一些给药方案简单或非首次使用该药品患者，如慢性病患者。主要交代患者药品的用法用量。

（2）重点指导：主要针对病情较重或发展较快的患者及一些特殊的用药人群（如老年人、婴幼儿、儿童、妊娠期及哺乳期妇女），重点交代给药剂量、给药时间、特殊剂型药品的给药途径。

（3）详细指导：对于某些高危或者禁忌证较多的药品，当患者首次使用时，应当详细告知患者或家属该药品的具体使用方法、用药的时间、使用剂量、频次及有关禁忌证、特殊不良反应、注意事项等。

做好用药交代工作是药师的职责，药师应当不断学习药学专业知识，为患者提供最好的用药交代，保证患者用药合理规范，体现药师作为医务工作者的价值。

三、健康生活方式指导服务

健康生活方式是指有益于健康的习惯化的行为方式。主要包括合理的膳食、适量的运动、戒烟限酒、心理平衡等几个方面。在诸多有关健康因素中，合理的膳食和适量运动是最重要的，是保证健康最具有决定性的两个因素。

1. 健康膳食指导

（1）食物多样，谷类为主。

（2）多吃蔬菜、水果和薯类。

（3）每天吃奶类、豆类或其制品。

（4）常吃适量的鱼、禽、蛋、瘦肉，少吃肥肉和荤油。

（5）食量与体力活动要平衡，保持适宜体重。

（6）清淡少盐的膳食。

（7）如饮酒应限量。

（8）吃清洁卫生、不变质的食品。

2. 适量运动指导

（1）运动对健康的益处：保持合适的体重，降低患高血压、结肠癌、糖尿病、胆固醇的风险，改善心肺功能，缓解压力，预防骨质疏松。

（2）运动的种类：有氧运动（如步行、跑步、骑行、游泳、太极拳等）、力量训练（如举重）、柔韧性训练（如瑜伽）。

(3) 运动的强度和时间：每周至少进行150 min中等强度的有氧运动，或者75 min高强度有氧运动，或者以等量的低强度有氧运动来置换。每天应尽量减少久坐的时间，每小时起身活动一次。

(4) 运动的频率：每周3~5次。

(5) 运动的方式：推荐小量多次的运动方式。

(6) 运动的注意事项：考虑个人的身体条件，如果有运动引发的任何问题或疼痛应立即停止，并咨询医师。

3. 吸烟控制与戒烟指导

(1) 吸烟的危害：吸烟可导致多种疾病，如肺癌、呼吸系统疾病、心脑血管疾病等。吸烟对健康的影响是长期且严重的，吸烟者比不吸烟者患肺癌的风险高很多。此外，吸烟还会加速皮肤老化，影响生育能力等。戒烟的好处：戒烟可以显著降低患肺癌和呼吸系统疾病的风险，也可以改善心肺功能，提高生活质量。越早戒烟，受益越大。戒烟后1年内，患心脏病的风险就会下降到戒烟前水平的一半左右。15年内，患肺癌的风险也会降低到与不吸烟者相似的水平。

(2) 戒烟方法：可以通过逐渐减少吸烟次数、延长吸烟间隔时间等方法来戒烟；也可以考虑使用尼古丁贴片、口香糖等替代品来缓解戒烟时的戒断症状。如果需要更多的帮助和支持，可以寻求专业的戒烟帮助，如心理治疗或药物治疗。

4. 饮酒控制指导

(1) 饮酒的危害：酒精对健康的影响也是多方面的，如肝脏疾病、癌症、心血管疾病等。长期大量饮酒会对身体造成严重的损害。

(2) 控制饮酒的方法：应该尽量不饮酒或限制饮酒量。如果需要饮酒，男性应控制在每天饮用酒精量不超过25 g，女性每天饮用酒精量不超过15 g的标准内。此外，应该避免空腹饮酒，可以在饮酒前吃一些食物，以减缓酒精的吸收速度。同时也要注意避免酒后驾车等危险行为。

5. 培养中医养生理念　中医养生的理念主要包括以下几个方面。

(1) 顺应自然：中医认为人与自然是相通的，所以人的生活习惯应该顺应四季气候的变化，保持与自然的和谐统一。

(2) 阴阳平衡：中医认为人体内部阴阳之气的平衡是保持健康的关键。如果阴阳失衡，就可能导致疾病。因此，中医主张通过调节饮食、锻炼和作息等来维持身体的阴阳平衡。

(3) 因人而异：中医认为每个人的体质和健康状况都是不同的，因此养生方法也应该根据个人情况而异。例如，有些人属于寒性体质，宜多吃温热食物，而有些人属于热性体质，则宜多吃清凉食物。

(4) 整体观念：中医认为人体是一个有机的整体，各个器官和部位都是相互联系、相互影响的。因此，养生不应该只关注某个单一的方面，而应该全面考虑。

（5）预防为主：中医强调预防为主的原则，通过加强身体锻炼、增强免疫力、调节情志等措施来预防疾病的发生。

（6）综合调理：中医认为养生应该综合运用多种方法，包括饮食调理、运动锻炼、药物治疗、心理调节等，以达到全方位的调理效果。

总体来说，中医养生的理念是以整体观念和个体化原则为基础，通过顺应自然、调节阴阳、因人而异、全面兼顾、预防为主和综合调理等方法来达到维护和促进人类健康的目的。

四、健康科普宣教服务

健康科普宣教服务旨在提高公众的健康意识和健康素养，其涉及的内容广泛，包括各类健康教育活动、宣传资料、媒体报道等。这些服务可以通过各种渠道进行传播，如医院、社区、学校、企事业单位等，帮助人们了解和掌握健康知识，树立健康观念，培养健康行为，预防和控制疾病。

药品方面的科普主要是围绕提高社区药学服务水平，促进社区居民合理用药，减少药品不良反应的发生为主要目的。药师从药房走进社区，借助“家庭医师”签约平台，总结和分析居民用药过程中存在的问题，制定相应的用药科普内容，它具有针对性和普遍性的特点。针对不同的受众群体，需要采用不同的传播方式和内容，以更好地满足他们的需求。例如，针对老年人可以采取简单明了的方式，针对儿童可以采取寓教于乐的方式等。针对普遍性的问题，可以采用相对广泛的方式开展。例如，药品的饮食禁忌、真假优劣识别以及药品不良反应的防范等知识可以通过媒体、小视频等多种方式开展。

1. 药品健康科普宣教类别

（1）药品分类管理：药品分为处方药和非处方药，处方药需要医师开具处方才能购买和使用，非处方药则不需要处方即可购买。

（2）药品剂量与使用方法：药品的剂量和使用方法是根据药品的特性、疾病的严重程度和患者的体重等因素确定的。使用药品时，必须按照医师的建议或说明书上的规定使用，不得自行更改剂量或使用方法。

（3）药品不良反应：是指在使用药品过程中出现的不适症状，包括副反应、过敏反应等。如果在使用药品后出现不适症状，应及时就医并告知医师正在使用的药品。

（4）药品储存：药品储存应遵循干燥、阴凉、通风等原则，避免阳光直射和高温。储存药品的场所应保持整洁，避免与食品、化妆品等物品混放。

（5）特殊人群用药：老年人、婴幼儿、儿童、妊娠期及哺乳期妇女等特殊人群在使用药品时应特别注意，需要遵循医师的建议和指导。

（6）药品与饮食的关系：某些药品与食物会发生相互作用，影响药品的效果。因此，在使用药品时应遵循医师的建议，避免与某些食物同时使用。

（7）药品品牌与价格：不同品牌的同一种药品价格差异很大，但价格不一定与药品质量成正比。在购买药品时,应选择正规的药店和品牌,避免购买假冒伪劣药品。

(8) 药品真伪辨别：可以通过药品包装、标识、颜色等方面辨别药品的真伪。如果对药品真伪有疑问,可以咨询医师或药师。

2. 用药健康科普服务形式

(1) 健康教育课程：针对不同年龄段和群体开设各种健康教育课程,如儿童、青少年、老年人等,介绍常见疾病和健康问题,教授预防和控制方法。

(2) 健康讲座：邀请专家学者进行健康讲座,分享健康知识和经验,解答市民疑问。

(3) 宣传资料：制作宣传册、海报、视频等,内容应通俗易懂,适合广大人民群众。宣传册可以包括药品的种类、用途、用法、不良反应等方面的知识,海报可以选择具有视觉冲击力的设计,而视频则可以借助动画、实地拍摄等方式进行讲解。

(4) 媒体报道：通过电视、广播、报纸、网络等媒体报道健康新闻和知识,提高市民对健康问题的关注度和认知度。

(5) 健康咨询：提供线上或线下的健康咨询服务,针对个体情况给出相应的健康建议和指导。

(6) 健康活动：组织各类健康活动,如健身比赛、健康义诊等,鼓励市民积极参与,提高健康素养和自我保健能力。

总体来说,健康科普宣教服务在提高公众健康意识和素养方面发挥着重要作用,它能够增强人们的自我保健意识和能力,预防和控制疾病的发生和发展。同时,也能够改善人们的生活质量和幸福感,促进社会的健康和谐发展。

五、患者教育服务

患者教育服务是一种重要的医疗服务,旨在提供患者及其家属关于疾病预防、治疗、康复和自我管理等方面的教育活动和资源。通过患者教育服务,可以帮助患者获取正确的医学知识,提高自我健康管理能力,促进患者参与医疗决策,提高治疗效果和康复质量。

患者教育服务的内容可以包括以下几个方面。

(1) 疾病知识：向患者提供有关特定疾病的基本知识,包括病因、发病机制、临床表现等,帮助患者了解自己的病情。

(2) 治疗方法：向患者介绍治疗方法和步骤,包括药物治疗、非药物治疗、手术等,以及治疗过程中的注意事项和可能出现的不良反应。

(3) 生活方式改变：向患者介绍生活方式改变的重要性,如饮食调整、运动、戒烟限酒等,以及如何在日常生活中保持健康的生活方式。

(4) 心理支持：向患者提供心理支持,包括如何应对焦虑、抑郁等情绪问题,以及如何保持积极的心态和情绪稳定。

(5) 康复指导：向患者介绍康复的重要性,包括如何进行康复训练、康复过程中的注意事项等,帮助患者尽快恢复到最佳的生活状态。

为了提供更好的患者教育服务，医疗机构可以采取多种形式，如面对面授课、在线课程、宣传资料、视频教程等。同时，医疗机构也可以通过定期评估和改进患者教育服务的方式，提高服务质量，满足患者的需求。

六、中药饮片临方加工服务

中药汤剂在医疗机构普及较广，但是对于临床一些患者，因无法长期服用汤剂，或因汤剂煎煮烦琐、储存要求高、携带不方便，导致患者依从性差；或慢性病康复期，中成药又无法满足时，中药汤剂受剂型限制，无法充分发挥中药的疗效。中药临方制剂是指根据中医师对患者辨证论治后开具的中药处方（一人一方）的要求，受患者委托，由中药专业人员应用中药传统工艺加工而成的制品。

中药临方制剂可以开展的传统剂型包括：由中药饮片经粉碎或仅经水或油提取制成的固体（丸剂、散剂、锭剂、胶囊剂、颗粒剂等）、半固体（膏滋、膏药等）和液体（汤剂）传统剂型；由中药饮片用传统方法提取制成的酒剂、酊剂等。这种服务旨在为患者提供个性化的药物治疗方案，以满足其特定的病情需要。

根据《深圳市医疗机构中药临方制剂工作指南》文件的要求，开展中药临方制剂的医疗机构是中药临方制剂质量管理的主体责任机构，对临方制剂的管理和质量负主体责任。

1. *场地和设施要求*　中药临方制剂加工场所的房屋和面积根据医疗单位规模和临方制剂量合理配置，远离各种污染源，配备与加工临方制剂相适应的设施设备。场所做到明亮洁净，地面、墙面、屋顶平整，无污染，易清洁，有防止污染物、昆虫和其他动物进入的有效措施。室内具有通风、除尘、防积水及消防设施。量具、衡器要符合计量要求，并定期校准。直接接触中药饮片或临方制剂的设备及成品容器须选择国家规定的符合药品、食品等相关标准材质的材料，以及其他符合要求的配备及管理要求。

2. *人员要求*　中药临方制剂加工工作由1名具备一定理论水平和实际操作经验的中药师具体负责本单位中药临方制剂的业务指导工作。中药临方制剂加工人员有计划地接受相关专业知识和操作技能的岗位培训，并建立健康档案，每年至少体检一次。开展中药临方制剂前要清洁卫生，工作时穿戴专用的工作服并保持工作服清洁。

3. *工艺流程*　制定中药临方制剂工艺，中药临方制剂主管负责人负责审查制剂适宜性，根据确定的剂型及处方组成制定相适宜制剂工艺，并填写临方制剂指令单。中药临方制剂加工人员按照临方制剂指令单进行临方制剂加工并记录。

（1）中药临方制剂备料。根据指令单领取并核对中药饮片及其数量，辅料及其用量。

（2）中药临方制剂制备前准备。

1）在中药临方制剂操作前须进行空间消毒。

2）操作人员完成手的清洁、消毒工作，并穿戴专用的工作衣帽。

3）检查操作间、工具、容器、设备等是否干净。

4）清理设备、容器、工具、工作台等。

5）检查设备完整、干净，是否处于完好状态；对设备与药物接触的部位消毒。

6）检查机器各开关是否处于正常状态；接通电源后，低速检查机器运行是否正常。

（3）中药临方制剂加工。根据《深圳市医疗机构中药临方制剂工作指南》制定标准的加工流程。

（4）中药临方制剂加工后清洁与清场。中药临方制剂加工结束，制剂设备内外无产品的遗留物、废弃物；设备保持清洁、无油垢，设备见本色；容器、用具无产品的遗留物、废弃物，清洁、无异物；临方制剂剩余的原辅料退回库房，成品交药房发药；地面、工作台面、门窗、内墙等无积灰、无结垢、清洁干净；清洁用的工具、工装，做到干净，无遗留物，于规定位置放置。

4. 制度建设和标准操作规范　医疗机构根据本单位的实际情况制定相应的中药临方制剂工作制度、标准操作规范（standard operating procedure，SOP）和配制规程并装订成册，严格执行。不具备中药临方加工条件的医疗机构可以委托具备条件的医疗机构协助加工，并签订协议。

中药临方制剂加工人员在投料、配制、分装时需认真核对处方有关内容，建立收发记录，内容真实、记录完整。中药临方制剂每次加工需填写反映制剂各个环节的操作记录。记录保持整洁，内容真实、数据完整。存档时间不少于1年。中药临方制剂标签须包含患者姓名、年龄、生产日期、建议使用期限、用量用法、注意事项、加工单位及地址电话等。中药临方制剂加工须加强现场管理。内服药与外用药使用不同的标识区分。制好的临方制剂装入经过清洗和消毒并符合要求的容器内，严防污染。包装临方制剂的材料符合药品包装材料国家标准。

在中药饮片临方加工服务中，患者需要了解药物的剂型和用法用量，按照医师的指示正确使用药物。同时，患者还需要注意药物的储存和保管，避免药物受潮、发霉等问题。如果患者在用药过程中遇到任何问题或不适，应及时与医师联系并寻求专业的建议和治疗。

总之，中药饮片临方加工服务是一种个性化的药物治疗方式，旨在为患者提供更加精准和便捷的中药治疗服务。通过这种服务，患者可以更加方便地获得适合自己的中药制剂，提高治疗效果和用药安全性。

七、慢性病用药服务

慢性病老年患者的用药安全是引起全社会关注的一个难题。慢性病老年患者常存在多病共存、多药联用的现象，再加上老年患者用药依从性差、缺乏安全用药意识、缺乏专业的用药指导与用药干预，这些问题都导致了不合理用药现象普遍存在，从而容易引发多种不良反应。需要通过优化用药方案，加强用药宣教，医院与社区合作收集建立慢性病老年患者的健康档案并定期进行回访调查，医师、药师、护士多学科协作，推行家庭药师，保证家庭力量支持，“互联网+医疗”等举措提高老年患者的用药合理性，降低药品不良反应/事件的发生，确保慢性病老年患者的用药安全。

1. 服务对象 通常为与家庭医师团队签约的居家患者。居家患者主要为慢性病患者、反复就诊患者、合并用药种类多的患者、特殊人群患者等。

2. 服务内容

(1) 按照预先制定的计划对居家患者提供服务,服务内容至少包括但不限于以下方面。

1) 用药清单的整理和制作：对于反复就诊患者,以及合并用药种数多的患者,药师可协助居家患者整理和制作目前用药清单。

2) 用药咨询：当居家患者对自己的药物有疑问或者担忧时,药师宜提供用药咨询服务。

3) 用药教育：药师应当了解居家患者的用药依从性,进行药物的使用目的、用法用量、注意事项等教育。

4) 科普宣教：药师为居家患者进行科普宣传,选择个性化的科普宣教方式,使用通俗易懂的语言将正确的用药信息传播给患者,指导患者用药安全、有效、经济和适宜。

5) 清理家庭药箱：药师可指导有需要的居家患者清理家庭药箱,关注家中药品的有效期、性状和储存条件等,对居家患者进行药品整理、分类存放、过期或变质药品清理提供服务指导建议。

6) 药品不良事件筛查：药师对居家患者所用药物的常见不良反应可进行询问和筛查,核实患者实际用药情况。

7) 药物相互作用筛查：药师通过对居家患者所用药物的整理,判断是否存在药物相互作用。

8) 服药依从性的调查及提高：药师可通过面谈、电话、网络等方式了解居家患者的服药依从性,并采用合适的方式提高患者用药依从性。

(2) 药师提供服务后,应请患者复述药师建议的内容,确保患者能够准确理解。

1) 药师应对主要服务内容进行记录、填写访视表,鼓励药师在访视前将居家患者基本情况、访视目的等部分项目在访视前填好。

2) 药师在服务完成后应邀请服务对象或监护人对服务完成情况进行确认签字。

3) 若药师协助居家患者进行了用药清单的整理和制作,则应将整理好的用药清单原件或副本给予患者参照执行和保存。

4) 药师与家庭医师讨论处方药调整方案并告知患者。① 若访视中发现居家患者存在药物治疗问题,药师应及时与家庭医师沟通,药师应及时与家庭医师沟通,由家庭医师确定是否需要调整药物治疗方案。② 药师应与家庭医师沟通,确定由谁、以何种方式告知患者处方调整内容。③ 药师与医师沟通药物治疗问题、处方调整建议及医师的反馈情况等应记录在居家药学服务内容记录表。

(3) 用药监护和随访：药师应与家庭医师共同制定药物治疗问题的后续监护指标和随访频率。

1）若访视中发现居家患者存在药物治疗问题，应在访视时或访视后尽快与居家患者约定复诊时间，复诊时间视药物治疗问题的严重程度而定。若发现难以解决的药物治疗问题，药师应建议医师将居家患者转诊到相关科室或医疗机构。

2）若访视中未发现居家患者存在药物治疗问题，药师宜与家庭医师商讨随访的必要性和可行性，宜与居家患者商定定期访视的时间。

（4）服务记录：药师提供居家服务后，应将服务内容记录，填写访视表；涉及用药方案调整的，最终用药方案由家庭医师确认并签字。若药师对居家患者进行了用药清单的整理和制作，应当将整理后的用药清单原件或副本提供给患者参照执行。

记录文书既是药师工作量的体现，也是医疗服务质量的保证。基层医疗卫生机构应保证居家药学服务内容在内的全过程可以追溯。

第五节　基层医疗机构药事质量管理与评价改进

一、质量管理

基层医疗机构的药事质量管理水平，直接关系到患者的用药安全和治疗效果，也是提高整体医疗服务质量的关键所在。一是构建一套完善的药事管理制度，涵盖从药品采购到储存、分发及使用的全流程规范，确保每个环节都有明确的操作指南和可追溯的记录。二是定期的质量检查与评估，设立专门小组或邀请外部专家进行不定期检查，及时发现并纠正存在的问题。三是建立患者满意度评价体系，鼓励患者参与到服务反馈过程中来，收集患者的就医体验，提升服务质量。四是利用信息技术手段优化管理流程，如开发电子处方系统以减少手写错误、建立药品追溯平台以提高供应链透明度等措施都能有效降低风险隐患。借助大数据分析工具还可以帮助管理者更好地理解区域内疾病谱变化趋势，从而做出更加科学合理的决策。同时，基于数据驱动的绩效评价体系则有助于客观反映各岗位人员的工作表现，并为后续改进措施提供依据。通过全面审视并结合实际情况不断创新完善，逐步建立起一套高效有序且可持续发展的基层医疗机构药事质量管理体系与评价机制，推动基层医疗机构药事服务质量的持续跃升。

二、评价指标

在基层医疗机构中，药事质量管理是确保患者用药安全、有效的重要环节。为了提升药事服务的质量，需要建立一套科学、合理的评价指标体系。以下是一些关键的药事质量管理评价指标。

1. 药品采购与供应管理　评估药品采购流程是否规范，供应商资质是否符合要求，以及药品库存管理是否合理。

2. 药品储存与保管　检查药品储存环境是否符合标准，温湿度控制是否得当，以及药品有效期管理是否到位。

3. 处方审核与调剂　评价药师对处方的审核严格程度，调剂操作的准确性和及时性，以及是否遵循了相关的法律法规和临床指南。

4. 药品不良反应监测与报告　考察机构是否有完善的药品不良反应监测系统，以及不良反应的报告率和处理效率。

5. 患者用药教育与咨询　评估药师对患者的用药指导是否充分，咨询服务的质量如何，以及是否有助于提高患者的用药依从性。

6. 持续教育与培训　检查药师是否定期接受专业知识和技能的更新培训，以及培训效果的评估情况。

7. 药事服务质量改进　分析药事服务中出现的问题和不足，制定并实施改进措施，跟踪改进效果。

8. 患者满意度调查　通过问卷调查等方式了解患者对药事服务的满意度，作为评价药事服务质量的重要参考。

9. 药事管理信息系统的应用　评估药事管理信息系统的功能完善程度和使用效率，以及是否能够为药事服务提供有效的支持。

10. 法规遵守与伦理实践　确保所有药事活动都严格遵守国家法律法规和医疗伦理标准，维护患者的合法权益。

通过这些评价指标的综合运用，可以全面地评估基层医疗机构药事管理的质量，进而促进药事服务水平的提升，保障患者的用药安全和治疗效果。

三、结果反馈

基层医疗机构药事质量评价结果反馈涵盖了药品管理、特殊药品管理、处方审核与调剂管理、用药咨询与指导等方面内容的监督管理和持续改进。依据国家法律法规和行业标准，严格执行和落实国家药品管理制度，确保药品来源合法、质量可靠，认真履行审核职责，对不合理用药进行干预和指导，且准确无误地按照处方进行调配，为患者提供详细的用药指导，确保患者用药安全。通过不断提高药事质量管理水平，为患者提供更加安全、有效的药学服务。

四、持续改进

在当前医疗体系中，基层医疗机构扮演着至关重要的角色，它们不仅是广大民众健康的第一道防线，也是实现全民健康覆盖的关键一环。因此，提高基层医疗机构的药事服务质量，对于提升整体医疗服务水平具有重要意义。基层医疗机构应当及时总结评估药事质量管理情况，针对发现问题提出解决措施，促进基层医疗机构药事质量的持续改进。

1. *加强药师队伍建设是提升药事服务质量的基础* 基层医疗机构应加大对药师人才的培养和引进力度，定期组织药师参加专业培训和学术交流，不断更新其专业知识和技能。同时，建立健全药师绩效考核机制，激励药师积极参与药品管理、合理用药指导等工作，提高其职业素养和服务能力。

2. *优化药品供应链管理是保障药品质量和供应的重要环节* 基层医疗机构应与信誉良好的药品供应商建立稳定的合作关系，确保药品来源可靠、质量合格。同时，加强对药品采购、储存、配送等环节的监管，严格执行药品追溯制度，防止假劣药品流入市场。

3. *推广临床合理用药是提高药事服务质量的核心内容* 基层医疗机构应制定科学合理的用药指南和处方点评制度，引导医师根据患者病情开具适宜的药物。此外，开展药物咨询服务，帮助患者了解药物的作用、用法用量及可能的不良反应，增强患者的用药依从性。

4. *强化信息化建设是提升药事服务效率的有效手段* 基层医疗机构应利用现代信息技术手段，建立电子处方系统、药品管理系统等，实现药品信息的快速传递和准确处理。通过数据分析，及时发现药品使用中的问题，为决策提供科学依据。

综上所述，基层医疗机构药事质量的持续改进需要多方面的努力。只有不断加强药师队伍建设、优化药品供应链管理、推广临床合理用药及强化信息化建设，才能有效提升基层医疗机构的药事服务水平，更好地满足人民群众的健康需求。

（刘　江　张友恒）

第三章　居家药学服务

第一节　概　　述

一、居家药学服务与家庭药师的概念

家庭药师是近年来药学服务发展的一个重要分支，其借鉴社区家庭医师的服务模式，旨在将医疗机构内提供给住院患者的优质药学服务延伸到社区患者家里。2018 年，由中国药师协会、中国健康促进基金会发起制定并发布的《家庭药师服务标准与路径专家共识》中明确了家庭药师的概念，家庭药师是指通过与患者或患者监护人签约，建立契约式服务关系，为患者居家药物治疗提供个性化、全程、连续的药学服务和普及健康知识的药学人员。

2021 年，国家卫生健康委员会办公厅印发的《居家药学服务规范》明确了居家药学服务的概念，"居家药学服务是指药师为居家药物治疗患者上门提供普及健康知识，开展用药评估和用药教育，指导贮存和使用药品，进行家庭药箱管理，提高患者用药依从性等个体化、全程、连续的药学服务。"由此可知，家庭药师就是居家药学服务的提供主体。

二、国内外居家药学服务的发展现状

（一）国外居家药学服务的发展现状

1990 年，美国学者 Hepler 和 Strand 率先提出药学服务的概念，至今经过 30 多年的发展，其内容不断丰富。居家药学服务是药学服务的重要组成部分，其以社区患者为中心，提供用药咨询和指导、合理用药宣教等药学服务，与其他医务人员协作，共同为居民的健康保驾护航，是医院药学服务在医院外的延伸，为医院药师的转型和发展提供了一个机遇和挑战。居家药学服务在降低药品不良反应发生率、提高患者的用药依从性及合理性等方面发挥了重要作用。目前，居家药学服务开展得比较好的国家和地区有美国、澳大利亚、荷兰、英国、加拿大、日本及中国台湾等。

国外居家药学服务的发展相对较早，药师和药房职能拓展较为充分，一些发达国家已

经形成了较为完善的居家药学服务体系，涵盖了药学咨询、药物管理、心理支持、药物配送等方面。人才储备也较为充足，约 60%～70% 的药师在社会药房工作，社区药师队伍壮大，而且素质较高，他们提供的各种优质药学服务也让药师成为社会备受信赖的专业人士之一。

据统计，2014 年美国约 68.2%的药师在社会药房工作。在美国，药师已成为多种社区医疗服务中的重要成员，如以患者为中心的医疗之家、社区医疗中心、长期护理设施等，药师参与患者的健康状况评估、药物治疗计划的制定等服务，同时还参与患者的全面医疗审查，以识别、解决和预防药物相关问题。为了解决药品不良反应和患者用药依从性差所导致的治疗失败及医疗资源浪费的问题，美国国会在 2003 年立法通过《处方药物医疗保险改进和现代化计划》，要求医疗保险公司对部分医疗保险的受益人提供药物治疗管理（medication therapy management, MTM）服务，以便通过提高药物使用水平和减少不良反应，使治疗效果最优化。基于此，美国药师协会（American Pharmacists Association, APhA）和美国连锁药店协会（National Association of Chain Drug Stores, NACDS）于 2005 年和 2008 年两次发表专题报告，提出了 MTM 服务的核心内容，旨在建立一种可以被社会药房广泛使用的 MTM 服务模式。此模式包括药物治疗回顾、个人用药记录、药物治疗计划、干预和（或）提出建议及文档管理和随访 5 项核心内容。此外，提供 MTM 服务的药师必须定时参加专业培训并不断提高专业知识，规范服务。经过多年的发展与探索，MTM 服务模式在立法、操作规范方面已基本成熟，并已成为目前美国居家药学服务的主流模式，其在减少药物相关不良反应、降低急诊就诊率和医保支出、提高患者药物治疗的依从性等方面发挥重要作用。在美国，居家药学服务的收费情况相对复杂。一方面，药学服务的收费由药师的实践范围和工作环境决定。在医疗保健机构工作的药师，他们提供的药学服务费用通常可以通过医疗保险来覆盖。另一方面，私立医疗机构或零售药店的药师则根据服务的类型和时长进行收费，费用可能因地区和服务内容的差异而有所不同。一些私人诊所提供的药学服务费用可能会达到 50～100 美元甚至更多。

2013 年 1 月，日本成立监管改革委员会，随后制定《监管改革实施计划》，促进了药品分工的法规审查，阐明了家庭药房在促进全面社区护理方面的要求。2015 年 10 月，日本厚生劳动省公布“以患者为中心”的药房愿景，提出医疗设施附近的药店到家庭药房和社区的转变，呼吁药师从关注药物转变为关注患者。同时要求药房和药师与社区综合护理系统合作，参加家庭医疗服务，其中家庭药师应具备相应的药学技能，支持 24 h 上门服务。此外，日本药学会积极推进“家庭药师和药房”项目，居民可将家庭附近的药房作为“家庭药房”，药师可到患者家中进行用药指导和建议，药房还可将药物配送到家。这些举措不但促进了各社会药房功能的完善，为居民提供更优质的药学服务，而且也强化了人们的合理用药意识。

在英国，居家药学服务一直处于世界领先地位，国内约 71%的药师在社会药房工作，且社区药师直接参与患者的康复和保健过程，而社会药房服务更是英国国家医疗服务体系的重要组成部分。英国国家卫生服务部于2005年发布了药物使用审查及处方药干预服务(medicines use review, MUR)。该项目旨在通过社区药师与患者面对面的沟通,确认患者对药物使用的理解与体验,识别、讨论或解决与用药相关的任何问题,识别药品不良反应与药物相互作用,从而提高临床用药的经济性。在该项目中,有资质的社区药师每提供一次私人咨询就可以获得相应的MUR咨询费(每个咨询项目设置了年最高咨询费上限)。此外,在英国东北部初级卫生保健中心,患者出院后的医疗信息会传真到就近的社会药房中,然后由社区药师到患者家中进行用药指导,并与全科医师共同制订患者的治疗随访计划。为保证社会药房药学服务的高质量,药物服务协商谈判委员会对社会药房提供的基本服务和高级服务均有明确的服务规范。2019年7月,英国卫生和社会保健部门发布社会药房协议框架(community pharmacy contractual framework, CPCF),提出将药房服务推进转向于临床,支持社会药房开展社区药师咨询服务、小疾病治疗、药物优化服务等工作。CPCF包含基础服务、优化服务及强化服务3种药学服务类型,基础服务是所有社会药房必须提供的服务,包括调配药物、为长期服药患者续配药物、转诊指导、药物回收、临床管理、自我保健、健康促进等。优化服务和强化服务是英国慢性病管理模式的主要部分,药师侧重于进行药物审查服务、疫苗接种及提高临床用药经济性。有意愿开展优化服务和强化服务的药房满足一定的要求后方可提供相应的药学服务。这一系列政策大大推动了英国居家药学服务的发展。

在澳大利亚,大约62%的药师在社会药房工作,社区药师的主要工作除负责处方药调配和柜台咨询外,还提供社区特殊疾病管理、就医转诊、家庭用药管理、为老年保健机构提供上门服务等初级保健范畴之内的业务。因此,社会药房是澳大利亚初级保健系统的重要组成部分。澳大利亚政府早在1997年就针对家庭护理中社区药师提供的药物审查服务实施了新的补偿机制,自2011年以来,澳大利亚开展的药学实践激励计划通过医疗服务费的形式对包括糖尿病、呼吸系统疾病、心血管疾病、精神疾病及养生保健5个核心领域的药学服务提供激励,社区药师完成1例患者的药物审查后,药房就会获得62.18澳元的报酬。研究发现,这些训练有素的社区药师能在医疗服务、药品成本及药师执业成本上可以为患者节省一半多的费用,并且还可以为国家每年能节约卫生资源约1亿美元。

在加拿大,多数省级政府已批准药师具有不同权限的处方权(包括更新和改变处方)。此外,加拿大还建立了以核心调配服务、强化药物相关服务和拓展药学服务等以服务为主的加拿大药房服务框架(Canadian pharmacy service framework, CPSF),详细规定了社区药师和药学技术人员职责,以促进药物治疗有效、安全和经济。同时,CPSF也为不同类别的药学服务建立收费机制提供了方法,保障了财务上可行和可持续的药房业务模式。加拿大的药学服务收费情况相对简单和统一。药剂师通常根据加拿大药剂协会(Canadian Pharmacists Association, CPhA)制定的药学服务价格指南进行收费。例如,一次30 min的药学服务在加拿大的平均收费为70加元,而一次45 min的药学服务收费则为105加元。对于需要更长时间的药学服务,药剂师可以根据实际情况进行适当的调整。

这些发达国家均构建了较为完善的药学服务体系与框架，促使居家药学服务规范化、多元化发展，充分显示各国对居家药学服务的重视。需要注意的是，尽管这些国家在居家药学服务方面取得了显著进展，但国外的药学服务仍然存在一些挑战和问题。

1. *服务覆盖范围和可及性不足*　尽管一些发达国家的居家药学服务已经相对普遍，但仍然存在许多地区，特别是偏远地区，由于资源有限，无法为居民提供充分的居家药学服务。此外，一些特殊群体，如老年人、残疾人或低收入家庭，可能无法获得或负担得起这些服务。

2. *药师人力资源短缺*　药学领域的人力资源短缺是一个全球性问题。在居家药学服务领域，合格的药师数量不足，无法满足日益增长的服务需求。这导致药师工作负担过重，服务质量可能受到影响。

3. *服务标准和监管不足*　尽管一些国家已经制定了居家药学服务的标准和规范，但整体而言，这些标准和规范可能还不够完善，且执行力度可能不足。这可能导致服务质量参差不齐，甚至存在安全隐患。

4. *技术与数据挑战*　随着科技的发展，电子健康记录和远程医疗等技术为居家药学服务提供了更多可能性。然而，这些技术的普及和应用仍然面临许多挑战，如数据安全、隐私保护、技术兼容性等。

5. *跨学科合作不足*　居家药学服务需要多学科的合作，包括药学、医学、护理学、社会学等。然而，在实际操作中，不同学科之间的合作可能不够紧密，导致服务效果受到影响。

6. *经济因素*　居家药学服务的成本可能较高，包括人力成本、技术成本、物流成本等。这可能导致一些地区或机构无法承担这些费用，从而限制了服务的普及。

（二）国内居家药学服务的发展现状

在中国台湾，药学服务亦称“药事照护”。其定义是药师直接照顾民众药物治疗的专业行为，负责进行病情与用药评估、拟定与执行照顾计划、疗效追踪，以确保患者药物治疗都符合适应证、有效、安全及配合度高，进而提升其生活质量。药师服务的对象范畴除了住院患者和药师门诊患者，还包括社区药局的慢性病患者及长期照护机构的住民。台湾是我国居家药学服务发展相对较早的地区，1995~2006 年，药事照护概念与执行开始在台湾地区萌芽；2007 年 3 月，台湾正式把“药事照护”纳入台湾地区药师有关规定，开启了药师依规执行药事照护的新纪元。2009 年，台湾药师公会联合会在台湾健康保险部门费用协定委员会中提出药师执行居家照护之诉求，开启药师针对高诊次民众的就医与用药行为改善方案，执行药事居家照护计划，并专门成立“药事照护发展中心”，该中心还为各种类型的专业照护建立了相应的标准作业流程，设计了访视记录等窗体，拟定了药师执业的计算机软件和成效评估方法，以推动药事照护的发展。2010 年，台湾健康保险部门组织几十名培训合格的药师对部分高诊次民众进行居家访视（1 年内 8 次），完成首次访视记录表、持续追踪记录表、结案记录表、照护报告书、对医师的居家访视用药建议书等追踪记录表，并获得健康保险部门给付的药师照顾费用（居家照顾 1 位民众 1 次为新台币 1 000

元)，开启了健康保险部门给付药师调剂费之外的另一项专业服务费用——药事照护费。随后，许多县市也编列经费给医院及社区药师提供机构式照护。至此，台湾药师对民众的照顾也从医院的临床药事服务，扩展到社区药师对长期照护机构的住民及居家民众进行药事照护。

相比之下，我国大陆居家药学服务工作起步较晚，存在内容模式不明确、标准与规范缺乏、药师能力不足、人才队伍不健全及未得到重视等一系列问题，还未形成一套较为完善的居家药学服务体系，各地区开展居家药学服务的程度、方法及效果也不尽相同。从现有的相关文献及报道来看，居家药学服务的践行仅局限于上海、江苏、广东等相对发达地区的部分区域，一些欠发达及偏远地区尚未享受到居家药学服务带来的益处。

2014 年，上海市徐汇区首先启动家庭药师签约仪式，列入家庭药师人才储备计划的 107 名药师为居家患者开展一对一入户服务。2017 年，广东佛山南海区发文正式实施家庭药师制度，这也是我国首个由政府主导设计的契约式居家药学服务模式，从智能化工作平台、家庭药师岗位设置、培训与资质管理、居家药学服务的实施等方面进行全方位设计，形成以慢性病用药管理为核心，三级公立医院全部参与，向下连接二级、一级医院和社区卫生服务中心的全程药学服务模式。这种药学服务不局限于健康宣教，而是将药师纳入家庭医疗团队，提供针对签约居民的个体化服务，服务的核心是药物管理，包括疗效评估、不良反应追踪、用药指导、家庭药箱管理、健康生活方式干预等内容。工作模式为区政府统筹，建立区内药联体，实行统一工作平台、统一考核机制的一体化管理，以实现服务的同质化和可持续性。从此正式拉开了国内居家药学服务开展的大幕。2018 年，中国药师协会等联合制定并发布《家庭药师药学服务标准与路径专家共识》，首次为我国居家药学服务提供了规范性指导文件。随后，江苏、安徽等地也陆续开始了居家药学服务实践的探索。2019 年，中国医院协会药事专业委员会牵头制定了《医疗机构药学服务规范》，其中包含居家药学服务规范。规范里明确规定了医疗机构开展居家药学服务工作的基本要求、服务过程，以及质量控制与评价改进等细则。药物重整、药物治疗管理、用药咨询、用药教育、科普宣教、清理家庭药箱是该规范里提到的居家药学服务内容。2020 年初，由于新冠疫情的暴发，中国药师协会居家药学服务药师分会牵头撰写了《疫情期间百姓居家药物治疗合理用药管理与指导专家共识》，分别从新冠疫情防控期间居家隔离药物治疗的必要性和意义、居家消毒剂的选择和合理应用、医院处方药的相关规定、长期居家药物治疗的管理等多个维度，为大众居家期间的合理用药提供指导和帮助。2020 年 2 月，国家卫生健康委员会印发《关于加强医疗机构药事管理促进合理用药的意见》(国卫医发〔2020〕2 号)，鼓励发展居家药学服务，通过用药咨询、药物治疗管理、合理用药科普、重点人群用药监护，促进合理用药。该意见发布后，很多地方都在探索开展居家药学服务。2020 年 10 月，由国家卫生健康委员会能力建设和继续教育中心主办、中国药师协会支持的“家庭药师规范化专项能力培训项目启动会暨专家组成立会议”在京召开，开启了国家层面家庭药师规范化培训的序幕。目前，全国已有 16 家医院被评为家庭药师培训基地，同时也完成了首批家庭药师师资培训，并邀请国内专家录制了家庭药师系列培训课程。2021 年 7 月，江苏省出台《江苏省家庭药师居家药学服务实施方案》，提出将家庭药师纳入家庭医师签约服务团队，为签约居民提供用药建档、药物咨询、药物治疗管理、重点人群用药监护、家庭药箱管理、合理用药科普、宣传国家药物政策等服务内容。目前，江苏省已有超过 1 200 名药学人员通过培训和考核取得"家庭药师培训结业证书"。为进一步规范居家药学服务，保障居家患者合理用药需求，2021 年 10 月，国家卫生健康委员会办公厅发布了《关于印发医疗机构药学门诊服务规范等 5 项规范的通知》，规范中包括了居家药学服务规范，要求将从事居家药学服务的药师纳入家庭医师团队进行管理，并进一步鼓励有条件的地区探索为行动不便的老年人、孕产妇、儿童等重点人群提供随访或上门居家药学服务，评估居家患者的药物治疗需求，指导患者整理家庭药箱，对药品不良反应和药物相互作用进行筛查，对用药方案调整提出建议。同时，该规范也从基本要求、服务管理、质量管理与评价改进等方面对居家药学服务作出规范。

在这个信息技术蓬勃发展的时代，除了以传统的线下形式开展药学服务，还可以通过信息技术的应用，建立智能药学服务平台，让医护人员和患者之间的交流打破时间和空间的壁垒，在线提供用药指导、药物相互作用、注意事项、实时提醒用药等服务，实现智能化、个性化、专业化、远程化的药学服务。山西某医院药学部调查发现，98.5%的患者认为有必要开通线上咨询平台，76%的患者愿意阅读平台推送的科普文章，69%的患者喜好以视频的形式阅读咨询科普，88%的患者愿意将个人信息推送至平台。由此可见，在这信息化的时代，互联网平台已成为趋势。近年来，我国陆续出台了一系列相关政策：《关于促进"互联网+医疗健康"发展的意见》《关于深入开展"互联网+医疗健康"便民惠民活动的通知》《关于加快药学服务高质量发展的意见》《关于促进和规范健康医疗大数据应用发展的指导意见》《互联网诊疗管理办法（试行）》《互联网医院管理办法（试行）》等，积极推进创新医疗服务形式，鼓励各地区通过"互联网+医疗健康"探索药学服务新模式，为"互联网+药学服务"的发展提供了政策支持，从国家政策层面对药学服务信息化建设提出了新的要求和新的高度。通过越来越多的药学服务模式创新，药师正在从幕后走向台前，展现自己的专业价值。其中，华中科技大学医院药剂科与本校计算机专业合作研发的 Hust 用药服务 App，实现处方、检验报告查询，以及服药时间管理、药师在线咨询、合理用药查询等药学服务，以满足上门药学服务需求。江苏省中医院利用云服务平台，形成"线上+线下"药学服务新体系，搭建起"在线问诊、开方、调剂及配送"的专业服务模块，由此构建了"互联网+药学服务"平台。患者足不出户最快 10 min 就能完成线上就医、开具处方并可选择物流配送，节省了患者就医与时间成本，取得可观的社会效益。2019 年 10 月，北京协和医院启动互联网医院建设，制定"互联网咨询、互联网诊疗、互联网医院"三步走策略，将患者访问的网络平台发展为线上医院就诊、处方审核、用药指导、用药咨询及连接线下药品调剂与配送的综合服务平台，实现医药资源和患者需求的整合。在互联网平台使用不到 3 年的时间里，累计为 142 295 位接受互联网诊疗的患者提供电子化用药指导服务，5 515 位患者提供用药咨询服务，药品配送到家 33 583 人次。深圳市光明区人民医院也通过“互联网+”拓展药学服务的时间和空间，建立了多维度用药咨询体系，居家患者可以随时随地通过私信的方式与药师进行实时沟通，以满足自身所需的药学服务。2021年，广州市天河区卫生健康局联合南方医科大学第三附属医院启动了天河区药学联盟居家药学服务项目，在全区开展广东省首个“线上+线下”家庭药师居家药学服务实践。该项目以“资格准入、持证上岗”模式运行，药师首先接受规范化的岗前培训，考核合格后授予《天河区家庭药师资格证》并完成备案，成功备案后以药师与药师或药师与医师联合随访的模式，面向天河区居民开展分区包干的居家药学服务，服务内容包括 5 个方面：① 提供药学专业性服务，如药物使用及相关信息的收集与记录、药物相关问题的评估、用药相关建议与指导、定期随访评估等；② 提供药学咨询服务；③ 提供用药相关的健康管理服务，如健康生活方式评估、健康咨询、健康科普宣教、健康行为干预与指导（包括生活方式、营养、运动）等；④ 提供家庭药箱管理服务，如有效期药品管理、药品存放指导、儿童安全用药指导和药品回收等；⑤ 提供用药管理档案服务；目的是提高患者用药依从性、防止用药错误，构建以药物治疗管理为重点、以慢性病用药管理为核心、药师全程参与健康管理、提供个体化居家药学服务的工作模式。而线上功能的开发，很好地将社区药师从繁重的表格填写工作中解放出来，并实现与天河区的区域审方系统进行对接。天河区审方中心是广东省第一家非集团式的区域性审方中心，该中心的建立和运行是为了促进药学服务向基层下沉，实现医联体内药学服务连续化、同质化。天河区的签约居民只要在该区医疗机构就诊，签约的社区药师就可以通过药学服务系统看到其就诊信息和用药信息，为患者提供一对一服务。不仅如此，小程序的筛选功能也可以帮助社区药师对慢性病等特殊患者进行精准筛选，从而提供更有针对性的服务。

我国居家药学服务在近年来得到了一定的发展。然而，居家药学服务在我国仍属新事物，其服务的方式、效果评价，以及产生的社会经济学效益尚缺乏系统的研究与总结，药师服务的收费也缺乏相关政策的支持。此外，还存在以下一些问题。

1. *药学服务人才短缺* 许多社区卫生服务中心配备的药学人员数量偏少，且高学历、高职称的药学人员比例偏低。这导致在提供居家药学服务时，可能面临人力资源不足的问题，影响了服务的覆盖面和质量。

2. *药学服务技能不足* 在职药学人员接受外出进修学习的机会较少，对于一些对药师专业技术水平要求相对较高的项目，如药师门诊、药物治疗管理、药师会诊、血药浓度监测等，开展的比例都较低。这反映出当前药学服务人员的技能水平有限，可能无法满足居家药学服务的需求。

3. *药学设施设备建设不足* 一些社区卫生服务中心配备的自动化、信息化设施设备严重不足，这限制了药学服务的深入开展。例如，进行血药浓度监测等高级药学服务需要相应的设备支持，但由于投资和建设力度不足，这些设备往往难以普及。

4. *服务模式待完善* 目前，我国居家药学服务仍然主要停留在传统的药品供应和调剂层面，尚未形成以患者为中心的服务模式。这导致药学服务在提升患者用药安全性、有效性和经济性方面的作用未能充分发挥。

5. 社会认知度不高 由于居家药学服务在我国的发展时间相对较短，许多患者和家属对其了解不足，导致社会认知度不高。这影响了居家药学服务的推广和应用。

6. 经济因素 包括人力成本、技术成本、物流成本等都限制了居家药学服务的发展。

为了推动居家药学服务的发展，需要政府、医疗机构、药师、患者等各方共同努力。政府可以加大对居家药学服务的投入和支持，制定相关政策和标准，规范服务流程和质量。医疗机构可以加强药师队伍建设，提高药师的专业素质和服务能力。药师可以积极参与居家药学服务，提高自身的服务水平和技能。患者也可以提高对居家药学服务的认识和需求，积极参与服务过程，提高用药的安全性和有效性。

第二节 居家药学服务基本要求

一、组织管理

居家药学服务的组织管理包括组织结构、流程设计和信息管理等方面。良好的组织结构可以确保居家药学服务的顺利运行，包括明确的职责分工、合理的人员配备和高效的沟通机制。流程设计应该注重患者的需求和实际情况，提供个性化的服务。信息管理是居家药学服务的关键，可以通过电子化系统来实现药物管理、患者咨询和数据分析等功能。良好的组织管理是确保服务质量和安全的关键因素，2021 年 10 月，国家卫生健康委员会办公厅印发的《居家药学服务规范》中，明确提出居家药学服务宜纳入医疗机构家庭医师签约服务管理，并在家庭医师签约服务协议中明确药学服务内容，由药学部门负责实施。

居家药学服务的组织管理包括以下几个方面。

（一）人员管理

人员管理包括招聘、培训、考核、激励和离职等。组织需要招聘具备相关专业知识和技能的药学技术人员，并进行培训，确保他们具备居家药学服务所需的专业能力。定期进行员工绩效考核，根据考核结果进行激励和奖惩，以提高员工的工作积极性和责任心。

（二）流程管理

流程管理包括居家药学服务的各个环节和流程的规范化和优化。通过建立明确的工作流程和标准操作规范，确保居家药学服务的质量和效率。同时，流程设计应该注重患者的需求和实际情况，提供个性化的服务，定期对工作流程进行评估和改进，以适应不断变化的需求和环境。

（三）资源管理

资源管理包括物质、信息资源的管理。物质资源包括药品、器械和设备等，需要进行采购、配送、储存和管理，确保居家药学服务的顺利进行。信息资源包括患者信息、药品信息、疾病信息等，需要进行收集、整理和管理，以便提供准确的药学咨询和服务。信息管理是居家药学服务的关键，可以通过电子化系统来实现药物管理、患者咨询和数据分析等功能，利用信息化手段为居家药学服务开展提供支撑，建立居家患者用药档案，记录、归纳药物治疗相关问题，保证全程可追溯。

（四）质量管理

质量管理包括质量控制和质量改进。建立质量管理体系，制定质量标准和指标，对居家药学服务进行监督和评估，确保服务质量符合要求。同时，通过不断改进工作流程和提高员工能力，提高居家药学服务的质量。

（五）风险管理

居家药学服务存在一定的风险，如药品误用、患者信息泄露等。需要建立风险管理机制，制定相应的风险防控措施，加强安全意识和风险意识，确保居家药学服务的安全性和可靠性。

居家药学服务的组织管理涉及人员管理、流程管理、资源管理、质量管理和风险管理等方面，通过科学的管理方法和有效的措施，实现居家药学服务的高效运行和质量保障。2021 年 10 月，国家卫生健康委员会办公厅印发的《居家药学服务规范》中，明确提出居家药学服务宜纳入医疗机构家庭医师签约服务管理，并在家庭医师签约服务协议中明确药学服务内容，由药学部门负责实施。

二、人员资质

居家药学服务的人员资质包括专业背景和技能水平。药师作为居家药学服务的核心人员，应具备扎实的药学知识和丰富的临床经验。此外，他们还应具备良好的沟通能力和患者教育技巧，能够与患者建立良好的关系，并提供个性化的咨询和指导。人员资质的提高可以提高服务的专业性和可信度，增加患者的信任和满意度，利于工作人员开展相关服务工作。因此，提供居家药学服务的药师应不断积累有关疾病的临床知识和用药知识，关注行业最新的发展和研究成果，以提高服务质量和水平。针对我国国情，人员资质的要求可以根据各医疗机构的人员结构、居家药学服务内容、患者慢性病种类、用药品种的特点而设定，参考 2021 年国家卫生健康委员会办公厅印发的《居家药学服务规范》文件，基层医疗卫生机构从事居家药学服务的药师应当具有药师及以上专业技术职务任职资格，并具有 2 年及以上药学服务工作经验。

三、服务对象

居家药学服务的对象可以包括以下人群。

（一）慢性病患者

例如，患有高血压、糖尿病、冠心病等需要长期用药的患者。居家药学服务可以提供合理的药物治疗管理和监测，确保患者按时服药并避免药物相互作用或减少不良反应的发生。

（二）合并使用多种药物的患者

老年人常常患有多种疾病，需要同时服用多种药物。居家药学服务可以提供给老年人和他们的照护者药物治疗管理的指导和支持，以确保药物的正确使用和安全。

（三）需要特殊药物管理的患者

例如，患有精神疾病、癌症、器官移植、妊娠或肝肾功能不全的患者。居家药学服务可以提供定制的药物治疗管理方案，确保这些患者按时使用正确的药物，并监测药物的疗效和不良反应。

（四）需要药物咨询的人群

例如，不懂药物使用和不良反应的人群，或者希望了解药物相互作用和禁忌的人群。居家药学服务可以提供专业的药物咨询，解答他们关于用药方面的问题，并提供相关的建议和指导。

（五）使用特殊药物装置的患者

例如，需要使用胰岛素笔的糖尿病患者或使用吸入器的呼吸道系统疾病患者。

由于国外的居家药学服务起步较早，发展较国内快，服务人群也相对较广。而目前，国内的药学服务对象主要集中在老年患者和慢性病患者。国家卫生健康委员会办公厅印发的《居家药学服务规范》中，提出居家药学服务的对象应当为与家庭医师团队签约的居家患者，包括慢性病患者、反复就诊患者、合并用药种类多的患者、特殊人群患者等。

四、服务路径

居家药学服务路径是以患者为中心、以问题为导向的循环管理服务路径，该路径根据不同的居家患者而有所不同，但都是以药物治疗管理为重点，总体目标是为居民提供便捷、个性化和专业的药学服务，提高居家患者的用药安全和治疗效果。根据用药治疗方案评估结果可将患者分为两种：即无须调整治疗用药的患者和需要调整治疗用药的患者。

（一）无须调整治疗用药的患者

指经过药师评估后无须进行用药治疗方案调整的患者。一般为诊断明确、药物治疗方案合理、无药物相互作用及不良反应等患者，这些患者由药师根据患者需求提供用药教育、药学咨询、科普宣教或家庭药箱管理服务。此外，还要定期进行随访评估。

（二）须调整治疗用药的患者

指经过药师评估后需要进行用药治疗方案调整的患者。一般为病情较为复杂，同时使用多种药物，存在药物相互作用或近期经历了药品不良反应的患者。这些患者由药师提供以问题为导向的药物治疗管理服务，包括：收集用药相关信息、评估用药治疗方案并列出问题、分析原因、药物重整、提出建议(用药、检查和就医、健康管理等)用药指导、随访评估(疗效、依从性、血药浓度监测、药品不良反应的监测、药师服务产生的经济效益估算等)。如随访评估后,患者需要调整治疗方案,则重新进入药物治疗管理的循环服务路径;如无须调整,则继续定期随访评估。

居家药学服务路径的总体目标是为居家患者提供便捷、个性化和专业的药学服务。通过患者信息收集、药物治疗方案评估、个性化用药方案制定、药学咨询及指导、定期随访等步骤,确保患者得到全面的药学支持和指导,从而提高患者药物治疗的效果和安全性。居家药学服务路径可用图 3-1 来表示。

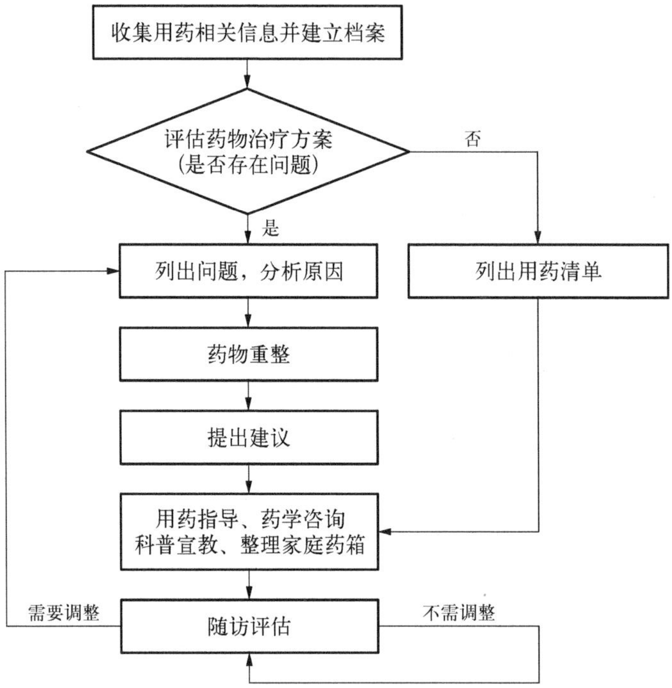

图 3-1　居家药学服务路径图

五、软硬件要求

医疗卫生机构应当为开展居家药学服务工作配备必要的软硬件设备,如服务设备、药学信息软件、参考书籍、防护用品等。此外,可依据药学服务需求配备 7 日药盒、药物教具等。

居家药学服务的软硬件要求可以包括以下几方面。

(一) 软件要求

1. *药学知识管理软件*　用于存储、管理和更新药学知识的软件,可以包括药物数据库、相关疾病临床治疗指南、疾病治疗专家共识、药品说明书、药品相互作用查找工具或智能化处方审核系统、智能化专业服务软件系统等。

2. *电子病历系统* 用于记录患者的病历信息,包括诊断结果、用药方案、病情变化等,方便医护人员进行沟通和决策。

3. *人工智能算法和分析软件* 用于根据患者的健康数据和病情分析提供个性化的药物建议和用药指导及药物使用情况统计等。

4. *互联网平台* 搭建一个在线平台,方便医护人员与患者进行沟通和交流,提供在线咨询和药物配送等服务。

(二) 硬件要求

1. *电脑或移动设备* 用于运行软件和进行在线咨询服务等。

2. *办公用品* 日常办公所需文具及药学服务相关的专业书籍和资料。

3. *打印机* 用于打印药学服务中使用的相关文件。

4. *电话或视频通话设备* 用于进行远程服务。

5. *家庭医疗设备* 包括体温计、心率、血压、血糖、体温等健康监测设备等,用于家庭的基本医疗需求,提供更便捷的医疗服务。

居家药学服务的软硬件要求是保证服务质量和效果的基础。通过合理选择和配置软硬件设备,可以实现患者的个性化用药管理和远程监测,提高居家药学服务的效率和便利性,为患者提供更好的医疗体验。这些软硬件要求可以根据具体的居家药学服务需求进行定制和扩展。

第三节 居家药学服务工作内容

一、药物治疗管理

药物治疗管理(MTM)起源于美国20世纪90年代,并且在随后的时间里逐步发展完善。根据美国在内的11个国家专业药学组织支持的共识定义,MTM是一种或一系列独特的服务,可优化个体患者的治疗结果。其服务包括用药教育、咨询及指导等多种药事管理的综合性服务,旨在提高患者的药物治疗依从性,改善患者的药物使用、临床结果和生活质量,同时降低不良事件的风险和整体医疗保健成本,是全球主流的药学服务模式。

2005年,美国药剂师协会和全国连锁药店基金会明确了任何MTM计划都应包含的5个核心要素:药物治疗回顾、个人用药记录、药物治疗计划、干预和(或)提出建议及文档管理和随访。在5项核心要素的基础上,我们可根据不同的场景和人群来优化MTM的内容。具体包括但不限于以下几点。

(一) 收集用药相关信息

信息收集的目标是充分了解患者,建立患者信息档案。信息收集包括药品、疾病、患者3个层面，从患者主观提供信息和客观获取信息两个角度展开，以确保所获取信息的系统性、全面性、客观性。主观信息包括患者的基本信息、现病史、既往史、家族史、过敏史、个人史、药品不良反应史、用药依从性、既往用药史、当前用药及保健品服用情况等；客观信息即患者的相关检查结果及相关疾病的信息，可用于评估患者的病情及用药方案。

（二）用药治疗方案的评估

药师可从药物治疗的适应证、有效性、安全性、经济性、依从性等方面进行评估，基于循证证据及患者具体情况进行综合分析，目的在于审查患者是否存在药物治疗相关问题。适应证评估即评估患者所使用的药物治疗是否与患者本身的疾病情况相符；有效性评估即评估患者对所使用的药物治疗是否产生效果，根据患者的年龄、性别、体重、肝肾功能等因素，审查药物的用法用量、剂型及疗程是否适应，是否存在药物相互作用导致疗效不佳，是否有更有效的治疗药物选择等；安全性评估包括是否存在用药禁忌、药物剂量过高、用药持续时间过长、药物相互作用引起的毒性反应等；经济性评估包括医疗保险报销情况和患者承受能力评估等；依从性评估包括药物的可及性、患者对相关疾病和药物的信息是否足够了解、患者对药物治疗是否有抗拒心理、是否经常忘记服药等。

（三）分析原因

针对评估发现的所有问题，药师应进一步分析问题存在的原因，并积极寻找对策。

（四）药物重整

药物重整是指通过与患者沟通、查看相关资料方式，了解患者用药情况，比较患者当前使用的所有药物与医嘱或处方是否合理一致，提出用药方案调整建议，并与医疗团队共同对不适宜用药进行调整的过程。其目的是避免药物治疗偏差，如漏服药物、重复用药、剂量错误和药物相互作用，保证患者用药安全。药物重整主要是针对近期用药方案有变动的患者，药师可根据患者的病情诊断及采集的用药信息，对比患者正在使用的药物与医嘱或处方的差异，如无须调整用药方案，可为患者列出服药清单（包括药品名称及规格、用法用量、疗程、注意事项等），由患者按照清单继续服用；如正在使用的药物与医嘱或处方不一致或存在不适宜用药，需要调整治疗用药，则给予加药、换药、停药、调整剂量和用法的建议，由患者持用药建议至相应专科调整或与患者的家庭医疗团队协商调整。

（五）提出建议

在药物重整的基础上，药师提出用药相关建议，再结合患者的相关检查和生活方式评估结果，对患者的检查、就医、饮食、运动等其他问题也给予针对性的建议，并与患者的责任医师进行沟通协商，从而最终确定患者新的药治疗方案。

（六）用药指导

药师为患者制定个体化的用药指导书，内容包括患者的基本信息、服药清单，用药变更及注意事项，特殊剂型/装置药物的给药方法，检查和就医建议，健康管理建议（包括饮食、运动、生活方式等），随访评估计划等；同时，药师应向患者解读每个建议的意义和实施方法。

（七）随访评估

对接受居家药学服务的患者进行定期的随访和评估，以监测患者药物治疗的效果和安全性，并提供相应的药学咨询和建议。通过随访评估，可以及时发现和解决患者在用药过程中的问题和困惑，提高药物治疗的效果和安全性，同时也提供了一个与患者进行沟通和交流的机会，增强患者对药物治疗的依从性。随访评估的内容可以包括以下几个点。

1. *药物疗效评估*　通过与患者交流及查看检验结果，了解患者的疾病控制情况，评估当前药物治疗的效果，是否需要调整治疗方案。

2. *用药安全评估*　了解患者是否存在用药不规范的情况，如忘记服药、漏服药等；是否有潜在的用药安全风险，如药品不良反应、药物相互作用等。

3. *药学咨询与教育*　根据患者的需要，提供相关的药学咨询和教育，包括药物的正确使用方法、不良反应的处理方法、药物相互作用的避免等。

4. *制定下一次随访评估计划*　随访时间可根据患者的具体情况制定，如患者的病情稳定，可适当延长随访时间。

（八）文档记录

药物治疗管理服务过程中药师的工作内容都应有所记录，并注明时间，包括用药相关信息、用药治疗方案评估、用药指导书、药品不良反应、药学咨询等。同时，应加强对患者信息的保密工作，重视对患者隐私权的保护。

二、药学咨询与用药教育

（一）药学咨询

药学咨询是指在药学领域提供专业咨询服务的活动。药师提供药学咨询的方式可包括面对面咨询、电话及微信等新媒体咨询。具备互联网诊疗资质条件的还可提供互联网药学咨询，通过电脑或手机等移动设备进行的语音咨询、图文咨询或网络视频咨询等服务。药师在药学咨询服务过程中应遵守国家相关法律法规、规章制度及诊疗指南等要求，注意保护患者隐私。对所回复的咨询内容应基于药品说明书，循证数据库或专业参考文献，结合医学和药学专业知识，做到有据可查，注重证据的实效性。对于暂时无法核实或确定的内容，药师应向咨询者解释，需要经核实或确定后再行回复，如用药建议与医师治疗方案不一致，药师应与医师进一步沟通后再告知患者，明确治疗方案。此外，药师应严谨理性的回复患者，提高风险防控意识，拒绝回复以患者自我伤害或危害他人为目的的药学咨询；对超出职责或能力范围的问题，药师应及时将患者转诊给医师或告知咨询去向。在提供互联网咨询服务时，要保存咨询记录，以作为服务质量风险控制和追溯凭证。对于危急重症疾病等不适合互联网咨询的情况，应取消咨询并告知咨询者尽快去正规医疗机构就诊。

药学咨询可以包括以下内容。

1. *药物信息咨询*　提供关于药物的性质、用途、剂量、不良反应等信息，帮助患者了解药物的作用和使用方法。

2. 药物相互作用咨询　对于同时使用多种药物的患者，提供关于药物相互作用的咨询，避免药物之间的不良反应或相互干扰。

3. 药物治疗方案咨询　对于特定疾病或症状，提供基于药物治疗的个体化方案咨询，包括药物的选择、剂量和使用频率等。

4. 药品不良反应咨询　对于出现药品不良反应的患者，提供咨询和建议，包括停药、调整剂量或换药，以及不良反应的预防和处置等。

5. 药物合理使用咨询　提供关于药物合理使用的咨询，包括用药时间、用药间隔、饮食禁忌等方面的建议。

6. 药物储存和保管　提供药物正确储存和保管的指导，确保药物的质量和安全性。

（二）用药教育

用药教育是指药师对患者或患者家属提供合理用药指导、普及合理用药知识等药学服务的过程。用药教育的目的是帮助患者更好地理解药物的作用、适应证、不良反应、相互作用和正确用药的方法，以提高患者用药知识水平，提高用药依从性，降低用药错误发生率，保障医疗质量和医疗安全。对患者及其家人进行用药教育是所有药师的责任，而家庭药师与患者建立长期、信任的关系，特别适合在患者教育中发挥领导作用，从而改善患者的依从性。

药师进行用药教育前应收集患者的疾病史、用药史、文化程度等信息，了解患者对用药目的、药物服用方法、剂量、疗程、用药注意事项、常见不良反应等的掌握程度，充分考虑患者的特殊情况（如视力障碍、听力障碍、语言不通等），制订个体化用药教育方案。可以采取口头交代、书面材料、实物演示、视频演示、集中宣教讲座、科普视频宣教、电话或互联网等方式进行用药教育，教育过程应耐心、适宜地引导患者，使患者充分了解用药教育内容。用药教育结束前，通过询问患者或请其复述等方式，确认患者对用药教育内容的掌握程度；掌握情况欠佳的，应当再次进行用药教育。此外，应当建立用药教育记录并可追溯，记录书写应当客观、规范、及时。用药教育记录内容应包含患者基本信息及药物治疗相关信息、用药教育的药品信息、主要的用药教育内容、患者对用药教育的结果是否理解并接受、药师签名并标注用药教育的时间。

用药教育的内容可以包括以下几个方面。

1. 药物知识　介绍药物的名称（通用名、商品名或其他常用名称）分类、剂型、作用机制、适应证、不良反应，以及预期疗效等基本知识。

2. 用药原则　讲解正确的用药方法，包括给药剂量、给药途径、给药时间（饭前或饭后给药、空腹或饱腹时给药）和疗程等，尤其是药物的特殊剂型、特殊装置、特殊配制方法的给药说明。

3. 注意事项　提醒患者在用药期间需要注意的事项，如避免饮酒、避免驾车等；潜在的药物-药物、药物-食物/保健品、药物-疾病及药物-环境相互作用或禁忌；用药期间应当监测的症状体征、检验指标及监测频率，解释药物可能对相关临床检验结果的干扰及对排泄物颜色可能造成的改变。

4. *不良反应和应对措施*　介绍可能出现的常见和严重不良反应，可采取的预防措施及发生不良反应后应当采取的应急措施，发生用药错误（如漏服药物）时可能产生的结果以及应对措施。

5. *药物存储和处置*　指导患者正确存储药物，如避免阳光直射、湿度适宜等，并告知如何正确处置过期或不需要的药物。

6. *药物相互作用*　解释不同药物之间可能产生的相互作用，并警示患者在使用多种药物时需要咨询医师或药师。

7. *用药安全*　指导患者如何做好用药记录和自我监测，以及如何及时联系到医师或药师；提高患者对疾病与药物的认知以提高其依从性，教育患者不要随意更改用药方案或停药，更不要滥用药物。

8. *生活方式指导*　饮食、运动等健康生活方式指导。

药学咨询和用药教育服务可以通过多种形式进行，线上、线下或两者相结合。进行药学咨询和用药教育服务的药师应具备扎实的药学知识和丰富的临床经验，能够根据患者的具体情况提供专业的建议和解答。同时，服务过程应注意语言要通俗易懂，避免过度专业，便于患者对药学咨询和用药教育内容的理解。

三、科普宣教

药学科普是指以健康科普的方式将药学领域的科学知识、科学方法、科学思想和科学精神传播给公众，以提高公众用药相关健康素养为目的的活动。药学科普可包括药品研发、生产、流通、使用、监管等各环节的与健康素养相关的科学知识，科普资源可采用多种媒体科普形式，如实物、视频、图册等，内容应具有科学性、实用性、专业性、通俗性、趣味性相结合的特征，鼓励原创性药学科普内容。但现存的大部分宣教科普文章或宣教视频内容过于专业化，较为枯燥乏味，不能引起群众的广泛关注，降低了科普宣教的效果。针对这一现象，药师可丰富科普宣教内容，将专业知识融合到趣味视频或图画中，如录制各类制剂识别小视频、制作趣味实验等方式吸引观众兴趣，或者在录制视频或图画中布置问答小活动，与群众互动，提高群众参与率，增强群众的参与感、体验感。同时，可借助信息技术，特别是互联网技术的发展，实现科普传播方式的创新，充分利用线上、线下相结合的方式进行科普的发布宣传。另外，应注意每次科普内容不宜过多，但内容一定要完整，避免公众形成片面的、不正确的认知而错误用药。

以下是一些常见的药物科普内容。

1. *常见药物介绍*　对一些常见的药物进行介绍，包括药物的作用、适应证、不良反应等。例如，解热镇痛药、抗菌药、降压药、降糖药等。

2. *药物的正确使用方法*　包括药物的用法、用量及用药时间等方面的知识，目的是让公众了解到不同药物的使用方法和注意事项，避免因为不正确的用药方法而导致药效不佳或产生不良反应。

3. *药品不良反应和注意事项* 向公众普及药品不良反应和注意事项，如如何辨别药品不良反应、药品不良反应如何处理等。

4. *药物相互作用* 药物相互作用是使用药物时需要注意的问题。科普的内容包括药物与其他药物或食物的相互作用等方面的知识，让公众了解到使用药物时需要注意的问题，避免不必要的风险。

5. *药物存储和保管* 药物的存储和保管是非常重要的，不正确的存储方式可能导致药物失效或产生毒性。宣教的内容包括药物的存放位置、温度要求、避光要求等方面的知识，帮助公众正确保管药物，确保药物的质量和安全性。

6. *药物的处置* 药物的处置是一个环保和安全的问题。不正确的药物处置方式可能对环境和人体健康造成危害。科普的内容包括药物的回收方式、药物过期后的处理方法等，帮助公众正确处理和处置药物。

7. *药物滥用和误用的危害* 向公众普及药物滥用和误用的危害，如滥用抗菌药物导致耐药性增加，误用药物导致不良反应等。

药学科普宣教可以通过多种形式进行，包括但不限于以下几种。

1. *媒体宣传* 通过电视、广播、报纸、杂志、网络等媒体向公众传递药物知识和信息。

2. *社区活动* 组织科普讲座、座谈会、健康知识竞赛等活动。

3. *宣传资料* 编写科普宣传单、手册、海报等宣传资料。

4. *在线平台* 通过建立科普宣教网站、社交媒体账号（微信、微博、视频号）等在线平台向公众传递药物相关知识和信息。

通过药学科普宣教向公众传递药物的基本知识、用药原则、药物的作用与不良反应、用药效果的评估和监测等方面的信息。这样公众可以更加全面地了解药物的性质和作用，避免药物滥用和误用，提高用药的安全性和有效性，增强自我健康管理能力。此外，药物科普宣教也可以帮助公众更好地理解医师的处方和建议，增强医患之间的沟通和信任。

四、家庭药箱管理

家庭药箱是家庭中常备的一种药物储备工具，用于存放常用的药物和急救用品。家庭药箱的主要目的是应对家庭成员日常生活中的一些常见疾病和小事故，提供及时的急救和治疗。据研究报道，中国家庭居民整体家庭药箱的普及率已经很高达94.5%。但对于家庭用药，尤其是突发性疾病的用药，基本上没有专业医务人员的指导，对于药箱的使用和管理，相关专业人员的指导也很少，而家庭成员对用药知识的缺乏，导致药箱成为家庭用药安全的隐患。因此，科学地管理家庭药箱是一件极其重要的工作，尤其是有老年人和小孩的家庭，更要重视家庭药箱的安全管理，避免药害事件的发生。药师应运用自身丰富的药学知识，发挥药师的药学服务作用，指导社区居民科学管理家庭药箱，提高家庭药箱的安全用药水平。

针对家庭药箱中所存在的用药安全隐患，药师在提供居家药学服务时应重视家庭药箱管理服务，确保社区居民的居家用药安全。定期通过多种形式，如安全用药宣传单、网络科普、培训讲座、现场咨询等，对居民进行安全用药和药箱管理的教育和指导。让社区居民了解家庭药箱的管理和安全用药知识，区分处方药和非处方药的标签；了解家庭药物的储存、常见不良反应及家庭药物的配伍禁忌等知识，确保家庭药品的安全使用；懂得家庭药物的有效期管理，定期检查和清理家庭药箱，正确处理家庭过期药品，避免因重复购药而造成药品过期浪费，避免误服过期药品。

家庭药箱通常包括以下内容。

1. *常用药物*　如退烧药、止痛药、感冒药、止泻药等，用于治疗常见的症状和疾病。

2. *创伤用品*　如创可贴、纱布、消毒棉球、酒精、碘酒等，用于处理轻微创伤和擦伤。

3. *急救药品*　如心脑血管药物、止血药、抗过敏药、吸入制剂等，用于应对急性疾病和突发状况。

4. *医疗器械*　如体温计、血压计、剪刀、镊子、口罩等，用于诊断和处理疾病。

5. *药物存放盒*　用于储存药物，保持药物的干燥、避光和密封。

在使用家庭药箱时，需要注意以下几点。

(1) 定期检查药箱中的药物和用品，过期的药物需要及时更换。优先使用近效期药品，避免过度囤药，除慢性病患者长期用药外，家庭备用药品一般备3~5天的用量即可。

(2) 存放药物时要避免阳光直射和潮湿环境。同时，药物应分类存放，成人与儿童药品分开、内服和外用药品分开、急救与常规药品分开。

(3) 尽量将药箱放在儿童无法触及的地方，加强对儿童的药品安全教育，区分药品和食品，避免误服。应使用儿童专用药品，严格按照说明书用法用量使用，避免将成人药品随意减量使用。

(4) 对于急救药物和器械，家庭成员应该熟悉使用方法，并定期进行培训和演练。

(5) 回收药品的清理方法：麻醉和第一类精神药品的废贴应对折后放入回收袋，于复诊时交回医院药房；不再使用的麻醉药品和第一类精神药品应无偿交回所在医疗机构按规定报废处理；过期/变质药品不能随意丢弃，应送到当地过期药品回收定点单位或定点回收箱进行回收处理。

五、药品不良反应筛查

药品不良反应筛查是指对使用药物后可能出现的不良反应进行评估和监测的过程。药品不良反应是指合格药品在正常用量用法情况下出现的与治疗目的无关的反应。药品不良反应有时是无法避免的，但通过筛查可以及早发现和记录不良反应，以便及时采取措施，确保患者的安全和药物的合理使用。

药品不良反应筛查一般包括以下内容。

1. 收集患者相关信息　包括患者的年龄、性别、病史、过敏史等，以及正在使用的药物和剂量等。

2. 监测药物使用过程中的不适反应　在患者使用药物期间，通过与患者进行交流和观察，了解患者是否出现任何与药物使用相关的不良反应。

3. 判断不良反应与药物使用之间的关联性　通过对不良反应和药物使用的时间关系、反应的特点等进行分析，判断不良反应是否与药物使用有关。

4. 评估不良反应的严重程度　对于出现的不良反应，根据其严重程度进行评估，包括轻微、中度和重度。

5. 不良反应管理　根据不良反应的严重程度和影响，采取相应的管理措施，如停止使用有明显不良反应的药物、调整药物剂量或联合使用其他药物等。

6. 记录和报告不良反应　及时记录患者的不良反应信息，并报告给相关的医疗机构和药品监管部门，以便监控和评估药物的安全性。

药品不良反应筛查的目的是确保患者的用药安全，减少药品不良反应对患者健康的影响。同时，通过对药品不良反应的筛查和监测，可以提供药物安全性的数据，为药物的研发、注册和使用提供科学依据。

六、药物相互作用筛查

药物相互作用筛查是指通过分析不同药物之间的相互作用，以确定其是否会产生不良的药物相互作用效应。药物相互作用可以分为药理学相互作用和药代动力学相互作用两类。药理学相互作用是指两种或多种药物在体内发生相互作用，通过改变药物的药理作用或药效产生影响。药代动力学相互作用是指两种或多种药物影响彼此的药物代谢、吸收、分布和排泄等药代动力学过程。药物相互作用可能会导致药物疗效的降低或增强，增加或减少药物的毒性反应，也可能引起严重的药品不良反应。因此，对于正在使用多种药物的患者来说，进行药物相互作用筛查非常重要。

药物相互作用筛查可以通过以下几种方法进行。

1. 文献检索　通过查阅相关的药物相互作用数据库、药物说明书、临床指南等文献，了解不同药物之间的相互作用信息，包括药物之间的相互作用类型、机制、临床意义等。

2. 专业软件工具　有一些专业的药物相互作用筛查软件（如用药助手、医脉通等）可以帮助医务人员进行药物相互作用的筛查。这些软件通常会整合多个药物数据库的信息，提供更全面和准确的相互作用信息。

3. 临床经验和专业知识　医师和药师在临床实践中积累了大量的药物相互作用的经验和知识，可以通过对患者的用药情况和病情进行综合评估，判断是否存在潜在的药物相互作用。

在进行药物相互作用筛查时，需要考虑以下几个方面。

1. 药物种类、给药剂量和途径　不同种类的药物可能会产生不同类型的相互作用效应（协同、相加、拮抗作用），给药剂量和途径也会对相互作用的程度产生影响。

2. 患者个体差异　不同患者对药物相互作用的敏感性可能会有所差异，包括年龄、性别、肝肾功能等因素，如老年患者的肾功能有所减退，使用肾功能负担大的药物时应考虑给予较低的推荐剂量。

3. 病情和用药目的　有些药物相互作用可能是有益的，如药物的协同作用可以增强疗效，但也有一些相互作用可能会增加药物的毒性反应，特别是在有严重疾病的患者中需要特别注意。

药物相互作用的筛查是非常重要的，可以帮助患者避免潜在的不良反应和药物治疗失败。因此，在提供居家药学服务时，药师应该尽可能地筛查药物相互作用，以确保药物治疗的安全性和有效性。

七、家庭急救支持服务

在生活中，发生意外情况时往往会让人手忙脚乱，而家庭急救支持服务的出现，为居民提供了解决问题的新思路。家庭急救支持服务是指为家庭提供紧急医疗援助和支持的服务。其目标是提供紧急医疗援助和支持，帮助家庭在紧急情况下保护家庭成员的生命和减轻伤害。因此，这种服务可以给人提供安全感和信心，使家庭在面对急救情况时能够冷静、有效地应对。家庭急救支持服务通常由专业医疗人员提供，包括医师、护士、药师和急救技术人员等，以帮助家庭在紧急情况下有效地处理医疗问题。

家庭急救支持服务可以包括以下内容。

1. 电话咨询　家庭可以通过电话咨询医务人员，获得有关急救措施、症状识别和紧急情况处理的建议。

2. 紧急医疗指导　医务人员可以通过电话或视频通话向家庭提供实时的紧急医疗指导，帮助他们在急救情况下采取正确的行动。

3. 急救培训　家庭成员可以接受急救培训，学习基本的急救知识和技能，如心肺复苏、止血和处理骨折等，以应对家庭成员的紧急情况。

4. 家庭急救工具和设备　家庭急救支持服务还可以为家庭提供必要的急救工具和设备，如急救箱、自动体外除颤器等。

5. 家庭急救计划　支持服务可以帮助家庭制定个性化的急救计划，包括家庭成员的基本健康信息、联系方式和紧急联系人，以便在发生紧急情况时能够及时采取行动。

6. 医疗资源和联系方式　支持服务可以提供医疗资源和联系方式，以便家庭在需要时能够立即寻求专业的医疗援助和救助。

八、血压、血糖、血氧饱和度等监测服务

在居家药学服务中，血压、血糖、血氧饱和度等监测服务是其中重要的一部分。通过居家监测血压、血糖、血氧饱和度等指标，可以及时发现健康问题，提供有效的医疗干预和

管理，让人们更好地掌握自己的健康状况。

血压监测是居家药学服务中的重要环节之一。血压是人体心血管系统功能状态的重要指标，高血压是引发心脑血管疾病的重要危险因素之一。通过居家监测血压，可以及时掌握自己的血压变化情况，制定合理的生活方式和用药计划，有效预防和管理高血压。

血糖监测也是居家药学服务中的重点之一。血糖是人体代谢状态的重要指标，不稳定的血糖水平会给人体健康带来很大的风险。通过居家监测血糖，可以了解自己的饮食和运动对血糖的影响，帮助调整饮食结构和运动量，有效控制血糖水平，预防和管理糖尿病等相关疾病。

血氧饱和度监测也是居家药学服务中的一个重要环节，其可以及时发现机体潜在的健康隐患，也能为一些疾病的诊断提供依据，更重要的是，可以提示机体的供氧状态，避免持续缺氧带来的伤害，甚至是严重缺氧而引发的猝死等严重后果。

居家药学服务的血压、血糖、血氧饱和度等监测服务的优势在于方便快捷。传统的血压、血糖监测需要前往医院或诊所，耗费时间和精力。而近年来，血压、血糖、血氧饱和度的智能穿戴设备得到了快速发展，为人们的健康监测提供了极大的便利。通过实时监测这些生理指标的变化趋势，用户可以及时了解自己的健康状况并采取相应的措施来保持健康。以下是关于这3种智能穿戴设备的介绍。

1. *血压监测仪* 血压监测仪通过传感器来检测人体动脉血管壁震动引起的袖带压力微小变化。最常用的方法是振荡法，其基本原理是利用捆绑在手臂上的袖带，通过充气泵向袖带充气，以阻断血管中脉动的传播。达到一定压力后开始放气，当气压到一定程度时，血流就能通过血管并产生振荡波。压力传感器能够实时检测袖带内的压力及波动，经过相应放大、滤波电路、模拟数字信号转换、中央处理器控制等处理环节，将脉动信号和压力信号转换成数字信号，进一步处理得出血压的收缩压、舒张压、平均压等数据。这种动态血压监测仪可通过蓝牙、USB连接到移动设备上，将数据上传至医护人员，提供24 h的血压监控。

2. *血糖手表* 血糖手表采用微纳葡萄糖多光谱传感器，能够进行24 h葡萄糖连续动态监测。通过手表上的传感器，可以实时监测血糖水平，并将数据传输到手机或其他移动设备上，方便用户随时查看血糖数据。一些血糖手表还具备血糖预警功能，当血糖水平超出正常范围时，会及时提醒用户采取相应措施。

3. *血氧饱和度监测设备* 血氧饱和度监测设备通常集成在智能手表或手环中，通过光学传感器来检测用户的血氧饱和度。这些设备能够实时测量用户的血氧水平，并将数据显示在手表或手环的屏幕上。用户可以随时查看自己的血氧饱和度数据，并了解历史数据的变化趋势。在运动模式下，血氧饱和度监测设备还可以与心率监测等其他功能结合使用，为用户提供更全面的健康数据。

居家药学服务可以通过这些便携式的智能监测设备，让人们在家中就能方便地进行监测，不仅减少了时间成本，还提高了检测的及时性和频率。此外，居家药学服务还可以提供个性化的健康管理。通过专业的药师和医师的指导，人们可以根据自身的健康状况和需求，制定个性化的健康管理方案。针对不同的血压、血糖变化，可以进行针对性的用药和生活方式的调整，提高治疗效果和生活质量。同时，也可以提供相关的健康教育和培训，帮助人们更好地理解和管理血压和血糖问题，提高自我管理的能力。

居家药学服务的血压、血糖、血氧饱和度等监测服务为人们提供了便捷、个性化的健康管理。通过居家监测，人们可以及时了解自己的健康状况，采取相应的措施进行预防和管理，提高生活质量。

九、建立用药管理档案

在现代医疗体系中，药物治疗已经成为常见的治疗方式。但是，药物治疗的效果与安全性也受到使用者的用药行为和管理的影响。因此，建立用药管理档案显得尤为重要。用药管理档案指药师为居家患者提供各种药学服务时所产生的各种医疗档案。其内容应涵盖用药相关基础信息表、药物治疗方案评估记录表、与医师沟通反馈表、患者用药指导书、患者用药指导效果评估表、随访评估记录表、药学咨询记录表、家庭药箱管理记录表等（表格引用自“家庭药师服务标准与路径专家共识”，具体表格内容详见二维码“居家药学服务相关表格”）。用药管理档案可以帮助药师更好地了解患者的用药情况，为患者定期随访评估提供参考依据。根据实际情况，药师可建立纸质或电子用药档案，将用药管理档案妥善保管。同时，应定期更新文档，尤其是对于病情或治疗方案有变化的患者，要及时更新资料。此外，可以备份重要的文档，以防丢失或损坏。

居家药学服务相关表格

建立用药管理档案有以下好处。

（1）了解患者的用药情况，包括用药目的、剂量、频率等信息，以便医师和药师更好地制定个体化治疗方案。

（2）监控患者的用药安全性，及时发现并处理药品不良反应和药物相互作用。

（3）提高患者用药依从性，促进治疗效果。

（4）减少医疗事故，保障患者的用药安全。

第四节 居家药学服务质量管理与评价改进

一、质量管理

居家药学服务的质量管理是指对居家药学服务过程中的各个环节进行管理和控制，以保证服务的质量和安全性。为保证居家药学服务质量，医疗机构应将服务纳入本机构医疗质量管理与控制体系，严格质量管理。

以下是质量管理的几个关键点。

1. 药物安全管理 对居家药学服务中使用的药物进行管理，包括药品的采购、储存、配制、运输和使用等环节，确保药物的质量和安全。

2. 人员培训和管理 确保药师具备相应的资质和专业能力，进行药学服务前应进行专业的培训。同时，建立药师的绩效评估和考核体系，激发药师的积极性。

3. 药学服务过程管理 确保药师按照标准操作程序进行药学评估、药品配制、用药指导和监测等服务过程，包括建立清晰的工作流程、制定标准操作规范和标准指南，以及进行内部质量审核和持续改进。

4. 不良反应事件管理 建立不良反应事件报告和处理机制，对发生的不良反应事件进行及时报告和处理，追溯原因，采取措施预防类似事件的再次发生。

5. 患者反馈和投诉管理 建立患者反馈和投诉处理机制，及时收集和分析客户的意见和建议，采取措施解决问题并改进服务质量。

6. 监督和审核 定期进行内部和外部的质量监督和审核，包括药学服务的自查和评估，以及由相关监管机构进行的检查和认证，分析评估结果，并采取措施进行持续改进。

综上所述，居家药学服务的质量管理需要从药品采购、药师管理、服务过程、药物安全、患者反馈和监督等方面进行全面的管理和控制，以确保提供安全、有效和高质量的居家药学服务。

二、评价指标

对居家药学服务评价的主体包括自我评价、服务对象评价、区/县级以上卫生行政主管部门和第三方评价。评价指标可以包括已完成评估的患者人次、具体开展服务的患者人次、服务项目数量、解决药物治疗问题的人次、避免患者不适当用药的人次、家庭医师对药学服务意见采纳率、减少用药的金额，以及患者生活质量评估、患者满意度、患者用药档案的合格率、患者失约率和有效投诉结案率等。评价依据可以按照国家相关法律法规及相关的国家、行业和地方标准、规范，对药师服务质量开展回访调查和检查考核，形式包括定期或不定期的现场检查、上门、电话、信件和网络等。

三、结果反馈

合理的药事服务医疗补偿机制，能够极大地提高医药人员的工作热情。借鉴欧洲地区、美国、日本等的发展经验，医疗卫生机构应将家庭药师的绩效工资或收入分配与服务数量、质量和满意度等评价指标挂钩，真正体现多劳多得、优绩优酬，提高药师主动服务的积极性。同时，对评价结果中体现的工作效果应进行广泛宣传，提高家庭药师居家药学服务的社会效益和影响力。此外，医疗卫生机构应根据评价结果，对不符合居家药学服务指南要求的家庭药师，收集服务质量相关事件信息，分析不合格原因，通过培训、进修等措施，帮助家庭药师提升服务能力水平，持续改进并不断提高居家药学服务质量。

四、持续改进

医疗卫生机构应当及时总结评估居家药学服务的开展情况,针对发现的问题提出解决措施,并跟踪实施和持续改进。同时,定期收集患者和家庭的反馈和改进建议,以了解他们的需求和意见,从而不断改进和完善居家药学服务。此外,医疗机构应为药师提供持续的培训和教育,使其掌握最新的药物知识和技能,提高他们的专业水平和服务质量;积极引入技术支持,立足于用户使用的舒适度和实用价值,将精准药学服务理念运用于新科技产品设计中,利用信息技术和远程监测技术,设计出精准个体化、社区化的药学服务应用程序,提供在线咨询、药物管理平台和智能设备,方便患者和家庭进行药物管理,及时监测用药效果,提高药物管理的效率和准确性;加强与其他医疗团队(如医师、护士和物理治疗师等)的密切合作,共同参与患者的药物管理和治疗计划,通过跨学科的合作,能够提供更全面和综合的居家药学服务,提高患者的治疗效果和生活质量;加强与区域内的其他医疗机构合作,共享患者的医疗信息和用药记录,以提高患者用药安全性和协调性。

（韩广信）

第四章　社区药学照护

第一节　概　　述

2018年，国家卫生健康委员会和国家中医药管理局联合印发了《关于加快药学服务高质量发展的意见》（国卫医发〔2018〕45号），从5个方面提出了14项要求，以促进药学服务的高质量发展，其中，一个方面是“推进分级诊疗建设，构建上下贯通的药学服务体系”。其主要目的是促进药学服务向基层下沉，实现医疗联合体内药学服务连续化、同质化；随着我国分级诊疗制度的推进和药学服务下沉，基层药师职能开始转变，药师开始探索开展多种形式的药学服务模式。

一、社区药学照护概念

用“照护”这个名词而不用“服务”这个名词是有原因的。根据《韦氏英语词典》（*Webster's Dictionary*）对“照护”所下的定义是：对……负责任，或对安全性及福祉的注意。而对“服务”的定义是：一种功能或活动。依据《美国传统英语词典》（*American Heritage Dictionary*）对“照护”的解释是：留心，保护，督导，负责，对细节的注意等。药学照护是指药师进行针对患者疾病、用药与整体健康的关心，是强调药师对患者用药疗效与安全的注意力，能避免各种药物治疗问题的产生而保护患者，能持续追踪药物治疗结果，以及对用药结果的负责。尤其是患者有多重疾病，于不同医院多科室就诊，不同医师在不了解其他医师用药的情况下，开具不同专科用药，这就可能产生重复用药、药物相互作用、治疗禁忌等各种药物治疗问题。

对“药学照护”的理念是：① 照护是持续的、不间断的。若患者转病房，就要及时通知病房的药师负责此患者的药学照护。若患者转院，药师必须和对方医院或养老院的相关人员联络，来沟通说明患者的用药状况。若患者出院，则与居家护理及社区或门诊药房的联系就很重要。② 照护是立刻的。在患者第一次需求时就能提供出关心。③ 照护是愈靠近患者身旁愈好的。④ 照护是人性化的。患者的隐私、环境的舒适、体贴诚恳的态度等都要注意。⑤ 照护是团队合作的结果，团队的每一份子都要在个人不同的专业角度来负责患者的监测，并协调其他专业人员沟通与共同处理、解决及预防问题。但是，药师在执行药学照护服务时，工作方式方法不统一，工作流程不一致，工作评估体系不明确。需要建立统一的、系统的、完整的一套体系来执行药学照护。在不同的场景对患者进行的药学照护，保证其服务质量都是相同的。

所以，给社区药学照护确定了具体的定义，是指由一位有资质的药师，能独立针对社区某特定患者进行药物治疗，负责对所有病情与用药进行评估、拟定与执行照护计划，并做疗效随访追踪，以确保患者药物治疗都符合适应证、有效、安全、依从性高及经济，进而提升其生活质量。

二、国内外社区药学照护的发展现状

发达国家的社区药学开展较早，体系相对成熟，社区药师为患者提供专业的药学服务，在公众健康规划、教育及慢性病的管理方面做了大量工作，值得我们借鉴。美国社区药学服务目前已经渗透到美国几乎所有的社区服务机构，如养老院、社区医疗、家庭病床。美国社区药师的工作职责主要有：明确治疗目标，参与治疗方案制订，并对整个用药过程进行监护；综合管理所有的药学服务资源（包括人和药品）；对患者进行用药教育和用药指导；对医护人员进行培训和教育等。澳大利亚社区药师工作的主要内容包括调剂、用药咨询、社区的就医转诊、慢性病管理、老年保健机构的上门服务等。在英国的社区医院中药师提供配发药物、重复配药、回收药物、公众健康、提供转诊指导、自我保健及临床管理等服务。在德国，社区药学服务的价值已经被充分肯定，医疗保险基金为药师的社区药学服务提供报酬。

药学照护发展：美国在 1990 年由 Hepler 及 Strand 教授提出药学照护的定义及其内涵后，经过多年实际的教育方法及实践运作，至 2010 年药学照护已发展成熟。国际药学联合会（international pharmaceutical federation，FIP）与世界卫生组织在 2006 年共同出版的《药学实践的进展》中强调，药师直接照护患者，以药学照护为主线，药师角色已从一位药品销售者、调剂处方者、走向提供用药讯息与咨询者，现在成为患者药物治疗的专业照护者。

药师在整合照护中可提供的服务，包括以下两项。① 以药物为导向的服务：处方调剂服务、全胃肠外营养（total parenteral nutrition，TPN）输液调剂服务、静脉用药调配中心调剂服务、审方服务、药物讯息服务、药品不良反应发现及上报服务、药品血液浓度监测服务、出院前用药咨询服务、高价药品使用评估（MUE）服务及用药管理服务。② 以患者为中心的服务，或直接照护患者的药物治疗，或慢性病管理，或完整（全人）的药学照护（用药依从性咨询服务、住院药学服务、药师门诊服务、居家药学服务及老年人院药学服务等）。

社区药学照护服务是以社区为载体的药学服务，是药学服务的一个重要组成部分。中国很多地区已经开展了社区药学服务，如以医院药师深入社区进行药学服务、解答社区居民遇到的用药问题、为社区居民提供药物知识科普宣传、帮助居民清理家庭药箱、指导正确储藏药品、开展药品不良反应监测等。但是我们需清醒地认识到中国的社区药学服务还处于起步阶段,药品的供应、储存、调剂工作仍然是社区药师的主要工作内容。临床药师慢慢开始在社区开展用药咨询门诊、慢性病药物治疗管理门诊、居家药学服务及签约家医团队等形式的药学服务。在促进社区居民合理用药方面发挥了重要的作用。

第二节　社区药学照护基本要求

一、组织管理

社区药学照护是以社区为载体的药学服务,是药学服务的一个重要组成部分。为统一药师在照护不同患者的固定思考与运作模式,建立一套持续照护患者的标准药学照护规范与流程是很重要的。本社区药学照护服务主要运用于社区药师门诊患者(单病种、单科别、全人管理)、社会药房慢性病管理患者(单病种、全人管理)、居家照护患者及养护机构患者等。虽然每个患者接收到不同药师的个性化照护,但本内容重点让不同药师具有相同的思考与行为模式及案例讨论基础,以便建立一致性、系统且完整的以解决药物治疗问题为主,同质化持续照护患者的药师行为模式。

基层医疗机构社区药学照护服务应纳入本机构社区医师签约服务管理,并在协议中明确药学服务内容,由药学部门负责。药师严格按照本工作流程和要求执行药学照护服务(图 4－1),并注意着装,遵守工作纪律,履行药师在服务中的权利和责任。药师在药学照护服务过程中应遵守职业道德,遵循合法、依规、正当、必要的原则,使用患者诊疗及用药信息,不得出售或擅自向他人或其他机构提供患者相关信息。

二、人员资质

需具备的资质：需经临床药师规范化培训并通过考核后的临床药师,或从事临床药学工作 5 年以上的主管药师及以上职称的药师。职责要求：确保患者所有用药都有适当的适应证,是有效、安全的药物选择,以及能让患者获得方便及依从性高的药物治疗;确保发现、解决及预防药物治疗的问题;确保患者的药物治疗能达到预期的疾病控制目标,能得到更理想的治疗结果进而提升生活质量。进行药学照护的药师必须了解自己的行为是要使三方(患者、医师与药师)受益的。即药师获得患者所给予的信心及授权来处理一切与药物有关的问题;患者获得药师所给予满意的药物治疗服务;而同时缩短医师教育患者的时间且增进药物治疗的疗效与安全。

三、服务对象

来源于医师转介(见二维码)、家庭病床及药师门诊患者。需要照护的患者符合下列条件之一即可：合并高血压、高血脂、糖尿病或≥2种慢性病，领有≥2张处方（其中一张必须为慢性病处方），用药多于7种的患者。具体服务流程见图4－1。

医师请药师执行药学照护之转介单

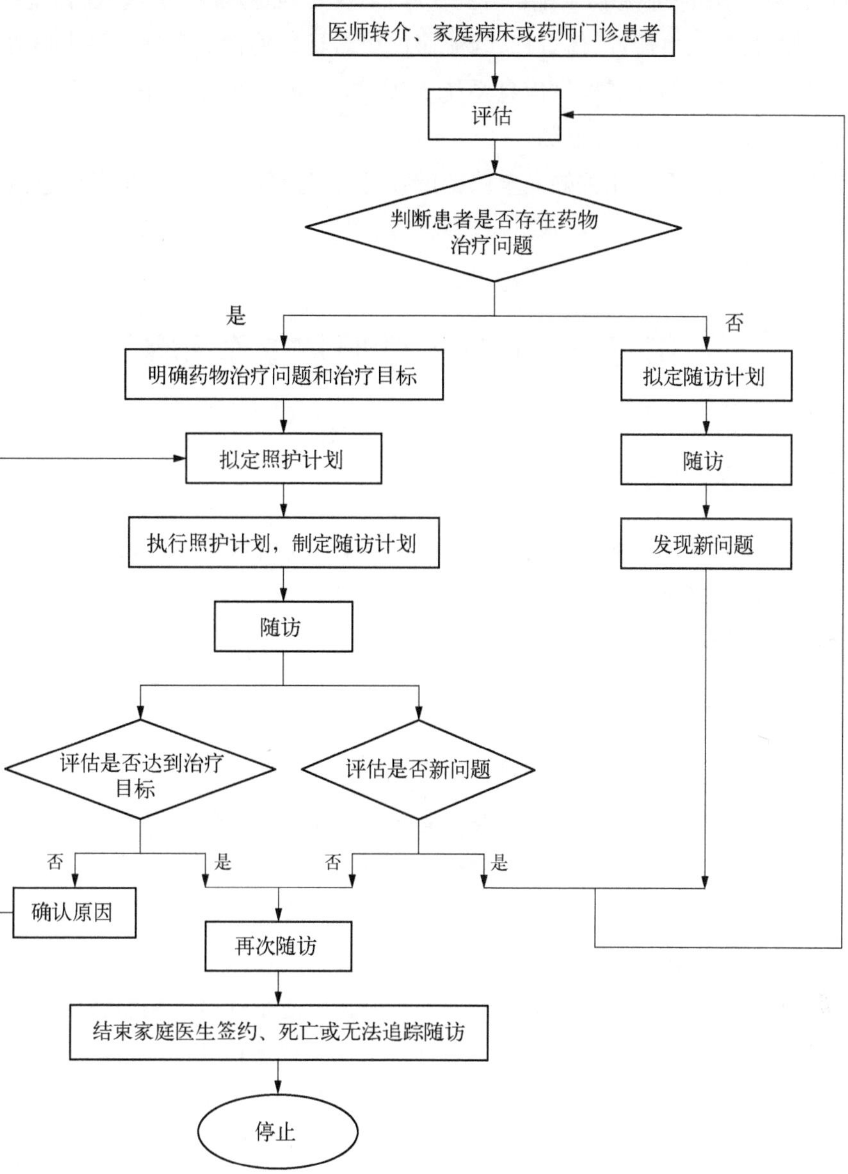

图4－1　药师执行药学照护的服务流程

四、软硬件要求

（1）社区药学照护服务主要在社会药房、药师门诊、患者家中或养护机构内执行。若在社会药房、药师门诊设计得有半隐私性或独立空间，注意保护患者隐私，尽量避免被其他患者或无关人员干扰。

(2) 为药学照护服务工作的开展配备必要的条件，如服务所需设备、药学信息软件、参考书籍、防护用品等。

(3) 依据药学照护服务需求配备分药盒、药物教具(如胰岛素笔、吸入制剂装置等模型)测量仪器(如血糖仪、血压计、体重秤、峰流速仪等器具)、慢性病管理记录表格等物品。

(4) 为服务工作的开展提供信息系统支撑，以建立居家患者用药档案，记录、归纳药物治疗相关问题，保证全程可追溯。

(5) 应制定信息系统相关的安全保密措施，保护患者隐私，防止患者信息泄露。

第三节　社区药学照护工作内容

一、资料信息收集和评估

患者信息采集和评估表

药师收集患者基本资料、疾病控制情况与所有用药信息，评估是否有药物治疗问题，并记录于患者信息采集和评估表。

(一) 基本资料

姓名、年龄、性别、身高、体重、身体质量指数(body mass index, BMI)、外观/皮肤状态、睡眠、饮食、运动情况等。

(二) 家庭、文化背景及就医习惯

家庭：描述患者的家庭组成？是否有家族遗传性疾病或危险因素而容易造成药物问题？是否与家人一起居住？日常生活需要人护理吗？如何服药？

职业：患者的社会经济状况？其职业是否容易造成某些疾病或产生用药问题？

文化：教育程度如何？能否阅读书面/网站信息？是否有宗教信仰？

就医习惯：患者是否常去看不同的医师？去医院还是社区健康服务中心？是否服用中药？患者与医师的关系如何？患者是否详细向医师描述他的用药情形？

(三) 既往史(可能影响到现在疾病的重大医疗问题或经验)

描述患者过去发生过的重要医疗事件，分析是否是造成现在情形的原因或会影响到未来的治疗？是否有药物治疗禁忌或药物不良反应史的状况？

(四) 目前疾病史(现在关心的医疗问题、疾病，可呈现出需要药物治疗的原因)

目前的主要身体不适(症状、疾病)是在何时开始？其间症状有何变化？是否有去医院就诊？有无诊断？有无相关的检查检验的结果？是否已经用过什么药物治疗？服用剂量多少？治疗效果如何？是否有药物治疗禁忌或药物不良反应史的状况？

(五) 现在疾病/医疗问题的控制情形(检验指标或影像检查等客观资料的呈现)

列出患者目前所有疾病或医疗问题，根据患者口述症状或者生化检验指标、检查结果

及以往的病历资料，以了解患者的每一个疾病/医疗问题是否控制良好。

（六）记录患者目前所有用药信息

列出患者目前所使用的各种药物（医嘱用药、自行购买药品、保健品等），以及最近3个月所用药物的变化情形，并整理记录在册。将患者目前所有疾病或医疗问题与所有用药做匹配，判断是否存在没有用药适应证情形，分析每一个疾病/医疗问题的用药适当性、有效性、安全性和经济性。

（七）了解患者对药物治疗的需求、用药依从性

患者对药物治疗的了解情况：患者对每种药物治疗的疾病或使用药物的方法了解情况？是否了解用药依从性的重要性？有无主动与医师讨论药物治疗？

患者的期望：真正治疗疾病或需要药师去照护的原因是什么？对药物治疗的期望是什么（可带来什么好处，需要自己做什么事）？这期望是否实际、可达到？患者是否愿意合作，主动配合其治疗？

患者的害怕/担心/顾虑：患者对自己的健康、疾病状况或药物治疗的担心或顾虑是什么？如不良反应、毒性反应、过敏反应、疗效、经济性、方便性。

评估患者用药依从性：用问卷去询问患者既往用药依从性的情况，患者是自主服药吗？患者是否存在不了解如何正确用药或不按时服药的情况？患者对用药的态度如何？未来是否愿意接受药师的指导？

（八）发生过敏或药品不良反应的经验、吸烟饮酒、疫苗接种

过敏反应或药品不良反应发生情况：患者以前有对任何物质（药物、食物、防腐剂、添加物）过敏吗？什么症状？严重吗？现在是否还会发生？是否出现哪个药曾经让患者产生不良反应，而让他不敢再吃？患者对过敏或不良反应的关注点、关注程度如何（是不在乎，还是想多了解）？多注意在儿童时期所发生的过敏反应：如婴儿期的湿疹、风疹、慢性鼻炎及被昆虫咬后的强烈反应。

吸烟/饮酒/咖啡因/毒品：描述患者用这些的量。这些物质与患者的医疗问题是否有关？是否影响到药物的吸收/分布/代谢/排泄？

疫苗接种记录：是否患者都有接种，特别对于儿童：新型冠状病毒疫苗、流行性感冒疫苗、肺炎链球菌疫苗、白喉疫苗、破伤风疫苗、百日咳疫苗、流行嗜血杆菌疫苗、小儿麻痹疫苗、麻疹疫苗、腮腺炎疫苗、风疹疫苗、甲型肝炎疫苗、水痘疫苗等。

（九）特殊人群

妊娠期及哺乳期间是否有服用药物？妊娠期和哺乳期妇女服用药物的安全性？婴幼儿、老年人及肝肾功能不全患者服用药物的安全性？

（十）全身系统性回顾

必要时对患者进行全身系统性回顾，目的在于确认是否还有需要其他药物治疗的医疗问题存在。药师须判断什么症状不正常，或需要做其他检查/检验以观察是否有不正常。使用全身系统性评估表来从头到脚的评估发现的问题是本身疾病控制不佳导致的症

全身系统性评估表

状吗？是发生了新的医疗问题吗？还是与药品不良反应有关？

生命体征：指体温、脉搏、血压、呼吸频率等。是否可能因药物治疗而不正常？是否未来评估药物疗效时应该列入追踪计划中。

眼耳鼻喉：患者是否有剧烈喉咙痛（可能链球菌感染）咳嗽、感冒、中耳炎、过敏性鼻炎、眼结膜炎、青光眼、听力丧失、口疮、口腔感染、牙痛？是药物造成的吗？

呼吸系统：患者是否有呼吸功能的问题（哮喘/慢性阻塞性肺疾病、肺炎、支气管炎、肺栓塞、鼻窦炎、流行性感冒）而不能使用某些药物？是否因为服药而导致患者肺功能受损？

心血管系统：是否在心血管系统中有显示出药品不良反应情形（高血压、心律不齐、心率过快或慢、冠心病、充血性心力衰竭、高血脂）？患者的心血管功能不正常是否会影响到药物吸收、分布、代谢、排泄？患者服药后有直立性低血压、晕厥或跌倒过吗？

体液/电解质状态：患者是否需要补充维生素或营养物质？是否因为服药而导致体液及电解质不平衡？是否会影响到药物吸收、分布、代谢、排泄？

肝肾功能：患者服用的药品有肝脏毒性吗？肝功能会影响药物的代谢吗？是否有泌尿道感染或尿量减少或变色？服用药物会影响肾功能吗？肾功能会影响药物的排泄吗？药物剂量需要做调整吗？

内分泌系统：患者是否有糖尿病、甲状腺功能减退或亢进？血糖需要规律地测量吗？服用药物会影响内分泌功能吗（血糖控制、经期异常出血/停经、甲状腺）？

血液系统：患者是否有贫血？服用药物会不会引起骨髓抑制？是否需要持续监测血液检验值的变化？血液凝固的特性如何？需要补充铁剂吗？

肠胃道系统：患者是否有消化性溃疡？是否由药物造成的？胃肠道的情形（溃疡、食管炎、胃炎、腹泻、便秘、溃疡性结肠炎、克罗恩病）是否需要药物治疗？患者的恶心、呕吐、腹泻情形会不会影响药物的吸收或生物利用度？

生殖泌尿道：患者是否有念珠菌感染？是否需要女性性激素补充治疗？患者的情形（阴道炎、子宫内膜炎、月经痛、骨质疏松症、尿失禁、前列腺炎）是否需要药物治疗？细菌培养结果是否显示需要药物治疗？是否有用药导致的性功能丧失？

骨骼肌系统：高尿酸血症会导致痛风发作吗？患者是否存在类风湿关节炎、骨关节炎等引起的疼痛？疼痛需要服药吗？疼痛的位置及类别？目前在服用什么药物？

神经系统：患者有癫痫发作、偏头痛、脑卒中、短暂性缺血发作、定向力障碍、记忆丧失、痴呆症或晕厥等疾病吗？这些现象是否影响对药效或不良反应的评估？患者是否因服药而导致神经系统问题（意识不清、困倦想睡觉）？患者身体状况是否会影响患者服药的依从性？

精神状况：患者是否患有抑郁症而需要服药？是否患有焦虑、精神分裂症、恐惧症、注意力缺失症？患者是否因服药而有精神问题？患者的精神状况是否会影响其遵守用药指示？患者的既往病史是否有记忆丧失、心情不佳、焦虑、抑郁、意识模糊、妄想、失眠等现象而使药师不容易评估药效或不良反应？

皮肤：患者是否有皮炎、湿疹、干癣、青春痘、伤口感染、皮肤感染、红疹等？是否接受治疗？是否由药物导致？

（十一）评估总结：简要描述患者存在药物治疗及其他医疗相关问题

经由前面评估获得一个总结清单，包括：

（1）患者有几个主要的疾病/医疗问题需要药师介入，依需要改善的重要程度列出优先顺序。也就是这些疾病/医疗问题控制不好、有药物治疗问题存在及患者的用药需要改善。例如，治疗这些疾病所使用的药物可能：① 有不适当的适应证；② 治疗效果不理想；③ 存在潜在用药风险；④ 患者使用可能不方便或依从性差。这些药物治疗问题越多或越严重的疾病/医疗问题，排在前面，因为需要尽快解决；问题较小的疾病排在后面，后续照护计划就按此顺序作规划。

（2）有几个次要的疾病/医疗问题，即控制尚可，没有大的用药问题但还须继续追踪。

（3）有哪些跨疾病的药物治疗问题存在，如重复用药，没有适应证的用药或对某疾病有治疗禁忌等。

二、照护计划拟定方法和流程

针对前面评估部分确认出患者的每一个疾病/医疗问题，按照需要药师介入的紧急和严重程度排优先顺序，分别做该疾病/医疗问题的照护计划，并按顺序从下列 8 项内容分别完整地描述出来，前七点缺一不可。

（一）该疾病/医疗问题目前控制情形（评估时所收集数据依次描述）

通过前面评估收集的资料来判断该疾病/医疗问题目前控制如何，以及患者不适的情况，考虑是否需要药师积极介入来协助改善该疾病/医疗问题的情形。

（二）该疾病/医疗问题目前使用药物

列出治疗此疾病/医疗问题的目前所有用药，包括药名、用法用量、给药途径、使用时长等，也包括自行购买药品、保健品的使用原因和具体使用情况等。

（三）确认疑似的药物治疗问题

药物治疗问题的种类与归类代码（PP 码）

运用药师记录系统（PPSSFF）（此系统源自谭延辉教授在台湾建立的记录系统——AABBC，在此基础上修改形成）。药师发现的疑似药物治疗问题用 PP 码做记录，药师建议的解决方案用 SS 码做记录，追踪医师或患者的行为改变用 FF 码做记录。根据评估中确认出与某疾病治疗相关的所有疑似药物治疗问题，先列出与医师开处方有关的问题，再列出患者在家用药行为的问题。必须详细描述哪些药品有什么问题，包括：患者疾病与用药二者之间的不良关系。最好能将 PP 码与类别同时呈现在每一条描述的最前面。按照不同疾病/医疗问题需要介入的疑似药物治疗问题的紧急程度和重要性有主次顺序地依次制定照护计划（如何解决这问题），成为 SS 码的记录内容。

药师对医师或患者建议与归类代码（SS 码）

（四）所发现的医师开药问题及拟定对医师提出的改善意见

依据每一个PP码问题规划解决患者药物治疗问题的各种可能方法。针对该疑似药物治疗问题，描述可能的几种解决方法（如增加药物、改变剂量及使用方法、停药等），再决定出最适用于该患者的解决方案建议给医师（SS码）。

许多疾病/医疗问题会有几种解决方法，须确认出其他的治疗方法（其他剂量用法，其他药物，不使用药物的自我照护，手术）。对各疾病/医疗问题思考，何种药物治疗方法最能达到疾病的控制目标。建议其他用药一定要有更佳治疗效果的证据。患者的生化检验或疗效数据可用来列出选择方法的优先级或排除条件，比如考虑患者的过敏情形、偏好、肝肾功能，以及以前治疗失败的经验。药学服务如处方判断性服务就是与医师沟通找到的药物治疗问题（见附件1），并请医师改变处方用药。此时一个PP码要正确对应一个SS码（一个药物治疗问题会有一个适当的解决方案建议给医师）。

附件1

处方判断性服务流程

处方判断性服务的定义：药师收到医师处方为患者调剂前（或分析目前的用药档案后），若发现处方用药有疑义时，应与医师联系确认问题、解决问题，再按照确认后的新处方内容进行调剂，并记录所有过程的服务行为。处方判断性服务是针对一个患者的处方，在药师收到处方并做处方审核后，发现及解决药物治疗的问题，所做的专业照护行为，这行为最好在调配药品之前执行。这种服务不是用药指导或是提供药物信息，它必须综合患者的疾病、生理特性及使用的药物后，对患者的用药做适当性的评估，评估出不适当的药物使用或各种疑似药物治疗的问题，并向医师提出解决问题的办法。现在有政策要求药师必须对医师处方进行审核，但后续的处理及记录还需要加强，而整套行为就是处方判断性服务。当药师通过系统或者上门进行用药重整、慢性病管理、家庭病床或医养融合机构等居民的药物治疗评估服务时，若发现某医师处方的药物治疗方案有疑异时，也可以进行判断性服务，将发现到的问题与医师沟通，期望能达成解决药物治疗问题的共识。这一服务过程也能记录下来。

处方判断性服务的具体操作流程，主要包括3个步骤。

1. 系统前置判断　医师开具处方或医嘱后，“云审方平台”系统自动对处方（医嘱）内容进行前置判断，若系统判断为合格的处方（医嘱）可继续进行后续处理，药师在收到处方（医嘱）后，按内容调剂药品；若系统判断为疑似问题处方（医嘱），则转为人工评估。

2. 人工评估　药师面对面了解患者的用药情况，对患者用药情况进行评估和药物重整；也可通过电脑、iPad端对患者的医嘱进行评估。

3. 判断疑似问题处方（医嘱）是否存在药物治疗问题

（1）存在疑似药物治疗问题：评估出不适当的药物使用或各种疑似药物治疗的问

题,应及时与医师沟通并提出建议,请其确认或者重新开具处方。① 若医师听取药师建议修改处方(医嘱)后,药师可采用新处方(医嘱)给予患者治疗;② 若医师仍维持处方(医嘱)治疗,在不存在禁忌证的情况下,请医师双签名确认,药师可按照原处方(医嘱)执行;若处方(医嘱)存在明显禁忌证,药师不应执行处方(医嘱),需继续与医师沟通。

药师在提供以上判断性服务后,并记录所有服务的内容与结果。

(2) 不存在药物治疗问题:药师在评估后,认为电脑判断为疑似问题的处方(医嘱)并不存在药物治疗问题,可在系统上通过此处方(医嘱),按处方(医嘱)调剂给予患者治疗。

(五) 患者用药的问题及拟定对患者做哪些教育以改善其行为

根据前面发现患者用药行为不适当之处(PP 码),拟定需要对患者执行的服务项目与教育患者的内容(SS 码),药学服务如用药依从性咨询服务(见附件 2)、药品不良反应咨询服务(见附件 3)、自我照护咨询服务(见附件 4)、用药分装服务(见附件 5)、特殊装置用药指导服务(参照药品说明书的具体操作进行教育)等。药师应上网收集教育资料,准备书面教材,如已制作的用药指导单、特殊装置用药指导图片,并确定这些处理方式的正确性与真实性。不要将未经证实的宣传资料做夸大不实的论述。这些教育内容与患者沟通,期望能增加患者在正确时间服用正确剂量的正确药品(用药依从性),正确使用给药装置,正确的在家自我照护及正确就医行为。此时一个应用在患者的 PP 码要正确对应该处置的 SS 码(一个药物治疗问题会有一个适当的解决方案建议给患者)。

附件 2

用药依从性咨询服务流程

用药依从性是评估慢性病患者用药情况的重要指标,也是疾病治疗保障的重要考评指标。用药依从性咨询服务主要在药房、药师门诊或患者家中执行。针对使用药品品种较多(≥5 种)的患者,或长期用药/持慢性病长期处方的患者,药师应主动提出服务的要求,药师应先运用“用药依从性量表”(表 4－1)先了解患者最近 1 个月内在家用药的依从性情形,若患者属于用药依从性低者可提供此服务,并于一个月后进行一次复评,以便知道前后改变情形。

表 4－1　用药依从性量表

条　　目	答　　案
1. 您是否有时忘记服药?	是□　否□
2. 在过去的 2 周内,有没有哪天没服用过您的药物,除了忘记这个原因以外是否还有其他的原因?(例如,没及时去开药,自己停药不想继续吃,药太贵没买等)	是□　否□

续 表

条 目	答 案
3. 您是否曾因为服药觉得更不舒服,而减少用药剂量或停止服药,但没有告知医师?	是□ 否□
4. 当您外出旅行或长时间离家时,您是否有时忘记随身携带药物?	是□ 否□
5. 昨天您服药了吗?	是□ 否□
6. 当您觉得自己的病情已经得到控制时,您是否停止过服药?	是□ 否□
7. 每天服药对某些人来说是很不方便的事,您是否也很苦恼要每天按时服药?	是□ 否□
8. 您经常忘记按时服用所有的药物?	从不□ 偶尔□ 有时□ 经常□ 所有时间□
总 分	

依从性等级划分为:高(8 分)、中(6~7.9 分)和低(<6 分)。

针对居民到药房调剂处方,药师首先进行审方,若发现医师处方有相互作用或剂量用法不适宜等药物治疗问题,药师先执行判断性服务,再与医师沟通解决问题。若无药物治疗问题,药师直接运用“用药依从性量表”先了解患者最近 1 个月内在家用药的依从性情形,评判标准: 1~7 题的备选答案为“是”“否”,答“是”记 0 分,答“否”记 1 分,其中第 5 题反向计分;第 8 题备选答案为“从不”“偶尔”“有时”“经常”“所有时间”,分别记 1 分、0.75 分、0.50 分、0.25 分和 0 分。量表满分为 8 分,得分<6 分为依从性差,得分 6~7.9 分为依从性中等,得分 8 分为依从性好。对于依从性中(6~7.9 分)、依从性差(<6 分)的患者,在征得患者同意前提下执行用药依从性咨询服务。

药师依据此服务标准流程进行:

首先,以开放式问句询问 5 个问题了解药物使用情况并做记录。例如,这药品是治疗您的什么疾病? 回家后会在何时服用/服用多少量? 这药品的剂型您是如何使用? 使用这药品曾有哪些不舒服情形? 忘记吃药时您会如何处置? 是否还有其他用药注意事项的疑问? 您都怎么储存该药? 应何时再去开药? 等等。

以开放式问句询问的目的是,引导患者说出自己的认知与实际的用药行为,药师可从中找出患者认知或用药行为的错误所在。若患者回答都正确,则药师应鼓励其继续按时服用;若有任何用药认知、方法、时间点不清楚或不正确,药师都应做适当的用药教育。

其次,通过开放式询问,找出错误点再指导患者正确做法,增加患者的用药知识,以及正确与适当地按时服药,同时增加患者用药依从性,保障用药安全与有效性,并解除患者对用药的疑虑。药师指导患者包括以下内容: ① 协助患者清楚知道所服用药品用途与疗效经验;② 明确知道用药的时间点与用法,增加他们对用药方法的认知、何时如何吃药,以及如何处理漏服药的情形;③ 若能找出患者用药不良反应或对日常饮食、活动、睡眠或排便方面有任何不舒服的经验,则能教育如何避免或处理该不良反应;④ 发现患者不正确用药的原因,进而教育、讨论与解决患者用药错误点;⑤ 协助增加医师处方药品的疗效,同时减少药品的浪费。药师提供此服务需做服务记录。

最后,于患者下次再来药房(间隔 1 个月以上)时,用"用药依从性量表"再评估一次,若仍不达标则继续该项服务,直至患者依从性达标(8 分),以呈现之前服务是否有提升患者的用药依从性,由此来体现药师提供服务的价值。并对资料进行整理和存档,为保证依从性服务的可追踪性和延续性,可在达标半年后进行电话、药房或门诊随访。

附件 3

药品不良反应咨询服务流程

药师进行药学照护时,或家庭医师团队/整合照护师到患者家中做需求评估时,都可能发现患者有一些身体或行为现象,如表 4－2,而怀疑与患者所使用的药品有关。此时,最好请药师进行"药品不良反应咨询服务"。

表 4－2 考虑与药品不良反应相关的症状表

类 别	细 项 内 容
1. 行为异常	情绪大幅度波动,如烦躁、失眠、忧郁、思绪混乱…… 嗜睡,影响白天活动或进食等日常生活功能
2. 排便异常	有便秘(有腹泻)
3. 排尿异常	尿不出来(尿失禁,常常无法控制小便,尿裤子或尿床)
4. 下肢乏力	有跌倒或跌倒的风险(常抱怨走路下肢无力或肌肉痛)
5. 进食异常	食欲不振、呕吐或拒绝进食,影响营养摄取 吞咽困难、流口水或吃东西容易呛到
6. 疾病控制不佳或有新的身体不适症状	出现皮疹、红肿、瘙痒(抱怨服药后仍无法解决病痛问题) 皮肤常瘀青/出血/有水肿(脸、手、脚或呼吸很喘) 有脱水现象、皮肤干燥、嘴唇或喉咙干、吵着要喝水

很多基层医疗机构都有建立药品不良反应监测工作的相关制度,药师可参照执行,监测和上报药品不良反应,但若缺乏参考内容,建议遵照此流程执行。

1. 患者出现异常症状　当家庭医师团队/整合照护师到患者家中,发现患者出现上表中的异常症状时,可将患者转交给药师,药师可进行不良反应咨询服务。

2. 收集患者信息、进行全身系统性评估　药师收到要求后,根据全身系统性评估表,与患者或家属进行访谈，帮助患者填写全身系统性评估表。并且收集患者所有疾病信息与用药信息，包括正在服用与曾经服用的药物，填写患者不良反应评估量表。

3. 初步评估　药师根据全身系统性评估表，对患者的异常表现进行判断，判断是否属于药品不良反应。若不属于药品不良反应，则交由医师判断是否为患者病情进展所致；若属于药品不良反应，则进行下一步评估。

4. 找出可疑药物　药师根据所收集到的患者疾病信息与用药信息，结合"全身系统性评估表"，找出可能导致不良反应的可疑药物，填写患者不良反应评估量表，内容包括患者基本信息、事件发生时间、事件发生经过、药品使用信息、不良反应关联性评价、不良反应处置及建议等。

5. 再次评估　药师对患者出现的不良反应严重程度进行评估。若患者出现的药品不良反应属于轻度，且患者病情允许，可指导患者停药 1 d，观察停药后第 2 日相关不良反应是否消失；若暂无替代药物或患者不能停药，则询问患者相关不良反应是否可以耐受，若患者可耐受，则可继续用药。若患者出现的药品不良反应属于中重度，立即汇报给家庭医师，必要时换药或到医院就诊。记录对药品不良反应采取的措施，填写患者不良反应评估量表。

6. 随访及上报　在第 2 日或 1 周后对患者进行随访，记录采取相关措施后患者药品不良反应是否好转或消失。填写完成患者不良反应评估量表，在医院不良事件上报管理系统内上报药品相关不良反应。

附件 4

自我照护咨询服务流程

居民有不舒服情形通常会选择就医，药师在进行社区药学照护过程中，可判断居民在家用药的观念与行为是否恰当，若错误或不恰当则执行用药依从性咨询服务，若只是在轻微症状自我照护的认知或行为上，或在慢性病自我照护的认知或行为上，还有不会做或可增强之处，则进行"自我照护咨询服务"。就以下两种情形药师可着手切入落实药学服务：第一，轻微症状自我照护。若居民有轻微症状，药师在评估确立是轻微症状后，可提供生活方式指导或可选择的 OTC 药物品种以减轻相应症状，同时教导居民服用的剂量方法等自我照护的方法。第二，慢性病症状自我照护。针对慢性病患者的长期用药，药师在社区服务中心调剂处方药后，可提供慢性病管理服务，可运用药师教育慢性病患者使用的自我照护教材工具，教导患者在家的慢性病自我照护与预防慢性病恶化或恶化发生时的处置方法。

社区药学照护均应执行以下 3 个流程，即先收集信息并进行病情评估做出判断，拟定与执行照护计划，进行疗效追踪。提供"自我照护咨询服务"也不例外，因此，自我照护咨询服务的标准操作流程如下：

（一）先收集信息并进行病情评估做出判断

1. 了解居民的不适症状史与目前用药档案　药师到居民家中可运用全身系统性评估

表，请居民或其家属指出有哪些部位的不舒服情形。目标是探查出居民的情况与严重度，并判断是否可以进行自我照护。药师可问下列问题来收集与症状有关的资料。

a. 您能描述一下不舒服的情形吗？

b. 是从什么时候开始的？已有多长时间？

c. 您认为发生的原因大概是什么？

d. 发作时会维持多久？是持续的？还是断断续续的？

e. 会不会影响您的日常生活？（睡觉，吃饭，工作，走路，上厕所等）

f. 这是新的症状还是以前也有现在复发的不舒服症状？

g. 还有没有其他不舒服的症状同时发生？

h. 有没有其他活动或食物或药品会使症状更糟糕？

i. 有没有任何东西可以减缓这种不舒服症状？

j. 您有没有服用一些药品来治疗这种症状？效果好不好？

2. 收集更多相关信息。药师可选择性地了解下列事项

a. 居民是否有慢性病？目前症状或不舒服是否与慢性病有关？

b. 收集全部处方与非处方药品信息，判断疾病是否会受药品影响？

c. 是否为哪个药品的不良反应？

d. 居民的生活作息是否会被处方药/非处方药、维生素、中药、抽烟、喝酒、喝茶或咖啡等影响？已经服用多久了？

e. 居民是否在使用特殊的饮食？是否有特殊的营养需求？

f. 居民是否对任何物质或药品有过敏史？

g. 居民过去是否有任何药品不良反应的经验？

h. 居民是否会做慢性病的自我照护？

若居民患有慢性病，药师为了解疾病控制情况与用药疗效的评估，对居民的物理检查或收集生化检查数据也很重要，如心跳、呼吸速率、体重、血糖值、血压等。药师在咨询过程中应先多训练观察能力，判断居民的一般健康情况及疾病严重性。比如疼痛，可看居民的面部表情或不愿动某手脚部位；皮肤病，可看皮肤情形；严重程度，可看居民脸色或行动能力等。若需要应立刻处理，建议居民去看医师。

3. 判断不适状况严重程度　在了解不适情形后，药师须判断这情形的严重性，包括居民症状是否为疾病控制不佳所呈现的症状？是否为药品不良反应（是轻微还是严重）？居民是否能做好自我照护？居民对情形的认知是否有错误？是否需要去看医师门诊？

症状严重性的判断取决于非常多因素，药师决不可轻忽。糖尿病有在家自我照护的事项，如自我量测血糖、按时服药、戒烟、饮食控制、运动、生活形态/心理压力调适、低血糖发生的处理等；但若有眼睛、肾脏或神经伤害，就必须立刻就医。轻微的咳嗽容易处理，但若咳出血或呼吸都受影响时，也须立刻就医。有时居民须定期做许多检查，但都忽略没检查又不知道生化数值时，最好建议居民就医。看了许多医师，吃了许多药，又有多重疾病

的居民，更要小心评估他的用药适当性与病情控制状况。居民能够自我照护的，药师应进行教育；需做进一步诊治的，应及时转介给医师处理。

（二）拟定与执行照护计划

1. 拟定照护计划　药师评估完上述信息后，应确定症状严重性及是否有潜在药物治疗问题存在，然后进行照护计划的拟定。一个照护计划的拟订与执行包括4个方面：收集更多信息；转介给某位医师诊治；选择自我照护方法；教育居民在家自我照护的方法。

药师应与居民家属多沟通，来收集更多的信息：与家属了解以前的类似状况处理情形及居民是否能正确处理，以决定自我照护（包括家属照护）是否可行。

若药师判断这些症状与居民的疾病控制不佳或属于严重药品不良反应，则应建议居民就医诊治。药师建议居民去寻求医师诊治时，说话要有技巧，并让居民感受到去看医师的价值，不可吓倒居民。最好要将为何请医师诊治的原因向居民说明清楚。居民若有下列情况就一定要去看医师。

a. 没有明确诊断及治疗，居民症状太严重而不能再忍受时。

b. 症状虽轻但持续了很久，且原因不明又不易确认。

c. 症状经常复发，原因也不明。

d. 居民主诉虽不严重，但药师怀疑可能存在潜在危险疾病。

若判断居民可以自己处理这些轻微症状，药师可推荐使用一些OTC药品或中成药，或教育一些非药品处置方法（饮食/休息/按摩/运动/生活方式改善）。建议居民自我照护时，药师要基于他的情况能确认一个可达到及可测量的治疗目标，才能建议一个照护方法（用药或不使用药）。例如，干咳可使用镇咳剂，但痰液太浓而持续咳嗽者，无须镇咳剂。若居民有呕吐、腹泻现象，药师可建议24 h禁食只喝水，让胃肠休息，不一定要吃药。当选择自我照护方法时，药师必须考虑居民的情况（年龄、性别、用药历史、生理状况及经济状况）及药物产品的特性（剂型、单位含量、有效性、不良反应及价格），给予最适当的建议。

2. 教育居民居家自我照护方法或用药指导

决定自我照护后，就要教居民在家时饮食/休息/按摩/运动/生活方式的改善方法或药品使用知识。药师应教育居民下列领域的知识：为什么要自我照护；如何正确使用药品；用药时的注意事项等。比如感冒时轻微流鼻涕、身体虚弱、头痛症状，居民在家可以洗热水澡、喝温水泡的维生素C、喝生姜红糖水、多休息，需要时可吃止流鼻涕或止头痛的药品。

在与居民沟通治疗计划时，药师最好将居民的状况作一个总结，解释症状的严重性，并说明使用OTC药品治疗的原因。治疗的目标更要描述清楚。药师可建议几种生活方式改善的自我照护方法，并说明其价值；建议OTC药品的使用方法。应使用通俗易懂的词汇（不是专业术语）来描述各成分的药效，以及对居民轻微症状的影响。

如何使用药品必须解释清楚，重点更须强调出来。不要给予太多信息，以免居民记不住又会搞混的情况发生。不要说一天吃3次，最好能讲出明确的用药时间点，这样居民较易记得。当然要配合居民的日常作息时间来做用药时间点建议。治疗需要多长时间与用药配合度都要向居民强调。

对居民日常生活习惯及对用药影响的教育很重要。如食物对药品吸收量的影响，喝酒对药效的影响，吃药喝水量(250 mL)的习惯等。居民可能需要改变他的生活方式及行为才能做好自我照护，而要达到这个目标，药师不但要教育居民正确做法，还要设计一个最不影响居民生活方式的方法。最常见的药品不良反应及其处理方法也要向居民说明，应注意避免的活动、食物等都要讨论。一般自我照护的通则，如生活方式/饮食/运动的改变，抽烟喝酒习惯的改变，医疗信息的收集与阅读，疗效好坏的自我观察方法及何时去看医师等。

（三）进行随访的疗效追踪

为了后续追踪所做建议的治疗结果，药师可基于治疗目标、居民不适症状特性、治疗不良反应及居民了解程度，来设定治疗指标。如用抗鼻黏膜充血剂来治疗鼻窦炎的使用方法：协助引流及解除症状(头痛)。为达到协助引流的目标，药师可观察或问鼻排出物的性质(量、颜色、黏稠度)。只要问头痛症状是否改善就知道是否达到解除症状(头痛)的目标。药品不良反应的指标是看有没有某些不良反应症状出现。最后请居民示范自我照护方法或正确的药品使用方法，以确定认知或用药技巧的适当性。

药师在下一次进行药学照护前，应先回顾上次教育居民的内容与预定要追踪的事项。药师在家访时，可针对自我照护部分，请居民说明并示范这段时间的做法，并参考指标观察是否有达标。需要时，再教育以后的做法。

附件5

用药分装服务流程

为了提高患者用药依从性、提高用药简便性与安全性，药师在社区健康服务中心、家庭病床或药房执行用药分装服务，从而降低用药不良反应发生率或减少急诊住院事件的发生。用药分装的好处：提高依从性(减少拿错药、漏服、服错药)；方便性(使用简单、缩短服药准备时间、方便携带)；正确性(减少重复用药、相互作用)；解除漏服药的顾虑(知道是否已服药)；增加患者的自主性(每次服药无须亲属帮忙拿药)；增加疗效(能按时服正确的药品)。

给予患者用药分装服务的满足条件：用药复杂(如>5种用药)、多病共存或用药依从性差的慢性病患者，经药师评估需要，且经患者同意，皆可由药师为其提供此服务。所以，对于满足用药分装服务条件，药师需协助患者管理其所服药的全部药品，并依据此服务标准流程进行。

(1) 药师初次评估：针对持慢性病处方到社区健康服务中心、门诊药房调剂的患者，或老年病院、家庭病床的患者。药师可询问其是否有看至少2位医师门诊,他们都有开具药品吗?在家使用慢性病用药是否超过5种,常出现容易拿错药服用,或漏服或吃错药的情况。

(2) 若是患者愿意请药师将所有药品进行分装,则可考虑与患者签署服务同意书。

(3) 药师与老年病院、家庭病床患者约好时间到其家中进行服务,或患者将全部药品带到社区健康服务中心、门诊药房,建议自行购买7日便携式药盒,若不愿意购买者,可考虑为首次用药分装患者提供七日便携式药盒,并为其提供用药分装服务,可为患者带来更大利益。

(4) 药师评估用药合理性:药师须先判断所有药品之间是否没有任何药物治疗问题。药师须确定患者用药没有重复情况、相互作用、禁忌证等情况,且用法用量都适当;若发现问题应先排除问题,不能进行分装服务。

(5) 若存在药物治疗问题,处理方式如下:① 在患者同意的情况下立刻与开处方医师联系,请教问题的处理方式,再进行分装。② 若无法与医师取得联系,经患者同意,可将重复用药部分停止给药,其他问题写下书面信息,请患者下次看病时向医师请教。若患者平常都有服用且没有不适现象,仍然可进行分装服务。

(6) 确定药品在铝箔包装破坏后是否易潮解。

1) 以单剂量分包的方式进行分装者,则该铝箔包装药仍需装在原药袋内,提醒患者该药品在何时与哪一餐一起服用。

2) 以药盒分装者,使用的药盒足够大,则该铝箔包装药(仍在铝箔内)仍分装在该药盒内,若药盒不够大则该铝箔包装药仍需装在原药袋内,提醒患者该药品在何时与哪一餐一起服用。

(7) 社区健康服务中心、门诊药房、老年病院、家庭病床内应建立与保存患者的用药档案。

(8) 须确定患者需要哪一类型的7日药盒(一次性/可重复使用/家用壁挂式等)。确定好后,准备好即可,但若要装一个月用量则取4个药盒。

(9) 将患者1 d所需要服用的药品,按处方医师指示,按早、午、晚、睡前,将药分装在单剂量分包的药袋或7日便携式药盒适当的格子中。若有特别指示某药需饭前或饭后使用,则选择的7日便携式药盒应区分饭前或饭后区域;或指示该餐药应在饭前或饭后服用。

(10) 提供长期用药分装药品明细表,包括患者姓名、年龄、性别、使用药品名称/规格/剂型、用法用量、用药时间等。

(11) 教育患者如何使用药单剂量分包或7日便携式药盒。

(12) 若有药品无法分装在单剂量分包或7日便携式药盒内,应特别提醒患者要在何时服用何药。

(13) 下次调剂前,药师应检查患者的用药依从性;询问患者是否有任何服药的疑问或困难或不舒服,鼓励持续性服务。

（六）拟定该疾病/医疗问题的治疗目标

说明此疾病/医疗问题的治疗目标，并记录于患者信息采集和评估表。根据诊疗指南和专家共识等，规范建立患者每一项疾病/医疗问题的治疗目标，作为随访追踪某疾病是否控制达标的主要依据。此目标必须是可测量的、可观察的、专一且在一定的时间范围内可达成。治疗目标建议用未来式书写，其形式如"患者将在____天内达到或维持____控制范围""感染将在____日内治愈""疾病或症状将在____天内消失或改善"等。

（七）拟定下次疗效或药品不良反应之随访项目或指标

药师和（或）患者为达疾病治疗目标所要监测的疗效指标，或药品不良反应指标，再规划多久监测一次以安排随访日期。执行与记录药师对疾病/医疗问题所提出改善方案后，要安排下次随访日期，安排下次需随访的指标项目，以观察疾病的进展（病情是否受到控制）及需改善的事项是否已有改善，并将具体的随访日期记录于患者信息采集和评估表。不论是针对疾病/医疗问题或药物治疗问题的随访。其实就是在安排随访计划。随访是指安排下次何日期与患者再接触（面对面或电话联络），这需要患者与药师都同意的时间，主要在确认所建议的方法是否达到良好的治疗结果，没有造成不希望的不良结果。

（八）拟定预防未来可能发生的药物治疗问题的方法

描述患者未来可能会发生的药物治疗问题，包括：患者的问题或状况与所牵涉的药物，二者之间的因果关系。说明预防这类药物的治疗问题，目的在于避免可能发生的不良事件，帮助减少医疗费用的支出。针对某一用药问题（PP 码），拟定与描述预防问题发生的各种可能方法（加药、改变剂量用法、停药、换药）（SS 码）。

三、照护计划执行方法和流程

（一）执行对患者的教育以改善其行为（SS 码）

如果药师正在患者家中，可对患者先进行教育及指导。对患者通过用药依从性问卷评估后，依从性差的患者可根据"用药依从性咨询服务"的标准流程执行；药物治疗过程中若出现与疾病不相符的症状，或者经过"全身系统性回顾"判断可能为药品不良反应，则根据"药品不良反应咨询服务"的标准操作执行；用药复杂（如>5 种用药）用药依从性差的慢性病患者，经药师评估需要，且经患者同意，可为其提供"用药分装服务"；其他不会操作某特殊给药装置、不清楚药品使用知识或不知道在家如何自我照护该慢性病或症状等的患者，可按照"特殊装置用药指导服务""自我照护咨询服务"等执行。若患者自行购买的非处方药品或中草药可能影响处方药的疗效，药师也可建议如何正确使用那些药品，或者暂时停药。依据前面所发现患者用药行为不适当之处，根据拟定教育患者内容，执行教育事项（记录 SS 码）。必要时提供具体的用药指导单。针对自我照护存在的问题，特别在预防行为（戒烟/减重/运动/饮食）应多做指导。对于预防未来发生的药物治疗问题，列出药师建议的预防方法，执行与记录对患者（或其家人照护者）所做的教育内容。

（二）执行对医师提出的改善意见（建议医师事项，SS码）

由于药师正在患者家中，无法现在与医师沟通，只有日后回到医院再与医师沟通解决问题的方案。药师根据医师处方用药找到的疑似药物治疗问题所拟定的建议，在适当时间应与开处方医师或其他医疗人员（护理师/营养师等）进行沟通，提出改善用药意见（介入活动），同时记录对医疗人员所做的治疗建议（SS码）。对于预防未来可能发生的药物治疗问题，列出药师建议的预防方法，执行对医疗人员（医师、护士、营养师等）所做的建议，也记录SS码。

四、照护计划随访评估

在拟定照护计划并执行后，依据所拟定日期/时间进行患者病情追踪、访视。呈现时应分别针对每一个疾病/医疗问题，进行随访追踪并评估执行介入活动的成效。随访时每一个疾病/医疗问题应从下列5个方面记录，缺一不可。

医师和患者的结果回应与归类代码（FF码）

（一）上次建议医师后，医师的回应情形

依据上次对医师用药的建议（针对某疾病控制的PPSS建议），追踪医师是否有接受，以及医师在用药上做了哪些修正，即FF码的情形（见二维码）。此时一个PPSS码要正确对应一个医师的FF码（医师开药行为是否有改变），所以一个药物治疗问题的发现与解决就有PPSSFF码的6个数字记录。

目前疾病治疗控制情形（疗效代码）

（二）上次教育患者后，患者用药行为的改变情形

依据上次对患者的教育（PPSS教育内容），追踪患者是否有接受，以及患者在用药行为上有哪些修正，即FF码的情形。此时一个对患者的PPSS码要正确对应一个患者的FF码（患者行为是否有改变）。

各种疾病/医疗问题治疗效果追踪改变情形（与之前比较）的类别与代码

（三）评估该疾病/医疗问题的实际控制结果

药师首先要观察之前对医师的建议或对患者的教育，是否他们有做改变与是否有成功改善用药问题。然后，药师评估这些介入活动对患者的疾病/医疗问题改善情形是否有效，是否达到治疗目标。从追踪期间所收集的患者资料（症状体征/自我感觉、生化检验值、用药依从性），药师评估并记录病情的进展，看是否达到所期望的治疗结果。每一次随访可用下列方法记录患者的状态（各疾病或医疗问题的疗效结果变化情形，见二维码：疗效代码，追踪改变情形的类别与代码）。

每次随访总体评估患者的疗效结果

（四）总体评估药师照护后的患者所有疾病/医疗问题的控制结果

根据各疾病或医疗问题的控制情形及疗效结果变化情形，采用独特设计的计算方法进行总体评估（见二维码），为后期汇总和统计提供可靠的依据。

（五）药品不良反应出现情形

药师应再次评估是否有该疾病/医疗问题相关用药所导致的不良反应发生。可再次使用全身系统性回顾所获得的资料，用来做判断。

患者随访记录表

（六）是否有该疾病/医疗问题相关的新问题发生？再拟定下次照护随访计划

描述药师的临床评估，看是否在随访期间患者有新的药物治疗问题发生。安排下一次随访患者的时间(见二维码)。拟定下一次要与医师沟通的内容,患者教育内容,提供哪些服务。让患者满怀期望等待药师下一次访视。同时,将以上内容详细记录于随访记录表中。

(七) 终止照护

当患者结束家庭医师签约、死亡,或其他不可抗因素无法追踪随访时,药师则可终止对患者的药学照护。

第四节　社区药学照护质量管理与评价改进

一、质量管理

(1) 基层医疗卫生机构应随时收集服务质量相关事件信息,分析不良事件原因,提出整改措施,对过程或管理进行调整完善,避免服务质量相关事件再发生。

(2) 药师应整理汇总服务记录,并在保证居家患者隐私权的情况下,宜开展行业内交流经验,促进服务质量提高。

(3) 基层医疗卫生机构应当将社区药学照护服务纳入本机构医疗质量管理与控制体系,严格其质量管理,确保医疗质量和医疗安全。

二、评价指标及结果反馈

评价指标包括建档人数、建档后随访率及完成率、已完成照护的患者人次、具体开展药学服务的患者人次、服务项目数量、解决药物治疗问题的人次、避免患者不适当用药的人次、医师对药学服务意见采纳率、患者用药档案的合格率、患者失约率和有效投诉结案率等。并从以下几个方面来具体体现服务结果。

1. *有效性*　给予患者药学照护后的临床指标:血压达标率、血糖达标率(如空腹血糖、餐后 2 h 血糖、糖化血红蛋白)、血脂达标率(如 LDL－C、TC 和 TG 等)、体重、尿酸、肝肾功能;依从性达标率;复诊率和再入院率;生存质量等指标的改善情况。

2. *安全性*　给予患者药学照护后的用药错误率、药品不良反应发生率等降低。

3. *经济性*　给予患者药学照护后的患者与药物相关的药品费用、平均门诊医疗费用总额改善,节省医保支出。

4. *人文结局*　给予患者药学照护后,提高患者生活质量和对医师、药师服务的满意度。

三、照护持续改进

(1) 社区药学照护服务评价主体包括自我评价、服务对象评价、区/县级以上卫生行政主管部门和第三方评价。

（2）评价依据包括：依据国家相关法律法规及相关的国家、行业和地方标准、规范，对药师服务质量开展回访调查和检查考核，形式包括定期或不定期的现场检查、上门调查、电话调查、信件调查和网络调查等。

（3）定期对评价指标进行总结和评估。

（4）基层医疗卫生机构应当及时总结评估社区药学照护服务的开展情况，针对发现问题提出解决措施，并跟踪实施和持续改进。

（叶陈丽）

第五章　社会药房(店)药学服务

随着“医药分开,门诊统筹,带量采购(volume-based procurement, VBP)/双通道,DTP(direct to patient,直接面向患者)药房”等一系列政策的持续推进,社会药房(店)作为社区患者最易获得服务的场所,对于保障公众用药安全的作用日益凸显。随着社区(零售)药店功能不断完善,药学服务形式和内容不断发展,“以患者为中心”的药学服务理念逐渐深入到社会药房的工作内容中。社会药房除了承担基本处方调剂,正在向“以患者为中心,为患者提供专业优质的药学服务及健康促进服务”转变。如何快速提升社会药店从业人员的药学服务能力、管理水平,以及加快药店的信息化建设和硬件设施建设等具体问题,值得深入探讨。我国的执业药师目前大多活跃在药品批发企业和社会零售药店。本章从我国执业药师及社会药房的相关法律、法规入手,主要锚定社会药店的执业药师,分析、总结我国社会药店开展药学服务的具体内容、规范和质量控制标准等,以期抛砖引玉,为提升我国的社会药店药学服务质量贡献菲薄之力。

第一节　概　　述

一、社会药房(店)概念及分类

社会药房(community pharmacy)作为药品零售企业,也叫零售药店。我国《中华人民共和国药品管理法实施条例》(以下简称《药品管理法实施条例》)将其界定为“将购进的药品直接销售给患者的药品经营企业”。按形态可分为单体药店和连锁药店。《广东省社区药店药学服务体系建设指南》规定了社区药店包括药品零售企业,药品零售连锁企业及其连锁门店、单体药店。根据国家药品监督管理局公布的《2020 年度药品监管统计年报》指出,截至 2020 年底,全国共有《药品经营许可证》持证企业 57.33 万家,其中批发企业 1.31 万家,占比 2.29%,零售药店 24.10 万家,零售连锁企业和门店 31.92 万家,合计占比 97.71%家,社区药店或社会药房在药品经营企业中占比巨大。

长期以来，我国社会药房的职能停留在单纯药品销售，销售包括常规非处方药物（over the counter drug，OTC）、基础慢性病处方药、二类医疗器械、中成药和保健品等。随着国家医药政策的调整，社会药店的功能作用正在发生巨大变化。我国在 2009 年启动新一轮医药卫生体制改革，逐步推行“医药分开政策”。作为新医改的核心内容之一，“医药分开”是改变“以药养医”现状的重要举措，其目的是取消药品加成，使公立医院利益与药品脱钩、打破对处方外流的限制。2019 年 1 月，国务院办公厅印发了《国家组织药品集中采购和使用试点方案》，旨在通过“带量采购，以量议价”的方式，挤掉药价“水分”，解决药价虚高的问题。国家药品集中采购政策的实施：一方面，降低药价、减轻患者用药负担，提高用药可及性；另一方面，规范医疗机构用药结构。带量采购即在招标公告中，会公示所需采购量，投标过程中，除了要考虑价格，还要考虑厂家能否承担相应的生产能力。通过以量换价、带量采购等措施，降低药品价格。上述政策对于提升社会药店在药品销售流通过程的作用具有深远影响。

慢性病和肿瘤的发病率会随着年龄增长而增加，随着人民群众平均寿命延长和人口老龄化，慢性病和肿瘤等疾病的发病率在人口中也呈现增高趋势，患者对创新药品的需求也不断增长。国家为满足患者的用药需求开展医疗保险药品谈判工作。为解决谈判药品“进院难”问题，国家医疗保障部门联合卫生健康部门提出了“双通道”政策，“双通道”是指省域范围内通过定点医疗机构和定点零售药店两个渠道，满足谈判药品供应保障、临床使用等方面的合理需求，并同步纳入医保支付的机制。医疗机构是国谈药配备使用的首要责任主体，定点零售药店则作为国谈药供应补充保障的重要主体，共同保障国谈药“双通道”落地。2021 年 5 月，为确保国家医保谈判药品顺利落地，国家医疗保障局和国家卫生健康委员会联合发布了《关于建立完善国家医保谈判药品“双通道”管理机制的指导意见》首次明确了谈判药品从定点零售药店和定点医疗机构 2 个通道同时供应，并实行统一医保支付政策。该指导意见对于“双通道”资质的药店的遴选程序做出了规定，强调要发挥定点零售药店分布广泛、市场化程度高、服务灵活的优势，与定点医疗机构互为补充，形成供应保障合力。各地医保部门要坚持“公开、公平、公正”的原则，确定遴选标准和程序，将资质合规、管理规范、信誉良好、布局合理，并且满足对所售药品已实现电子追溯等条件的定点零售药店纳入“双通道”管理，及时主动向社会公开。建立健全“双通道”定点零售药店退出机制，适度竞争、有进有出、动态调整。

综上所述，“医保控费、取消医院药品加成、降低公立医院药占比”等多项政策的推行，打破了药品仅从医院流出的传统模式。伴随着医疗改革进程的逐步深化，我国医药销售以医院终端为主、批发环节繁多的传统流通模式正在逐步改变，社会药店在药品经营、使用中的作用和地位逐步提高。

同时，DTP 药房的兴起，作为社会零售药店的重要形式也值得关注。DTP 药房主要销售高毛利专业药物、新特药、自费药等，并配备执业药师提供专业指导意见及服务。有别于传统的药品流通渠道，即药品生产企业生产药品、药品招标机构招标、药品批发公司和药品代理商批量出售药品、患者到药房门店购买药品。DTP 药房模式是指药店获得制药企业产品经营权,患者根据医院开具的处方,从药房直接购买药品并获得专业指导与服务的模式,同时药房根据处方,还可为患者提供送药上门的服务。这种模式能够绕过商业代理、政府药品招标采购环节,直接接触药企,使药品流通链条更为简短,同时很多业务转移到线上,采购、管理和销售药品的方式更加灵活多样。DTP 药房不仅是简单的药品销售的渠道终端,更是连接医药企业、医院和患者的平台,通过提供肿瘤等特殊疾病领域知识,疾病跟踪管理等专业化服务,产生与患者的长期黏性。

针对上述新的政策和药品使用、流通领域新情况的出现,广东省商务厅、广东省药品监督管理局联合发布了《关于完善现代药品流通体系 推进药品流通产业高质量发展的通知》(粤商务秩函〔2022〕69 号),明确提出:"鼓励药品零售企业持续创新经营模式,开展差异化经营,发展'双通道'药店、专业药店、智慧药店、便利药店等多种模式,支持企业提供保障用药、健康监测、康复咨询、慢性病管理等服务功能,支持药品零售行业从单纯销售药品向提供全面健康服务转型,满足公众健康服务的多层次需求。"

2023 年 2 月 15 日,国家医疗保障局办公室发布《关于进一步做好定点零售药店纳入门诊统筹管理的通知》,提出:参保人员凭定点医药机构处方在门诊统筹定点零售药店(简称"门诊统筹药店")购买医保目录内符合规定的药品并由统筹基金报销的政策。随着该政策发布,很多省份开始将定点零售药店纳入门诊统筹范围。各省市相继推进医保电子处方流转平台的落地应用,正在逐步实现医院开具电子处方、患者在线购药、药师在线审方、药店实时配药、物流配送到家的全程服务,各地电子处方流转平台相继上线,有效促进了处方外流进入零售药店的步伐。2022 年,零售药店销售比为 29.0%,占包括公立基层医疗机构、公立医院在内的药品销售终端市场的三成。截至 2023 年 8 月,全国已经有22.6% 的零售药店接入医保门诊统筹系统。社会零售药店在药品销售终端所占的份额进一步提升。

随着公众自我治疗、自我保健意识的不断增强,以及"医药分开,门诊统筹,VBP/双通道,DTP 药房"等政策持续推进,医院处方外流不断增加,零售药店处方量的持续增加,社会药房已经逐渐成为公共卫生体系不可缺少的重要组成部分,其职能正在从传统的单纯药品销售向高层次的提供药学服务(pharmaceutical care, PC)转移。社会药房(店)除了销售常规非处方药物(OTC)、基础慢性病处方药、二类医疗器械、中成药和保健品等,还应具备常见病和普通慢性病的专业知识,并且能为患者提供用药指导,以及基础慢性病服务(如,常见慢性病监测和建档)等一系列药学服务。如何快速提升零售药店从业人员的药学服务能力、管理水平,以及加快药店的信息化建设和硬件设施建设等问题值得持续关注,以期督促社会零售药店的管理者和从业人员及时调整自身的定位,提升业务能力,为保障人民群众用药安全发挥重要作用。

二、国内外社会药房(店)的发展现状

(一) 社会药房(店)药学服务

药学服务是 20 世纪 90 年代,美国学者 Helper 和 Strand 提出的概念,即:围绕提高生

活质量这一既定目标，直接为公众提供负责任的、以达到提高患者生命质量这一既定结果为目的的与药物治疗相关的服务。药学服务旨在提供一种以患者为中心的全过程合理用药，提高药物治疗效果。药师提供药学服务的场所不仅包括医疗机构药房、长期照护机构，还应该包括社会药房。

随着今年国家的医改政策，给社会药房的发展带来了利好的环境，社会单体零售药房数量急剧增长，同时连锁化零售药品经营企业数量也逐渐增多。作为医改政策"处方外流"承载方的社会药房，必须改变既往单纯依靠高利润、单品突破来提升盈利能力和影响力的模式，才能适应可持续发展。在社会药房开展科学、全面、规范及专业的"以患者为中心"的药学服务是提升社会药店服务质量，实现药房专业转型的必经之路。

《药品经营质量管理规范》(2016年修正版)第一百二十五条明确规定："企业应当按照国家有关规定配备执业药师，负责处方审核，指导合理用药。"《中华人民共和国药品管理法》(2019年修订)(以下简称《药品管理法》)第五十条、五十八条规定："国家对药品实行处方药与非处方药分类管理制度，依法经过资格认定的药师或者其他药学技术人员负责本企业的药品管理、处方审核和调配、合理用药指导等工作。"

尽管上述法律和法规对于药品经营零售企业开展药学服务人员的资质和基本职能给出基本的要求，但是我国社会药房药学服务水平仍然相对低下，具体如何开展药学服务及其相关的质量标准仍然缺乏。为了不断提高我国社会药房药学服务质量，中国药学会2005年颁布了《优良药房工作规范》，该规范旨在为包括社会药房在内的药房开展高水平临床药学工作和药学服务工作提供行业规范和参考。2011年，商务部对外正式发布《全国药品流通行业发展规划纲要(2011—2015年)》，纲要中明确提出："鼓励连锁药店积极承接医疗机构药房服务和其他专业服务。"2022年，国家药品监督管理局就《关于推进社会药房药师开展药学服务的提案》作出官方答复，并且明确指出："国家药监局高度重视执业药师队伍建设"，并且国家药品监督管理局积极参与由国家卫生健康委员会牵头的《中华人民共和国药师法》草案制定工作，以立法的形式明确执业药师的职责，对于发挥执业药师提供药学服务的作用影响深远。同时该提案还敦促各省级药监和药师协会积极开展药学服务制度规范的制定，探索社会药店药师在保障药品安全、指导患者合理用药等方面的作用。为进一步提升执业药师药学服务水平，该提案还要求："各省(区、市)将药学服务有关内容纳入执业药师继续教育内容，学习借鉴国家卫生健康委在提升医疗机构药学服务水平方面的经验，探索适合社会药店执业药师药学服务能力培养方法。将《"十四五"国家药品安全及促进高质量发展规划》落到实处，切实提高执业药师能力素质。"

响应国家的号召，各地药监部门及行业协会也纷纷采取措施推进社会药房药学服务能力的提升。2022年，广东省药品监督管理局委托广东省食品药品审评认证技术协会组织专家编写了《广东省社区药店药学服务体系建设指南》，支持药店为患者提供健康咨询、康复咨询、慢性病管理等服务,支持零售药店完成从药品销售到提供全面健康服务的转型。根据该指南,执业药店的药学服务应包括基本服务、增值服务和慢性病服务三类。湖北省也在2021年出台《社会药房药学服务能力评估管理规程(试行)》,对于社会药房质量和服务管理作出了一系列要求,并且将药物治疗管理作为了社会药店药学服务的高级内容。

2024年1月,广东省医保局发布了《广东省医疗保障信用管理办法(试行)》,将医保定点医疗机构、零售药店等机构类主体和医师、药师、医保参保人等个人类主体纳入医保信用管理,按积分分为A、B、C、D、E 5个等级,对A级个人类信用主体提供信用就医等便利。该办法不仅从根源上解决医保基金的合理使用问题,规范医药企业经营行为,对零售药店的药师服务的能力和专业水平也提出了更高要求。

2024年3月27日,国家药品监督管理局执业药师资格认证中心发布《药品零售企业执业药师药学服务指南》对于药品零售企业的执业药师开展药学服务的资质、基本要求、服务内容、行为准则给出了具体的要求。

综上所述,在国家倡导分级诊疗、医药分开的政策背景下,社区(零售)药店必须逐步摆脱在大众面前固有的单纯药品销售的形象,除了基本处方调剂外,还应大力发展药学服务,提升服务质量,逐步将"以患者为中心"的药学服务理念逐渐深入社会药房的工作内容中,为患者提供专业优质的药学服务及健康促进服务。

(二)执业药师

药师是国际上除医师、护士以外的第三大卫生专业技术人员群体,即:药学服务提供者和执行者。我国的药师和执业药师都被称为药师。从狭义上讲,药师指的是药学技术人员,是指参加人事部门组织的考试考核合格后,获得药学专业技术职称并从事药学工作的技术人员。药师是一种考取的职称。《执业药师职业资格制度规定》(2019年版)指出,执业药师是指经全国统一考试合格,取得《执业药师资格证书》并经注册,在药品生产、经营、使用和其他需要提供药学服务的单位中执业的药学技术人员。执业药师是一种资格,实行资格准入制。我国执业药师制度于1994年开始建立至今,截至2022年11月,全国累计在注册有效期内的执业药师约71万人,每万人口执业药师人数为4.7人,其中注册在药品零售企业的执业药师约64万人,约占注册总数的90%。

执业药师目前大多注册在药品批发企业和社会零售药店,是我国社会药店药学服务的主力。《药品管理法实施条例》规定:"经营处方药、甲类非处方药的药品零售企业,应当配备执业药师或者其他依法经资格认定的药学技术人员。经营乙类非处方药的药品零售企业,应当配备经设区的市级药品监督管理机构或者省、自治区、直辖市人民政府药品监督管理部门直接设置的县级药品监督管理机构组织考核合格的业务人员。"《药品经营质量管理规范》规定:"跨地域连锁经营的零售连锁企业质量管理工作负责人,应是执业药师。"为进一步规范执业药师配备使用,2020年国家药品监督管理局还出台了《关于规范药品零售企业配备使用执业药师的通知》:"药品经营领域依法经过资格认定的药师是指执业药师，依法经过资格认定的其他药学技术人员包括卫生（药）系列职称（含药士、药师、主管药师、副主任药师、主任药师）从业药师等。要坚持和完善执业药师职业资格准入制度，坚持药品经营企业执业药师依法配备使用要求。”同时，该通知还要求药品零售企业的执业药师，除负责本企业药品质量管理，督促执行药品管理相关的法律法规及规范外，负责基础的处方审核和监督调配，还应向公众提供合理用药指导、咨询服务和收集反馈药品不良等药学服务工作。2020年，《基本医疗保险用药管理暂行办法》指出，“医保药品由基本医疗保险基金支付时，应按规定程序经过药师或执业药师的审查。”

国际上，日本需要完成6年的药学专业博士学位才能申请国家执业药师资格考试。美国则需要就读于药学院并且取得药学专业博士学位，并具有1 500 h药房实践工作经验才能报考，而我国执业药师专业培训和国际水平仍有较大差距。《执业药师资格制度暂行规定》里面关于执业药师报名条件规定最低学历是取得药学、中药学或相关专业中专学历，其中相关专业指的是化学、医学和生物学专业，虽然还同时要求需从事药学相关工作满七年，但是中专的知识结构很难对药物成分结构、疾病的发展过程，以及药物作用于机体的作用机制有深刻的认识。我国执业药师报考的门槛很低，导致执业药师队伍学历参差不齐，影响了整体执业药师质量，从而影响国家对执业药师职责的规定与管理，也影响了我们国家执业药师的收入待遇。现阶段，通过继续教育提升执业药师的专业素养和职业道德仍是切实可行的主要措施和手段，然而当前对于社会药房的药师进行的培训仍然缺乏系统和规范化，因此完善执业药师的培训体系，对于提高社会药房开展专业药学服务十分必要。鉴于提升面向零售药店的执业药师继续教育的质量、教育的针对性和强化执业药师药学服务专业水平对于保证药店执业药师处方审核、调配能力及正确性、疾病预防与健康的重要意义，《执业药师继续教育管理暂行办法》（2017）强调接受继续教育是执业药师的义务和权利，执业单位须为执业药师提供学习经费、时间和其他必要条件。

长期以来，我国的零售药店在公众面前仅仅是单纯的药品零售渠道，但是随着相关政策和法律法规的不断完善，社会药店势必在保证安全、合理用药，提供药学服务的过程中，承担起越来越重要的责任。

2016年，《药品经营质量管理规范》要求药品零售企业的质量管理人员应当指导并监督药学服务工作。2017年，《执业药师业务规范》明确要求，“执业药师应当主动参与患者的药物治疗管理，为患者合理用药、优化药物疗效提供专业服务。”并从处方调剂、用药指导、药物治疗管理、药品不良反应监测、健康宣教等方面对执业药师提供药学服务提出明确要求。《药师药学服务胜任能力评价标准》：“药师具备处方调剂能力、药学咨询能力、药物治疗管理能力和药物治疗评价能力。”2019年，《执业药师职业资格制度规定》明确要求：“执业药师负责处方的审核及调配，提供用药咨询与信息，指导合理用药，开展治疗药物监测及药品疗效评价等临床药学工作。”

与此同时,制订药品零售企业执业药师药学服务规范,对于加强药品零售企业药学服务行为管理,发挥执业药师作用,保障公众用药安全具有重要意义。目前行业自律性规范《优良药房规范》,在我国没有强制执行,只在一些发达城市有所实行。药品零售单位制度内容大多是关于药品经营,少有涉及药学服务。虽然在《执业药师资格制度暂行规定》《执业药师继续教育管理暂行办法》中对执业药师的资格考试、职责、权益、继续教育等工作做了相关的规定,但还没有上升至法律层面。2024 年 3 月,国家药品监督管理局执业药师资格认证中心发布《药品零售企业执业药师药学服务指南》对于药品零售企业的执业药师开展药学服务的资质、基本要求、服务内容、行为准则给出了具体的要求。

药品零售企业执业药师药学服务规范的制订,对于进一步明确药品零售企业责任,结合行业和企业实际,细化药学服务内容要求,倡导执业药师遵守职业道德,严格规范药学服务行为,发挥执业药师的作用,对于保障公众用药安全具有重要意义。

随着我国零售药店从单纯的药品零售渠道转为医疗服务和产品的提供者,以及相关法律法规的不断完善,执业药师作为社会药房从事药学服务的核心力量,必将发挥着日益重要的作用。

(三) 国外社会药店

日本、欧美等国的社会药房承担着保证国民合理用药和促进健康的重要作用,社会药房的药学服务能力较强,值得研究和借鉴。

1. 日本　日本药房可分为药店、药妆店和药局。

(1) 药店: 指患者仅能购买到非处方药,店内不设调剂室。销售第一类药品的药店,须至少配备 1 名药剂师或依法注册具有 3 年以上药品销售经验者;经营第二、三类药品且仅配有店铺管理者的药店,店铺管理者应为药剂师或依法注册销售人员。

(2) 药妆店: 即兼营部分食品和日常用品,多为连锁经营药店。店内除非处方药,还销售杂志、日用百货等,基本上与药店相似。随着医院和诊所扩增,药妆店也逐渐“提供处方调剂服务”,许多药妆店内设有调剂室并配备药剂师、销售处方药,提供用药咨询和指导。

(3) 药局(调剂药局): 指受到保险指定,药剂师根据医师处方进行调剂的药局。药局内药剂师人员数由承接的处方量决定。平均每天处方量为 40 张,则需配备至少 1 名药剂师。

为应对老龄化社会,日本慢性病管理的药学服务主要由常客药局和健康支援药局来提供。

(1) 常客药局: 即在确保为群众提供安全、有效、经济的药品基础上,设施配备能满足公众对健康的实际需要,店内配备“常客药剂师”,在为患者提供基础用药咨询与指导的服务之上,为患者提供一对一用药信息及用药监护服务;24 h 咨询、配药服务及居家药学服务。

(2) 健康支援药局：除了具备常客药局的功能，还增加了健康支援增进服务和高度药学管理服务，负责用药指导，为患者讲解用药知识与开展健康讲座、帮助患者正确选择医疗机构，为癌症或HIV患者提供全面药物管理服务等。

日本《药剂师法》将药师界定为："承担调剂、药品供应和药事卫生相关工作，并肩负公共卫生服务能力，促进全民健康的重要职责。"2006年，日本药学教育正式进行改革，将原来4年制本科、2年制硕士、3年制博士药学教育，细分为药学科6年制本科、4年制博士，以及增设药科学科"新"4年制本科、2年制硕士、3年制博士药学体系，还明确要求6年制本科教育的第5年，学生需在医院和药局各完成11周实习，并在实习前，引入实习前测试，测试合格者，才可参加实习。日本《药剂师法》明确提出，修完6年制的药学课程且顺利毕业者，考试合格并获得厚生劳动省批准，可授予药剂师资格。在日本，全国大约一半的药剂师在药局工作。日本调剂药局药剂师的日常基础工作主要分为：① 处方调剂；② 用药指导；③ 药历管理。消费者到药局购药的服务过程中，药剂师从接收患者处方到将药品提供给患者都需要遵守一系列规范的流程。除了基础工作，2015年厚生省还提出了应为患者提供：① 一体化、持续性用药信息管理；② 24 h健康咨询服务、居家医疗服务；③ 构建药剂师、就诊医、护理保健团队合作机制。随着老龄化趋势，厚生省提出了健康支援药局的概念，强调具备常客药局的职能，并达到一定标准，可升级为健康支援药局。服务内容除基础服务和附加服务之外，还应包括对地域居民增加两方面的服务：① 健康支援与增进服务；② 高度药学管理服务。

日本较早施行医药分开政策的国家之一，在医药分业的道路上，药房作用得到不断提升，药局及药剂师职能和角色也不断明晰。政府以法律形式不断拓展药房及药剂师的职能，明确药剂师法律地位。1974年，日本正式开始医药分业。1993年，日本《医疗法》明确了药剂师作为医疗责任人之一的法律地位，以确保药剂师在医疗团队中能充分发挥作用。伴随药剂师职能的不断拓展，社会地位的不断提高，也加强了对优秀药剂师人才的培养。药局作为承接院外处方的主要机构，注重服务专业化和优质化，同时日本还有较为规范的药学服务流程和药学服务项目。2006年，《医疗法》明确药局是与医院、诊疗所、照护老年护理保健设施具有同等地位的医疗服务提供机构。厚生省于2014年和2015年颁布《药局应有职能的通知》和《以患者为中心的药局规划》，旨在使药局由以药品为中心向以患者为中心转变，由大众服务向个性化服务转变，同时鼓励药剂师在调剂、用药指导等基础服务之上，为患者提供一体化、持续性用药信息管理，24 h咨询、调剂服务，居家医疗服务等药学服务和健康管理服务，要求要及时与医师、护士、保健师开展团队医疗。日本药店经营从治病产业转向健康产业，药店设置应对慢性病专属区，一般配置血压计尿糖仪等，社区药店建立了相对完善的电子处方系统，流通范围广、编码格式统一，安全性好。

2. 美国　美国是一个药品生产、销售和使用大国，其用药量占全球用药总量的1/4。随着1960年临床药学开始出现，药师以患者为导向的临床顾问/药物咨询/药物滥用的角色开始萌芽。1975 年,美国的医疗报告 *Millis Report* 确认了临床药学的地位。1989 年,Helpler 与 Straand 教授提出药学服务概念,获得美国药师教育协会(Accreditation Council for Pharmacy Education, ACPE)肯定,经过 30 多年的发展,药学服务的内容不断丰富。药学服务由药物导向逐渐延伸至患者导向。但是当时药师的药物服务的角色只限于医院中,仍未在社会药房中体现。1990 年以来,美国进入医疗成果测量与负责时期,产生了药物和医疗领域的经济研究,出现了医疗经济学和药物经济学。这一时期,药师通过跟踪患者服药,帮助医师管理治疗成效,提高医疗成果的性价比,药物服务的重要性才凸显出来。伴随着美国医疗保险日趋普及化,医药分家,药品没有利润,医院丧失设立药房的动力,社会药房药师的药学服务和老年与慢性病照护成为大势所趋。

美国实行严格的医药分离政策,医院通常设有住院药房而不设立门诊药房,医师开处方,患者要拿着处方去药房取药。因此社会药房便成为美国最重要的处方药销售终端,在社会药房上游连接的是医药分销商或医药制药企业,下游连接着消费者和药品福利管理公司,药品福利管理公司充当医保支付方与药房以及制药企业协商的中介,通过审核处方等行为,来节约医药花费。社会药房的支付方还包括联邦政府、州政府及患者。在社会药房可以获得由保险公司支付的处方费用。这些特点促成了美国的各大社会药房围绕“以患者为中心”的执业理念的不断转型和升级。

在美国医药消费已形成了“大病进医院,小病进药房”的习惯,社会药房的专业咨询服务越来越重要。在美国社会药房,药剂师不仅是重要的医疗服务提供者,还有初级保健的职能。根据美国劳动统计局的数据,2019 年 321 700 位在职的药剂师中,大约有 42%在美国社会药房工作。

社会药房即药品零售企业,包括连锁药店和单体药店。社会药房大都规模很大、分店多、分布广、发展快。社会药房不仅提供药品发放服务,还扩展到健康咨询、问诊和疫苗接种等方面的医疗服务,可为患者提供更全面的医疗服务。例如,药品咨询:药房工作人员可根据处方或症状提供对药品的咨询,解答疑惑;疫苗接种:许多药房提供疫苗接种服务,包括流感、肺炎、HPV 等疫苗;膳食补充品:药房提供各种维生素、矿物质、蛋白质、益生菌等膳食补充品的销售和咨询服务。

美国的社会药房在传统调剂服务研究的基础上,开展了疾病防治、健康促进、患者用药咨询与指导等,极大地丰富了社会药房药学服务的内容。社会药房大多数位于超市中某个区域,配有书报杂志、防病用药介绍等宣传资料,此外还有电话、自动测压计及饮水等设备。一般药店都挂有 24 h 营业字样,且提供送药上门服务。美国医院的处方能自然流向社会药房,患者配药时,在电脑输入其固定号码后,再根据姓名找出患者配药记录(包括该患者的治疗医师)。由于是全国联网,所以能查到曾在药店配药患者的全部情况,以便帮助药剂师分析处方的正确性。药房先收方配药,患者取药时,根据所投保险公司的情况付款。患者付费之外,其余药费到年底由药房与保险公司结算。零售药店与医院药房一样拆零包装,分装后药品由专门小瓶包装后给患者。

美国药房准入原则规定,药房必须配备药剂师,一般社会药房至少配备两名药剂师。药剂师要对医师开出的处方进行复核,对非处方药物进行监控和指导,对顾客进行咨询和辅导。只有通过药剂师复核并签发后才可将处方药品销售给顾客。

取得药学博士(Pharm. D.)学位是参加执业药师考试的前提之一。已取得药学博士又想拓展自己专业知识技能和实践能力的人才就可以参加住院药师培训(pharmacy residency program)。住院药师培训分为毕业后的1年(postgraduate year one, PGY1)培训和毕业后第二年(postgraduate year two, PGY2)培训。其中PGY1又根据培训地点不同分为3种:医院药房培训、管理式医疗培训和社会药房培训。1986年,美国药师协会就开启了社会药房培训计划,该项目将培训点设在社会药房,针对是拥有药学博士学位又想要在社会药房从事高级实践活动的候选人或从业药师。PGY1社会药房培训运行的各种模式包括:学校/学院和社会药房共建培训;社会药房、连锁企业或卫生系统独立运行项目;学校/学院自己的药房独立运行项目。PGY1虽然并非强制要求药学博士毕业学生参加,但是每年都有越来越多的申请者参与到住院药师培训的竞争中,且竞争越来越激烈,导致每年有大量毕业生无法申请到PGY项目培训。社会药房在美国住院药师的培训当中发挥重要作用,且社会药房培训住院药师具有完整的体系,并且需要得到美国医疗机构药师协会(American Society of Health-System Pharmacists, ASHP)认证。

在美国非处方药患者可在超市自行购买,而处方药必须在药房中由临床药师审核后购买,医师处方可以通过电子邮件、传真发送到药房,患者也可以携带处方到药房购药,临床药师收到处方后,首先对处方进行审核评价,一旦发现处方存在用药不合理或安全隐患时,临床药师即可与处方医师联系,要求其对处方进行修改。

美国社会药房已构建以患者为中心,线上、线下相结合的互联网生态模式。典型代表包括CVS(consumer value stores)和沃尔格林。CVS提供全国性额外护理忠诚卡、跟踪治疗护理的管理服务等,沃尔格林开启了“线上问诊+行为医疗”新模式。患者在上述社会药房可以进行远程诊疗、通过药房的应用软件,针对特定的慢性病,如糖尿病、高血压等,通过个人基础健康数据监测,开展药物治疗管理、用药提醒、药学咨询等系列专业服务。

3. 英国　英国实施典型的医药分开制度,全科诊所一般不设药房,患者凭处方到社会药房取药。社会药房被看作是与全科诊所、医院相并列的第三个支柱。英国国家医疗体系(National Health Service, NHS)社会药房协议框架(Community Pharmacy Contractual Framework, CPCF)于2005年正式建立。通过不同层级药房服务授权来满足公共卫生需求,为国民提供高品质、符合地区特殊要求的健康服务。在CPCF框架下,所有服务项目由英国国家医疗体系出资向药店购买,药物服务协商谈判委员会(Pharmaceutical Services Negotiating Committee, PSNC)作为药店在NHS的代表,和NHS负责CPCF服务的制定、更新、资金和实施方式等事宜。根据CPCF社会药房包括不同层次的服务等级,药店可根据自身能力申请相关资质,与国家机构签约后开展特定服务项目,并获得资金偿付。

以英格兰为例,社会药房服务分为三类：基本服务、优化服务和强化服务。每间药房必须提供所有“基本”药房服务,而优化和强化服务则是选择性的国家资助服务,有别于基本服务,优化和强化服务的主旨就是社会药房需要更积极地参与到消费者的健康管理中去,主要包括了药物使用审查、新药服务、处方干预和医疗器械使用的审查和首次处方服务等。

药房和药师必须经过额外的认证和考核才能提供这些服务。英格兰社会药房服务类别详见表 5－1。

表 5－1　英格兰社会药房服务类别

服务类别	服　务　内　容
基本	① 配发药物;② 重复配药;③ 回收药物;④ 公共健康;⑤ 提供转诊指导;⑥ 自我保健;⑦ 临床管理
优化	① 医药用途检讨(MUR);② 医药器材使用(AUR);③ 气孔器材订制(SAC);④ 新药服务(NMS)
强化	① 用药监督;② 针头及注射器交换;③ 按需专科药物供应;④ 戒烟协助;⑤ 护理院药物指导;⑥ 患者依从性管理服务;⑦ 临床药学评估;⑧ 常见疾病治疗;⑨ 延长药房服务时间;⑩ 补充性处方服务;⑪ 紧急避孕激素供应;⑫ 季节性流感疫苗接种;⑬ 特定患者群组处方;⑭ 衣原体筛查与治疗;⑮ 健康检查

(1) 基本服务：除基本调剂之外,“重复配药”是指如果医师注明“可重复处方”,患者可定期到药房领取该处方药物(最长时限为 12 个月)。社会药房还承担着“回收药物”的职能,即：患者可将不需要的药物交给社会药房,而社会药房则会收集药物,通知有关部门来集中回收、处理。社会药房还承担着对于患者和公众进行健康教育和指导“自我保健”的职责。此外,还应向患者给予“转诊指导”。“临床管理职责”是指所有药房都有一套完善的管理方法以确保服务质量,包括使用标准作业程序、记录并报告药物不良事件、参与持续专业发展及临床稽核、评估患者的满意度等。

(2) 优化服务：优化服务包括性健康、家庭护理、中级护理、住所评估、戒烟管理、废弃针头以旧换新、指导消费、糖尿病监管、体重管理、健康饮食、健康体检、戒酒治疗、面临严重疾病的患者,通过全面评估并治疗患者疼痛和其生理、心理问题,最大限度地优化患者生活质量的缓和医疗等,还包括完整的临床药物审查。

(3) 强化服务：最高级别的英国药房服务就是强化服务,主要包括抗凝药物监测、护理机构服务、特定疾病药物管理服务、不含麸质食品的供应等,由独立性处方药师开具的独立处方服务等,药物审查、评估和依从性支持、专科药物供应服务,延时药房服务,处方支持服务等。

英国药学高等教育分为2种学制。第一种是最为普遍的4年制药学硕士，即4年学业结束后可以成为预注册药师，在医院、社会药房、社区诊所或药品企业进行1年的药学实践培训后可报考注册药师。第二种是5年制药学硕士，即在第3年与第5年中分别穿插为期半年的药学实践培训，5年学习结束后可直接报考注册药师。无论哪种学制，均需先取得被英国药政总局（general pharmaceutical council, GPhC）认可的34所大学的药学硕士学位，完成预注册培训并通过考试后方可成为注册药师，在全国各地执业。

英国NHS系统能够为英国国民建立伴随终身的电子健康档案，全科医师、医院和社区卫生机构可通过互联网实现信息共享，向患者提供一体化服务。英国的网上药店除了销售药品，还提供包括医疗保健信息、电子处方处理等在内的服务。

4. 法国　法国的药师根据其职能分为以下几种药师。

（1）制药工业领域的工业药师：包括在法国的制药工业领域的药学总工、总工代表及助理药师和一些未注册的资格药师。

（2）药品销售行业药师：替厂商为医院或药店供货的药品仓储商和从生产企业或其代理机构中购买产品再卖给医院或药店的批发商，需遵守特定行业准则以保证药品的可靠性、安全性及供应及时。

（3）临床药师：随着科学和技术的发展这个领域的专业越分越细，使得临床实验药学逐渐从调配机构中分离出来。临床实验室可由医师、外科兽医或药师来管理运作，其中药师所占比例是最大的，已有7 847名注册的药师，其中绝大多数在公立医院（2 314人）和私立机构（5 255人）工作。在医院临床药师专门从事某一特定领域的研究并可以指导一个独立的临床实验室。药师想要成为临床药师专门从事临床研究工作必须先经过4年的临床生物学学习并通过考试。一个临床药师需要9年的大学和医院学习并取得注册药师资格才能作为临床药师参与工作。

（4）医院药师：随着药学知识和健康服务体系的发展，医院药学人员的数量和质量都有所提高。在公立和私立医院里，执业药师的存在是法定要求的。准备从事医院药学工作的学生必须通过4年的医院实习竞争并进行专业学习以取得高等药学学位才能参加医院药学工作人员的岗位竞争考试。医院药学是不同学科领域的聚合点，它的任务主要是按住院治疗患者的需求提供服务，同时也为接受一定治疗形式的门诊患者服务。医院药师主要在以下各领域中发挥作用：① 对各类药品进行采购和管理。② 为住院患者调配发药：包括医院一般药品调配，也有更完善的根据患者的名字进行个体服务，即用药监护。③ 参与临床试验。④ 开展临床药学：包括治疗方案中给药建议、治疗药物监测、药学会诊、出院患者用药建议，促进合理用药水平的提高。⑤ 临时制剂配制：通常是一些制药工业不包括的特殊用药需求（如静脉营养、急救用制剂、小儿科用药等）。⑥ 参与质量保障体系。

（5）社会药房药师：在法国所有的药房（除医院药房、共同社会药房、矿场药房等外）必须归药师或由药师组成的公司所有，开设药房需要有关部门签发的许可证。社会药房中的药师在健康服务体系中起关键作用,尤其对于预防不当的医疗用药行为,发挥重要作用。社区药师对医师开具的处方在配药之前必须确认,即审查处方对患者及其病情是否合适,目的是获得最佳药物治疗效果。这就要求药师不断更新专业知识并且主动关心患者。药师为患者发出药品后便肩负起多方面的责任(包括民事的、刑事的、纪律性的、社会安全及社会保险等)。调剂药师在医疗危险的处置方面起重要作用,尤其在药物引起的并发症、不良反应及药物配伍禁忌等方面,从而使药师自身价值得以体现,并且维护了其药学专家的地位。法国的社会药房还被要求参加多种公众健康规划(如海洛因替代品研究)或社会服务(如由健康保险机构开展的可补偿药物的使用指导等)。

上述几个国家尽管对执业药师教育和执业药师在社会药店工作的具体要求有所不同,但是针对执业药师的教育、实践培养和具体工作的内容和规范都相对成熟,执业药师在这些国家国民用药安全中的作用不容小觑,丝毫不亚于医院药师,其执业药师的培养路径和管理模式都值得我们借鉴、学习。

第二节　社会药房(店)药事管理

一、资质及职责

《药品管理法》《药品网络销售监督管理办法》等对于开展药学服务的药品零售企业资质、服务范畴、制度建设和信息记录等都做了规定,相关制度见表5-2。《药品管理法》和《药品经营质量管理规范》做了如下规定:“药品批发和零售连锁企业质量管理工作的负责人,大中型企业应具有主管药师(含主管药师、主管中药师)或药学相关专业(指医学、生物、化学等专业)工程师(含)以上的技术职称;小型企业应具有药师(含药师、中药师)或药学相关专业助理工程师(含)以上的技术职称;跨地域连锁经营的零售连锁企业质量管理工作负责人,应是执业药师。”企业应按《药品管理法》《药品经营质量管理规范》等药品管理法律法规规定,设置或配备相关组织机构与人员履行药学服务相关职责。企业负责人是药品质量的主要责任人,应负责企业日常管理,提供必要的条件,保证质量管理部门和质量管理人员有效履行职责,确保企业按照本规范要求经营药品;负责本企业的药品管理、处方审核和调配、合理用药指导等工作的,必须是依法经过资格认定的药师或者其他药学技术人员。企业负责人具备执业药师资格的,可以负责处方审核,指导合理用药。《药品经营质量管理规范》规定了药品销售企业应当按照国家有关规定配备执业药师,负责处方审核,指导合理用药。营业员应当具有高中以上文化程度或者符合省级药品监督管理部门规定的条件。

表 5-2　与开展药学服务基本条件相关的制度*

项　目	文 件 名	内　　容
资质要求	《药品管理法》	第五十一条　从事药品零售活动，应取得药品经营许可证
	《药品网络销售监督管理办法》	第八条　未取得药品零售资质的，不得向个人销售药品
服务区域	《零售药店经营特殊疾病药品服务规范》达标检查管理办法	经营特殊疾病药品的药店应有药学服务咨询区
信息化保障	《药品经营质量管理规范》	第五十七条　企业应当建立能够符合经营全过程管理及质量控制要求的计算机系统，实现药品可追溯
	《药品网络销售监督管理办法》	第五条　从事药品网络销售、提供药品网络交易平台服务，应当采取有效措施保证交易全过程信息真实、准确、完整和可追溯，并遵守国家个人信息保护有关规定
服务工具	《医疗机构居家药学服务规范》	基层医疗卫生机构应当开展药学服务工作配备必要的软硬件设备，如，服务设备、药学信息软件、参考书籍、防护用品等。此外，可依据药学服务需求配备分药盒、药物教具等
制度要求	《药品经营质量管理规范》	第一百三十五条　药品零售质量管理制度应当包括以下内容：（十三）提供用药咨询、指导合理用药等药学服务的管理

* 摘自《药品零售企业执业药师药学服务规范制订的思考》。

《广东省社区药店药学服务体系建设指南》在参考各项法规的基础上，对从事药学服务的执业药师及相关服务人员的职责、资质、人员培训和技术分级等也做了规定，具体包括对总药师、区域责任药师、一线服务药师的岗位描述、资质要求、胜任能力和管理知识等做了具体要求。

同时该指南还对企业如何针对药学服务实际需要，开展专业培训，课程如何设置与实施等做出了相关规定。并且强调：企业应建立完善药学服务人员发展计划和培训计划，确保所有实施药学服务的人员接受适当的专业培训，以满足企业当前和未来的药学服务工作发展需要。为了保证所有药学服务人员均得到持续培训，以及确保药学服务人员的质量，对于培训过程与考核结果也应记录，资质证明、培训记录、培训教材（课件）等要求应留档备查。并且应对培训的师资及培训效果进行评估、结果优化，不断完善培训方式方法。

参照《中国执业药师发展报告（2016）》中《执业药师技术等级定标研究》相关建议标准，按表 5-3 对执业药师进行资质与技术分级。

详细内容可参考《广东省社区药学服务体系建设指南》(附后)。

表 5-3　执业药师技术分级标准*

药师级别	技术分级标准
一级药师	通过执业药师资格考试,并注册在本企业 1 年或以上
二级药师	1. 中专毕业,从事一级岗位工作 5 年或以上;大专毕业,从事一级岗位工作 4 年或以上;本科毕业,从事一级岗位工作 3 年或以上;硕士毕业,从事一级岗位工作 2 年或以上 2. 完成执业药师规定的培训内容,并通过考核 3. 掌握《国家基本药物目录》基本情况及与本企业经营范围相关的至少 50% 目录品种相关药品临床用药知识,能应用于一般药学服务 4. 具有一定的药学服务能力
三级药师	1. 本科毕业,从事二级岗位工作 3 年或以上硕士毕业,从事二级岗位工作 2 年或以上;博士毕业,从事二级岗位工作 1 年或以上 2. (中)药学/(中)医学/临床医(药)学等专业 3. 完成执业药师规定的培训内容,并通过考核 4. 掌握《国家基本药物目录》基本情况及与本企业经营范围相关的至少 70% 目录品种相关药品临床用药知识,并规范地应用于药学服务 5. 具有较好的药学服务能力
四级药师	1. 本科毕业,从事三级岗位工作 5 年或以上;硕士毕业,从事三级岗位工作 3 年或以上;博士毕业,从事三级岗位工作 3 年或以上 2. (中)药学/(中)医学/临床医(药)学等专业 3. 完成执业药师规定的培训内容,并通过考核 4. 掌握《国家基本药物目录》基本情况及与本企业经营范围相关的至少 90% 目录品种相关药品临床用药知识,并能准确应用于药学服务 5. 具有较强的药学服务能力,并具备带教下级执业药师开展药学服务的能力
五级药师	1. 本科毕业,从事四级岗位工作 5 年或以上;硕士毕业,从事四级岗位工作 5 年或以上;博士毕业,从事四级岗位工作 5 年或以上 2. (中)药学/(中)医学/临床医(药)学等专业 3. 完成执业药师规定的培训内容,并通过考核 4. 掌握《国家基本药物目录》基本情况及与本企业经营范围相关的所有目录品种相关药品临床用药知识,并能准确应用于药学服务 5. 具有较全面的药学服务能力,并具备带教和管理执业药师开展药学服务的能力

* 摘自《广东省社区药店药学服务体系建设指南》。

二、场所和设施设备

根据《药品经营质量管理规范》规定:"企业的营业场所应当与其药品经营范围、经营规模相适应,并与药品储存、办公、生活辅助及其他区域分开。营业场所应当具有相应设施或者采取其他有效措施,避免药品受室外环境的影响,并做到宽敞、明亮、整洁、卫生。营业场所应当有以下营业设备:(一)货架和柜台;(二)监测、调控温度的设备;(三)经营中药饮片的，有存放饮片和处方调配的设备；(四) 经营冷藏药品的，有专用冷藏设备；(五) 经营第二类精神药品、毒性中药品种和罂粟壳的，有符合安全规定的专用存放设备；(六) 药品拆零销售所需的调配工具、包装用品。”

《广东省社区药店服务体系建设指南》也规定：“药品采购、验收、储存、养护及出入库管理配备与药学服务相适应的经营场所和设施设备，是实现社区药店药学服务模式转型的基本条件。企业应为有效开展药学服务提供必要的场所并配备相应的设施设备，至少包括独立设置的药学服务区、实施药学服务相关的软硬件系统(计算机系统、药学服务软件、网络系统、服务器等)药学服务专用标识(执业药师服装、工作牌、指示牌、资质证明、宣传海报等)。”经营场所是药品零售与药学服务的主要场所，其布局应将经营区与服务区分离，药品陈列应符合《药品经营质量管理规范》要求，并按疾病谱用药逻辑规范药品陈列及提供疾病用药主题宣传(海报、广告，简称“药品宣传”)。

《优良药房工作规范》(2005 年)《广东省社区药店服务体系建设指南》等规定：“药学服务区(经营场所较大的企业可采取‘药师工作室’‘药学服务室’等独立形式布局)是指与销售区分离的相对独立区域，为确保药学服务有效开展，药学服务区的设置应专业、独立、舒适并具一定的保密性，以便于执业药师为患者提供专业、规范的药学服务，服务区环境应营造专业、轻松、温馨的服务氛围，可结合企业资质证明需要，在显著位置悬挂企业证照、执业药师资质证明、药学服务组织机构设置以及服务项目介绍、疾病预防、用药安全、执业药师形象等宣传海报。”

硬件设施是执业药师开展药学服务的必备条件，至少包括药学服务咨询指导工作台、工作椅、患者咨询用座椅，以及供患者咨询等待的休息区、安全用药宣传区等，工作区应配备电脑、打印机、办公用品及药学服务相应专业书籍和专业资料。

软件设施是指具备查阅相关疾病临床治疗指南、疾病治疗专家共识、药品说明书、药品相互作用查找工具或智能化处方审核系统、智能化专业服务软件系统等。企业全体药学服务人员均应按岗位职能的要求着装上岗，并佩戴有照片、姓名、岗位等内容的工作牌。执业药师的着装应体现专业形象，其工作牌还应标明执业资格，在岗执业的执业药师应当挂牌明示。

大型药品零售企业还可以建立微型图书馆或线上信息库，配备药学服务相关资料和专业书籍，诸如各类疾病领域的临床治疗指南及《内科学》《儿科学》《皮肤科学》《妇科学》《诊断学》《微生物及免疫学》《生物化学》《药剂学》《中医学理论基础》《方剂学》《中医内科学》《中医外科学》《临床中药治疗学》《临床药理学》《常见用药指导手册》《临床药物治疗学》《国家处方集》《临床用药须知》《药学监护实践方法》《药学监护实施指南》《临床药师的患者评估技能》《新编药物学》《马丁代尔大药典》《社会心理学》《消费者行为学》《新零售从理论到实践》《大数据管理》等相关工具书籍和参考资料，订阅专业杂志，供药学服务查阅和学习，并支持药学服务体系的建设及保障企业提供药学服务的质量要求。

三、药品采购、验收、储存、养护及出入库管理

《药品管理法》明确指出，国家鼓励、引导药品零售连锁经营，且零售连锁经营的企业总部要建立统一的药品经营质量管理制度，并且对其所属零售企业的经营活动履行管理责任，且企业的法定代表人，对药品经营负全面责任。采购药品应当从具有药品生产、经营资格的企业购进；《药品管理法》明确规定："药品经营企业购进药品，应当建立并执行进货检查验收制度，验明药品合格证明和其他标识；不符合规定要求的，不得购进和销售。药品经营企业购销药品，应当有真实、完整的购销记录"，还规定购销记录应当注明药品的通用名称、剂型、规格、产品批号、有效期、上市许可持有人、生产企业、购销单位、购销数量、购销价格、购销日期及国务院药品监督管理部门规定的其他内容。购进药品要建立并执行进货检查、验收制度，购进和销售的药品必须有药品合格证明和其他标识，否则不予购进和销售。药品经营企业购销药品应当有真实、完整的购销记录。进货检查验收制度，验明药品合格证明和其他标识，否则不得购进和销售。《药品管理法》还规定药品经营企业应当制定和执行药品保管制度，严格按照药品保管制度，采取必要的冷藏、防冻、防潮、防虫、防鼠等措施，以确保药品质量。药品入库和出库应当执行检查制度。

综上所述，药品在零售环节，从采购、验收、储存和养护及出入库管理都要遵循一系列的法律和法规。药品入库和出库应当执行检查制度。在销售环节，药品经营企业在零售过程中还应当准确无误，并正确说明用法、用量和注意事项；调配处方要核对，不得擅自更改或代用。对有配伍禁忌或者超剂量的处方，应当拒绝调配；必要时，经处方医师更正或者重新签字，方可调配。

四、药品调剂管理

处方调剂(处方药及中药饮片)应建立操作规程，操作规程应遵循《药品管理法》《药品经营质量管理规范》《药品网络销售监督管理办法》《处方管理办法》《互联网诊疗监管细则(试行)》和《执业药师业务规范》等相关规定。《药品管理法》规定："调配处方应当经过核对，对处方所列药品不得擅自更改或者代用。对有配伍禁忌或者超剂量的处方，应当拒绝调配；必要时，经处方医师更正或者重新签字，方可调配。"《药品经营质量管理规范》关于药品零售操作规程就明确了药品调剂过程要包括处方审核、调配和核对。还规定了只有通过执业药师审核的处方方可调配，且经过核对后方可销售；处方所列药品不得擅自更改或者代用，对有配伍禁忌或者超剂量的处方，应拒绝调配，必须经处方医师更正或者重新签字确认方可调配；无论是处方审核、调配还是核对人员，都应当在处方上签字或者盖章，处方或者其复印件须按照规定保存；调剂、销售近效期药品应当向顾客告知有效期。零售药店和社区药店还应有措施保证处方来源真实性、可靠性与可追溯性，并对已经使用的处方进行标记，避免处方重复使用。对于符合长期用药要求的处方，应严格监控处方使用期限及患者用药情况，并且长处方也应按规定保存备查。将已建立药历档案的患

者药品调配情况予以记录，并定期随访了解患者用药情况，以保证社会药店药学服务的质量。

《处方管理办法》（中华人民共和国卫生部令第53号）规定："处方药应当凭医师处方销售、调剂和使用"。关于调剂也规定："药师应当按照操作规程调剂处方药品：认真审核处方，准确调配药品，正确书写药袋或黏贴标签，注明患者姓名和药品名称、用法、用量，包装；向患者交付药品时，按照药品说明书或者处方用法，进行用药交待与指导，包括每种药品的用法、用量、注意事项等。"此外，还要求药师应当对处方用药适宜性进行审核。

根据《优良药房工作规范（2005年版）》，执业药师在调剂中应该遵守调剂相关规定，审核处方、调剂应该严格执行《处方管理办法》和医疗保险制度中的各项规定。如果发现存在不利于患者用药的问题或其他疑问时，药师拒绝调配，并联系处方医师进行干预，经医师改正并签字确认方可调配。该规范陈述的常见的不利于患者用药的处方问题包括：① 包括患者姓名、年龄、性别、诊疗科室、诊断、病历号、医师签名并盖签章、处方日期等的处方内容是否完整；② 是否存在说明书所列的适应证外的用药；③ 还要核对药品剂型、规格、数量、用量、用法、疗程等是否有误；④ 处方中是否存在配伍禁忌、有害的药物相互作用、超剂量用药、重复用药等情况；⑤ 还要核对患者是否存在处方中包含药物的禁忌证；⑥ 还应排除老年人、婴幼儿、儿童、妊娠期及哺乳期妇女、肝肾功能不良者等特殊人群的用药禁忌。

同时还要排除以下情况：① 对于青霉素类等容易引起过敏的药品应注意患者的皮试结果或有无药物过敏史；② 处方字迹是否潦草难以辨认；③ 处方中的涂改处是否有医师签名；④ 法律、法规、医疗保险等有关规定的执行情况。此外，在发药过程中，发现有配方错误，应将药品退回配方人，并及时更正。应向患者告知每种药品的服用方法，特殊注意事项，同一药品有两盒以上时要特别告知，以避免患者用药错误。

五、零售药店的药品质量管理

（一）药品质量管理体系

医疗机构和零售企业的药品质量管理体系是以保证药品质量和药物治疗效果为目标，运用系统的思想和方法，设置必要的机构，将质量管理各个阶段、各个环节的质量管理职能严密地组织起来，形成一个有明确任务、职责和权限，彼此协调、互相促进的药品质量管理有机体。

零售企业应健全药品质量管理组织和结构及相应的药品供应和使用部门。《药品管理法》第五十三条规定："从事药品经营活动，应当遵守药品经营质量管理规范，建立健全药品经营质量管理体系，保证药品经营全过程持续符合法定要求。"国家鼓励、引导药品零售连锁经营。从事药品零售连锁经营活动的企业总部，应当建立统一的质量管理制度，对所属零售企业的经营活动履行管理责任。《药品经营质量管理规范》还规定企业应当按照有关法律、法规制定质量管理文件，开展质量管理活动，确保药品质量。文件包括质量管理制度、岗位职责、操作规程、档案、记录和凭证等,并对质量管理文件定期审核、及时修订。企业应当采取措施确保各岗位人员正确理解质量管理文件的内容,保证质量管理文件有效执行。

零售药店应当具有与其经营范围和规模相适应的组织机构、人员、设施设备、质量管理文件,并按照规定设置计算机系统,并应设立与其经营活动和质量管理相适应的组织机构或岗位,明确职责、权限与相互关系。零售药店的药品质量管理组织机构如下:企业负责人是药品零售企业的药品质量的主要责任人,负责企业日常管理,提供必要的条件,保证质量管理部门和质量管理人员有效履行职责,确保企业按照规范要求经营药品。此外,零售药店还应由高层管理人员担任其质量负责人,全面负责药品的质量管理工作。同时应当设立企业质量管理部门,其职责不得由其他部门人员履行。药品零售企业的质量管理部门应根据《药品经营质量管理规范》履行相关职责。质量管理部门应当督促相关部门和岗位人员执行药品管理的法律法规及本规范,还要组织制订质量管理文件,并指导、监督文件的执行。

企业相关人员的具体资质要求如下:药品销售企业的法定代表人或者企业负责人应当具备执业药师资格。企业要根据国家有关规定配备执业药师作为审方人,负责处方审核,指导合理用药。从事质量管理、验收、采购人员则需要具备药学(相关)或药学职称(中药饮片的质管人员则需要具备中药中专或中药初级职称);营业员要有高中或符合省级药品监督管理部门规定条件(中药饮品营业员则需具有中药中专或中药调剂员资格)。

(二)药品的质量监管

在药品的采购和销售过程中还要负责对供货单位及其销售人员资格证明的审核,并且对于购进药品的合法性及相关销售、采购人员进行审核,并且对这个药品的采购过程开展动态的管理;质量管理部门需要对所采购药品合法性进行审核。

(三)药品出入库、储存和使用中的风险管理

负责采购的药品入库验收,并且指导并监督药品采购、储存、陈列、销售等环节的质量管理工作、药品质量查询及质量信息管理;对于社会药店开展的药学服务工作给予指导并监督。

(四)药品的质量问题处理

负责销售的药品质量投诉和质量事故的调查、处理及报告;如果发现不合格药品、假劣药品应对其质量及时展开确认并及时处理。药品质量管理部门还要负责药品不良反应的报告。

(五)人员的培训和管理

《药品经营质量管理规范》规定:“质量管理部门应定期在企业内开展药品质量管理教育和培训”;“企业各岗位人员应当接受相关法律法规及药品专业知识与技能的岗前培训和继续培训,以符合本规范要求。企业应当按照培训管理制度制定年度培训计划并开展培训,使相关人员能正确理解并履行职责。培训工作应当做好记录并建立档案。”此外,质量管理部门还应负责计算机系统操作权限的审核、控制及质量管理基础数据的维护;负责组织计量器具的校准及检定工作。

（六）根据《药品经营质量管理规范》规定，药品零售企业的质量管理制度

（1）药品采购、验收、陈列、销售等环节的管理，设置库房的还应当包括储存、养护的管理。

（2）供货单位和采购品种的审核。

（3）处方药销售的管理。

（4）药品拆零的管理。

（5）特殊管理的药品和国家有专门管理要求的药品的管理。

（6）记录和凭证的管理。

（7）收集和查询质量信息的管理。

（8）质量事故、质量投诉的管理。

（9）中药饮片处方审核、调配、核对的管理。

（10）药品有效期的管理。

（11）不合格药品销毁的管理。

（12）环境卫生、人员健康的规定。

（13）提供用药咨询、指导合理用药等药学服务的管理。

（14）人员培训及考核的规定。

（15）药品不良反应报告的规定。

（16）计算机系统的管理。

（17）药品追溯的规定。

（18）其他应当规定的内容。

（七）用药错误的管理

2011年，卫生部颁布的《医疗机构药事管理规定》中明确定义用药错误，并规定了医疗机构应当建立用药错误监测报告制度。2012年，卫生部颁发的《三级综合医院评审标准实施细则》也要求医疗机构应实施用药错误报告制度。在此基础上，发布了《中国用药错误管理专家共识》(2014年)，通过对用药错误定义与分级等基本概念阐释及监测报告方法进行说明，指导医疗机构建立用药错误管理体系，鼓励医务人员主动报告、评级和研究，通过制定防范策略达到减少用药错误、保障患者用药安全等目的。社会药店也可参考其中内容，开展用药错误的管理。

用药错误是指药品在临床使用及管理过程中出现的、任何可以防范的用药疏失，这些疏失可导致患者发生潜在的或直接的损害。世界卫生组织指出“药品在临床使用全过程中出现的、任何可以防范的用药不当”。用药错误常见环节可发生在：处方(医嘱)开具与传递过程；药品储存、调剂和分发；药品使用和用药指导及药品管理、信息技术等多个环节。用药错误发生的原因可能与专业医疗行为、医疗产品(药品、给药装置等)工作流程与系统有关。用药错误的环节和类型，详见表5-4。

表 5-4　用药错误环节和类型*

	错误环节	错误类型	释　　义
技术环节	处方(医嘱)开具与传递	处方错误	药物选择[基于适应证、禁忌证、已知过敏反应、现有药物治疗情况、相互作用(包括中西药及食物与药物相互作用)重复给药及其他因素]不当,处方潦草导致辨认错误等
		处方传递错误	处方传递过程中出现的错误。例如,护士转抄错误;收费处转抄错误;医师口头医嘱未再次确认等
	药品调剂与分发	调剂错误	药物品种、规格、剂型、剂量、数量等与处方规定不符
		药物配制错误	未能正确配制药物(包括分装、溶解、稀释、混合及破碎等)
		书写错误	在药袋、瓶签等包装上标注患者姓名、药品名称、规格及用法用量等时写错或书写不清
	给药与监测	患者身份识别错误	将患者甲的药物给了患者乙
		给药技术错误	给药时使用的程序或技术不当。例如,给药途径错误;给药途径正确,但位置错误;给药速度不适宜;溶媒不适宜等
		用药时间/时机错误	未按规定给药时间间隔或特定给药机会给药
		给药顺序错误	给药顺序不当导致错误
		遗漏错误	未能将医嘱药物提供给患者,或者患者漏服药物
		用药依从性错误	患者未按要求进行治疗、用药行为与医嘱不一致
		监测错误	监测缺失、监测方法不适宜、监测数据评估不适宜
	用药指导	用药指导错误	医师、药师、护士指导患者用药不正确或未指导
管理环节	药品管理	药品储藏不当	药品没有按照标准储存条件储存,导致变质失效
		药品摆放错误	药品摆放不合理导致调配、给药错误
	信息技术	程序错误、系统错误	药品信息系统设计和维护错误

*《中国用药错误管理专家共识》。

(1) 用药错误的分级:根据《中国用药错误管理专家共识》将用药错误,根据严重程度分为 4 个层次 9 级:A 级:客观环境或条件可能引发错误,但是错误未发生(错误隐患)属于第一层次;B 级:发生错误但未发给患者,或已发给患者但患者未使用;C 级:患者已使用,但未造成伤害;D 级:患者已使用,需要监测错误对患者造成的后果,并根据后果判断是否需要采取措施预防和减少伤害；上述 B、C、D 级属于第二层次，即：发生错误，但未造成患者伤害；E 级：错误造成患者暂时性伤害，需要采取处置措施；F 级：错误对患者的伤害导致患者住院或延长患者住院时间；G 级：错误导致患者永久性伤害；H 级：错误导致患者生命垂危，需采取维持生命的措施（如心肺复苏、插管等）；上述的 E~H，则属于发生错误，且造成患者伤害的第三层级；第四层级则指发生错误，造成患者死亡的 I 级。

（2）用药错误的风险因素则包括了：管理因素、流程因素、环境因素、设备因素、人员因素和药品因素。

（3）针对用药错误可采取以下的处置、报告、监测与信息利用等可参考《中国用药错误管理专家共识》，其中对于零售药店具有借鉴意义的内容包括以下 4 项。① 用药错误的处置：用药错误一旦发生，应积极采取紧急救治和联系医疗机构等措施，力求将错误对患者的伤害降至最低，同时积极报告并针对导致的用药错误的原因采取整改措施。应当效仿医疗机构建立用药错误紧急处理预案及紧急报告制度。② 发生用药错误，鼓励自愿报告。③ 用药错误的监测：用药错误的监测方法有多种，包括自愿报告、病历审查、计算机监测和直接观察等方法。零售药店可参考医疗机构的自愿报告法开展用药错误的监管等。④ 用药错误的信息：还可参考医疗机构应用药错误报告数据，及时发布预警信息；采用简报、培训等途径对零售药店的人员进行培训教育，提高他们的辨识和防范能力，并且及时向卫生和药品行政管理部门提出政策建议，促使药品生产及流通企业优化系统和流程，减少因药品包装、标签等原因引起的用药错误。在用药错误报告和监测过程中获取的患者和报告者信息、个人隐私和商业信息应予保密。

第三节　社会药房（店）药品管理

一、药品分类管理

（一）药品分类

处方药即必须凭执业医师或执业助理医师处方才可调配、购买和使用的药品；而非处方药则不需要凭医师处方即可自行判断、购买和使用的药品。根据《药品管理法》规定：“国家对药品实行处方药与非处方药分类管理制度。药品经营企业零售药品应当准确无误，并正确说明用法、用量和注意事项。”

在社会零售药店销售药品，除了对国家规定管制的毒、麻、精、放等实行特殊限制外，其他药品都可以销售。根据《药品经营质量管理规范》规定，药品的陈列应当符合以下要求。

(1) 按剂型、用途及储存要求分类陈列,并设置醒目标志,类别标签字迹清晰,放置准确。

(2) 药品放置于货架(柜台),摆放整齐有序,避免阳光直射。

(3) 处方药、非处方药分区陈列,并有处方药、非处方药专用标识。

(4) 处方药不得采用开架自选的方式陈列和销售。

(5) 外用药与其他药品分开摆放。

(6) 拆零销售的药品集中存放于拆零专柜或者专区。

(7) 第二类精神药品、毒性中药品种和罂粟壳不得陈列。

(8) 冷藏药品放置在冷藏设备中,按规定对温度进行监测和记录,并保证存放温度符合要求。

(9) 中药饮片柜斗谱的书写应当正名正字;装斗前应当复核,防止错斗、串斗;应当定期清斗,防止饮片生虫、发霉、变质;不同批号的饮片装斗前应当清斗并记录。

(10) 经营非药品应当设置专区,与药品区域明显隔离,并有醒目标志。

同时为了保证零售药品的质量,《药品经营质量管理规范》也要求企业应当定期对陈列、存放的药品进行检查,重点检查拆零药品和易变质、近效期、摆放时间较长的药品及中药饮片。发现有质量疑问的药品应当及时撤柜,停止销售,由质量管理人员确认和处理,并保留相关记录。同时,企业应当对药品的有效期进行跟踪管理,防止近效期药品售出后可能发生的过期使用。

(二) 药品陈列原则

社区(零售)药店的药品陈列要遵循以下原则。

1. 易见易取的原则　顾客看不到的药品,以及不方便顾客拿取的药品,都不会被顾客考虑购买,除非顾客必须使用该药品。因此陈列药品要考虑如何便于顾客看清楚,且容易拿到。

2. 满陈列原则　药品陈列种类数量充足,有利于吸引客户购买药品。

3. 先进先出、先产先出原则　药品要按照有效期或购进记录进行销售。药品要做好有效期和购进记录,有效期短的药物放在货架最前端优先推荐。

4. 关联性原则　将功能相同的药品放在一起陈列。尤其是自选区要非常强调药品的关联性,便于顾客购药。

5. 同一品牌纵向(垂直)陈列原则　将同一品牌药品,沿上下垂直纵向方向陈列在货架不同高度,这样有利于挑选药品时候,视线上下移动方便,又不至于某药品占据好的层次而销量好,而其他药品在比较差的层次销量差。

6. 季节性陈列原则　在不同季节应将应季商品(药品)陈列在醒目位置,便于吸引顾客。

(三) 药品价格标签管理

根据《药品管理法》《药品管理法实施条例》《药品说明书和标签管理规定》等法规要

求："在中华人民共和国境内上市销售的药品，其说明书和标签应当符合本规定的要求。"且应通过国家食品药品监督管理局核准。

药品价格标签的内容主要包括：药品通用名、商品名、规格、剂型、质量层次、最高零售价、产地、执行价格、计价单位和零售价格。价格标签的设计应符合国家关于明码标价的规定，确保价格标识醒目、字迹清晰，并且及时更新以反映价格变动。药店应根据门店卡槽自行调整药品标价签的大小，以适应店面设计并提高顾客购物体验。

药品价格标签是药店门店提供顾客最直接的药品信息，因此药店在药品销售过程中务必做好标价管理。药店内所有药品价格标签位置应当一致，便于顾客观察，也方便收银员计价。价签错误，也容易导致顾客对于社区（零售）药店服务质量的不信任，因此为了防止商品价签出现丢失、价货不符等问题应当科学、合理地管理价格标签。应该注意以下问题。

（1）新商品进入药店时必须由相关部门或相关人员将商品报告单录入，同时把价签打印出来。打印好的价签由专门负责人员签收，详细记录进店日期数量后，妥善保存，并及时张贴。

（2）售货员在每日下班前要对自己负责区域的价签检查、核对，如有丢失或损害要及时汇报到专门负责的部门，由专门负责人统一打印，补齐，以保证每天营业时，价签完整和准确。

（3）如果药品价格有波动，则需要更换新的标签，相关部门应把做好的一份变价单和新的价签交专门负责人的手中，并确切告知生效时间，令其及时更换。

（4）加强价签管理，药品应该把价签视为商品完整的一部分而加强管理，切实做到价签价目齐全、标价内容真实明确、字迹清晰、货签对位、标示醒目。

（5）如果商品价格有变动，需要更换新标签，相关部门应把做好的一份变价单连同新的价签交给专门负责价签的工作人员，并且确切告知生效时间，及时更换。

（6）促销的特价药品的价签，需要相关部门制作促销单交由相关人员制作特价牌，交由专门的负责人，及时张贴。

（四）药品陈列管理

陈列在货架上的药品，需要根据销售情况，及时补上货。补货遵循先进先出原则，以保证顾客购买药品的新鲜度，同时及时将有效期内的药物销售，避免造成因为摆放不当导致药品过期，而造成不必要的损失。将新补充的药品放在货架的后排，原先的药品放在前排。如果某一药品即将销售完毕时，暂未补充新药品，就必须将后面的药品移动至前排陈列（销售）。

二、高警示药品管理

（一）高警示药品定义

高警示药品最早是由美国安全用药协会（institute for safe medication practices，ISMP）

提出,将能够对患者身体健康造成严重不良反应的药品定义为高警示药品(high-alert medication 或 high-risk medicaiton)并首次提出了高警示药品的概念。高警示药品是指因为使用出现失误而会对患者身体造成严重影响的药物。尽管该药物的错误使用常见性并不会大于其他药物,其造成的后果却极为严重。2003 年,美国医疗机构联合评审委员会提出了确保医疗安全的 6 个目标,其中第 3 个目标就是“提高患者应用高警示药品的安全性”,实施高警示药品的规范化管理。

(二)高警示药品分级

2011 年以来,我国开展的等级医院评审,将高警示药品管理纳入等级医院评审内容。2012 年,中国药学会医院药学专业委员会用药安全专家组,参照美国 ISMP 公布的 19 类及 13 种高警示药品目录,结合我国医疗机构用药实际情况,推出了《高危药品分级管理策略及推荐目录》,按照危险程度将高警示药品分为 A、B、C 3 个级别,并将中药注射剂归入 C 级。2015 年,中国药学会医院药学专业委员会对于我国一直以来沿用的“高危药品”建议更名为“高警示药品”。目前,关于高警示药品的定义,达成共识,即指一旦使用不当发生用药错误,会对患者造成严重伤害,甚至会危及生命的药品。此定义也适用于中药制剂。此类药品引起的错误并不常见,但一旦发生会产生严重后果,造成患者严重伤害甚至死亡。根据 2023 年中国医药教育协会发布的《医疗机构高警示药品风险管理规范(2023 版)》规定的高警示药品目录,在社会(零售)药店可以购买的高警示药品包括:“B 类的降糖药(其中的胰岛素促泌剂、胰岛素增敏剂、双胍类、GLP－1 受体激动剂),包括格列美脲、瑞格列奈、吡格列酮、二甲双胍、利拉鲁肽、度拉糖肽等;和 C 级降糖药(其中的葡萄糖苷酶抑制剂、DPP－4 抑制剂、SGLT－2 抑制剂),代表药包括阿卡波糖、达格列净、西格列净等,以及对育龄人群有生殖毒性药品,口服的阿维 A,异维 A 酸等。”尽管高警示药物管理规范主要是指针对各级医院,但是对于社会(零售)药店可以售卖的高警示药品更应给予关注,以免由于管理松散,导致药害事件发生。

(三)组织与制度建设

社会药店应效仿医疗机构成立药事管理与药物治疗组、指导和落实高警示药品制度、目录及警示标识制定、用药各个环节风险管理、督查、教育培训和高警示药品管理的日常工作的落实。此外,还应建立高警示药品严重不良事件紧急处理预案和操作规程等。同时,还应对药店工作人员进行针对上述警示标识、易发生用药错误环节、用药错误类型、用药错误处置、案例介绍和严重不良事件处理的高警示药品制度宣教和培训。对药店执业药师进行高警示药品的用药指导与咨询服务为主要内容的培训,使得社会药店的执业药师能够掌握高警示药品正确的使用方法、用药后的不良反应、正确的处置方法等。

(四)目录与警示标识制定

零售药店的高警示药品目录制定可根据中国药学会医院药学专业委员会的推荐目录。

高警示药品需要使用特殊的警示标识,药店也要对销售的高警示药品进行储存和标识管理。信息系统中,对于高警示药品进行特殊标记。根据高警示药品临床使用中可能造成的不良后果严重程度,将其分为A级(一旦发生用药错误,可导致患者死亡的最高等级药品),B级(一旦发生用药错误,会给患者造成严重伤害,但较之A级较低的药品)和C级(一旦发生用药错误,会对患者造成较之B级低的药品)。

(五)用药管理

1. *高警示药品储存* 高警示药品储存时候,对于风险程度较高的A级高警示药品采取专区/专柜存放、专人负责,制定适合的储存量,定期维护。高警示药品的储位处应设置统一储存警示标识。

2. *高警示药品的处方审核* 药师要根据高警示药品的相关临床诊疗规范、指南、临床路径、药品说明书、国家处方集等,对医师开具的处方进行包括但不限于适应证、禁忌证、给药途径、浓度、疗程、药物相互作用等的合法性、规范性、适宜性审核,对不合理处方进行干预。

3. *药品调配* 药剂师在调剂高警示药品时,要执行"四查十对"查处方,对科别,对姓名,对年龄;查药品,对药名,对剂型,对规格,对数量;查配伍禁忌,对药品性状,对用法用量;查用药合理性,对临床诊断。严格做到双人复核。特殊情况下,在单人值班时候,在"四查十对"基础上,严格做到双次复核或其他防止发药差错的核对措施,如调配时处方药品拍照事后核对、机器智能化核对等。执业药师在调剂时候,需要针对高警示药品患者开展有针对性、有重点的用药指导,同时注重开展高警示药品科普宣传工作,需要增强公众用药安全风险意识。要采用主动监测系统或工具对高警示药品不良反应/事件及时识别预警,有利于不良反应/事件及时处置与干预。逐步开展对于社区(零售)药店的执业药师进行相应的高警示药品管理相关知识的培训。

4. *质量控制与改进* 参考中国医院协会发布的《医疗机构药事管理与药学服务》,社会药店应该由相应的部门负责高警示药品监督工作,定期检查、抽查高警示药品相关制度和规程的落实情况,纳入绩效考评。还应设置针对高警示药品的储存、处方、调配、给药、不良事件上报等风险点管理,并将其纳入日常药品质控检查内容。

三、第二类精神药品管理

(一)精神药品定义及目录

根据《药品管理法》规定,国家对麻醉药品、精神药品、医疗用毒性药品、放射性药品,实行特殊管理,被简称为"麻、精、毒、放"。因此,麻醉药品、精神药品等是法律规定的特殊药品。根据《麻醉药品和精神药品管理条例》规定:"*药品经营企业不得经营麻醉药品原料药和第一类精神药品原料药。*"精神药品是指直接作用于中枢神经系统,使之兴奋或抑制,连续使用能产生依赖性的药品,包括兴奋剂、致幻剂、镇静催眠剂等。精神药品分为第一类精神药品和第二类精神药品。第二类精神药品目录由国务院药品监督管理部门会同国务院公安部门、国务院卫生主管部门共同制定。

(二) 社会药店第二类精神药品管理

1. 社会药店精神药品储存和管理　《麻醉药品和精神药品管理条例》第三十一条规定:"经所在地设区的市级药品监督管理部门批准,实行统一进货、统一配送、统一管理的药品零售连锁企业可以从事第二类精神药品零售业务。"为加强第二类精神药品储存、验收管理,设立专区/专柜加锁存放,实行专人验收、管理。针对第二类精神药品过期、损坏的情况,也明确要求生产、经营企业和使用单位对过期、损坏的麻醉药品和精神药品应当登记造册,并向所在地县级药品监督管理部门申请销毁。对于第二类精神药品零售企业违反《麻醉药品和精神药品管理条例》关于储存、销售或销毁第二类精神药品的规定的,需要由药品监督管理部门责令限期改正,给予警告,并没收违法所得和违法销售的药品;逾期不改正的,责令停业,并处5 000元以上2万元以下的罚款;情节严重的,取消其第二类精神药品零售资格。发生第二类精神药品被盗、被抢、丢失或者其他流入非法渠道的情形的,案发单位应当立即采取必要的控制措施,同时报告上级药品监督管理部门及公安机关。该条例还规定:"麻醉药品和精神药品实行政府定价,在制定出厂和批发价格的基础上,逐步实行全国统一零售价格。具体办法由国务院价格主管部门制定。"

2. 第二类精神药品处方审核、调配　根据国家《处方管理办法》(中华人民共和国卫生部令第53号)要求,第二类精神药品一般每张处方不得超过7日常用量;对于慢性病或某些特殊情况的患者,处方用量可以适当延长,医师应当注明理由。未取得药学专业技术职务任职资格的人员不得从事处方调剂工作。调剂第二类精神药品时应核对患者信息,核实所开药品名称、规格、数量是否一致,用药天数是否超出规定,用法是否正确合理等,按照规定调配。双人核对无误后发放药品并签名。按照近效期优先原则使用药品,并在专用登记册进行登记,内容至少包括:处方日期、患者姓名、病历号/住院号、药品名称、规格、用药数量。

《处方管理办法》《麻醉药品和精神药品管理条例》明确要求,第二类精神药品零售企业应当凭执业医师出具的右上角标注"精二"专用处方,按规定剂量销售第二类精神药品,并将处方保存2年备查;禁止超剂量或者无处方销售第二类精神药品;不得向未成年人销售第二类精神药品。

四、抗菌药物管理

(一) 抗菌药物定义及分级

抗菌药物是指治疗细菌、支原体、衣原体、立克次体、螺旋体、真菌等病原微生物所致感染性疾病病原的药物,不包括治疗结核病、寄生虫病和各种病毒所致感染性疾病的药物及具有抗菌作用的中药制剂。《抗菌药物临床应用管理办法》规定:"抗菌药物临床应用应当遵循安全、有效、经济的原则。"抗菌药物临床应用实行分级管理。根据安全性、疗效、细菌耐药性、价格等因素,将抗菌药物分为三级:非限制使用级、限制使用级与特殊使用级。具体划分标准如下。

1. 非限制使用级抗菌药物　是指经长期临床应用证明安全、有效，对细菌耐药性影响较小，价格相对较低的抗菌药物。

2. 限制使用级抗菌药物　是指经长期临床应用证明安全、有效，对细菌耐药性影响较大，或者价格相对较高的抗菌药物。

3. 特殊使用级抗菌药物　是指具有以下情形之一的抗菌药物：① 具有明显或者严重不良反应，不宜随意使用的抗菌药物；② 需要严格控制使用，避免细菌过快产生耐药的抗菌药物；③ 疗效、安全性方面的临床资料较少的抗菌药物；④ 价格昂贵的抗菌药物。抗菌药物分级管理目录由各省级卫生行政部门制定，报国家卫生健康委员会备案。

（二）社会药店抗菌药物管理

《遏制微生物耐药国家行动计划（2022—2025年）》提出到2025年，药品零售企业凭处方销售抗微生物处方药物的比例达到100%；严格落实药品零售企业凭处方销售抗微生物处方药物，加大对零售药店、药品网络交易第三方平台等药物流通渠道的监管力度。严禁使用未经诊断自动生成的处方。严厉打击药品经营领域销售假冒伪劣抗微生物药物行为。

社区（零售）药店可以销售的抗菌药物，通常为非限制使用级的口服抗菌药物，具体规范需要遵循处方药的销售规范和国家关于抗菌药物的一系列规定。社区（零售）药店需参照《遏制微生物耐药国家行动计划（2022－2025年）》，零售药店应根据《药品管理法》《处方管理办法》《抗菌药物临床应用管理办法》《抗菌药物临床应用指导原则》等一系列规定展开针对药师的培训、并制定相应的制度。

五、长期处方管理

（一）长期处方适用范围

2021年，国家卫生健康委员会、国家医疗保障局联合发布《长期处方管理规范（试行）》规定了医师在诊疗活动中，可以向符合条件的患者主动提出长期处方建议。长期处方是指具备条件的医师按照规定，对符合条件的慢性病患者开具的处方用量适当增加的处方。长期处方适用于临床诊断明确、用药方案稳定、依从性良好、病情控制平稳、需长期药物治疗的慢性病患者。医疗用毒性药品、放射性药品、易制毒药品、麻醉药品、第一类和第二类精神药品、抗微生物药物（治疗结核等慢性细菌真菌感染性疾病的药物除外），以及对储存条件有特殊要求的药品不得用于长期处方。长期处方的处方量一般在4周内，最长不超过12周。超过4周的，医师应严格评估，并在病历中记录，患者通过签字等方式确认。

（二）长期处方调剂和审核

《长期处方管理规范（试行）》规定："医师开具长期处方后，患者可以自主选择在医疗机构或者社会零售药店进行调剂取药。"药师对长期处方进行审核，并对患者进行用药指导和用药教育，发放用药和教育材料。基层医疗卫生机构不具备条件的，应由医联体内上级医院的药师通过互联网远程进行处方审核或提供用药指导服务。审核长期处方、提供咨询服务、调剂药品工作时,如发现药物治疗相关问题或患者存在用药安全隐患,需要进行长期处方调整、药物重整等干预时,立即与医师沟通进行处理。长期处方药品原则上由患者本人领取,特殊情况下,因行动不便等原因,可由熟悉患者基本情况的人员,持本人及患者的有效身份证件代为领取,并要做好相应取药登记记录。

目前,全国各地药店长期处方仍处于试点。长处方药要想顺利流出到药店,仍需完成从医院到药店的电子处方流转平台建设,解决药店与医院用药目录不一致等现实问题。此外,药店药师队伍的专业药学服务能力,尤其是慢性病的药学服务能力不足也是限制长处方在药店推行的重要因素。零售药店建立健康档案管理、处方审核、个体化用药指导和监护、药品不良反应监测与上报、药物疗效评估、冷链药品管理等药学服务技能,还需要不断强化肿瘤等特殊疾病的基本理论和用药基本知识,以及"双通道"药品中涉及的治疗罕见病或特殊药品的知识。执业药师应该具备药历书写技能,加强患者用药依从性管理、动态了解患者用药过程中出现的问题,客观评价用药安全性和有效性,收集患者用药信息,以便医师根据治疗效果及时调整用药方案,满足患者个体化用药需求。执业药师通过避免不合理用药,借助医保信息平台的参保人员人脸识别系统,严格审核患者资质,确保"处方患者"和"实际用药患者"一致,避免"骗保",避免医保基金损失。

六、互联网药品管理

"互联网+"概念于2015年首体提出,核心就是依托互联网信息技术实现互联网与传统产业的联合,形成"互联网+传统产业"的有机统一体。"互联网+药学服务"是互联网在医药卫生行业的新应用,以互联网为依托,为消费者提供方便、优质的药学服务。其内容包括了网上购药、在线问诊、远程药学服务指导、用药咨询等。

《药品管理法》规定企业通过网络销售药品应当遵循由国务院药品监督管理部门会同国务院卫生健康主管部门等部门制定的管理办法。疫苗、血液制品、麻醉药品、精神药品、医疗用毒性药品、放射性药品、药品类易制毒化学品等国家实行特殊管理的药品不得在网络上销售。

随着互联网的快速普及,药品零售行业依托互联网,经营模式和思路也发生了改变,药品营销进入新零售时代,智慧药房也在逐步兴起,传统社会药房运行模式已经逐渐发生改变。2017年12月国家中医药管理局发布《关于推进中医药健康服务与互联网融合发展的指导意见》指出要推广"智慧药房"建设。2018年,国务院、国家中医药管理局、国家卫生健康委员会等部门相继出台《国务院办公厅促进"互联网+医疗健康"发展的意见》《关于深入开展"互联网+医疗健康"便民惠民活动的通知》《关于加快药学服务高质量发展的意见》等,推进智慧药房建设,充分利用信息化手段,实现处方系统与药房配药系统无缝衔接,缩短患者取药等候时间。

《互联网药品信息服务管理办法》规定:"国家食品药品监督管理总局对全国提供互联网药品信息服务活动的网站实施监督管理。"省、自治区、直辖市食品药品监督管理部门对本行政区域内提供互联网药品信息服务活动的网站实施监督管理。拟提供互联网药品信息服务的网站，应当在向国务院信息产业主管部门或者省级电信管理机构申请办理经营许可证或者办理备案手续之前，按照属地监督管理的原则，向该网站主办单位所在地省、自治区、直辖市食品药品监督管理部门提出申请，经审核同意后取得提供互联网药品信息服务的资格。

《药品网络销售监督管理办法》(国家市场监督管理总局令第58号公布，自2022年12月1日起施行)旨在规范药品网络销售和药品网络交易等第三方平台服务活动，针对网络销售特点，压实药品网络销售企业和第三方平台在药品网络销售中的主体责任，强化对药品网络销售相关活动的监督管理，明确法律责任，对药品网络销售违法行为实施最严格的处罚。明确了药品网络销售资质和主体责任，该办法规定："从事药品网络销售的，应当是具备保证网络销售药品安全能力的药品上市许可持有人或者药品经营企业。未取得药品零售资质的，不得向个人销售药品。通过网络向个人销售处方药的，应当确保处方来源真实、可靠，并实行实名制。"体现了"线上与线下一致"的总体原则。首先，销售处方药的药品网络零售企业应当保存处方、在线药学服务等记录。保存期限不少于5年，且不少于药品有效期满后1年。其次，向个人销售药品，应当按照规定出具销售凭证。再次，药品网络销售企业应当按照批准经营方式和经营范围从事药品网络销售活动。最后，药品网络销售企业应当将处方药和非处方药区分展示，并在相关网页显著标识处方药和非处方药；药品网络零售企业不得违反规定以买药品赠药品、买商品赠药品等方式向个人赠送处方药、甲类非处方药。药品网络零售企业还应当建立在线药学服务制度，由依法经过资格认定的药师或者其他药学技术人员开展处方审核调配、指导合理用药等工作。药品网络销售企业应当建立并实施药品质量安全管理、风险控制、药品追溯、储存配送管理、不良反应报告、投诉举报处理等制度。针对药品网络销售的第三方平台也要求其建立药品质量安全管理机构，配备药学技术人员承担药品质量安全管理工作，建立并实施药品质量安全、药品信息展示、处方审核、处方药实名购买、药品配送、交易记录保存、不良反应报告、投诉举报处理等管理制度。

七、"双通道"药品管理

(一)"双通道"药品管理政策背景

2021年5月，为确保国家医保谈判药品顺利落地，国家医疗保障局和国家卫生健康委员会联合发布了《关于建立完善国家医保谈判药品"双通道"管理机制的指导意见》首次明确了谈判药品从定点零售药店和定点医疗机构2个通道同时供应，并实行统一医保支付政策。对"使用周期长，疗程费用较高的谈判药品，可探索建立单独的药品保障机制"纳入"双通道"管理。

(二)"双通道"药品目录

原则上各省级医保行政部门根据"临床价值高、患者急需、替代性不高"的选取原则，按照程序确定“双通道”药品目录。目前广东、江苏、湖南、海南、河北等省发布了纳入“双通道”管理的药品目录。2023 年 12 月 25 日,广东省于医疗保障局、广东省人力资源和社会保障厅印发了《广东省基本医疗保险、工伤保险和生育保险药品目录(2024 版)》要求,将新增国家谈判药品全部纳入广东省“双通道”和单独支付药品范围。还鼓励将同一通用名的价格不高于支付标准的竞价药品和国家集采中选药品纳入定点医疗机构和“双通道药店”配备范围。江苏省是国内最早探索药品“双通道”的省份,2013 年,江苏省推出治疗特殊疾病的药品管理制度,首次提出注射用曲妥珠单抗(赫赛汀)等 3 个特药品种由参保患者凭规定材料在特定药店取药,并按既定比例报销。目前,江苏省则规定将 74 种药品纳入“双通道”管理。

(三)“双通道”零售药店

该指导意见还指出要发挥定点零售药店分布广泛、市场化程度高、服务灵活的优势,与定点医疗机构互为补充,形成供应保障合力。同时强调各地医保部门要坚持“公开、公平、公正”的原则,确定遴选“双通道药店”的标准和程序,将资质合规、管理规范、信誉良好、布局合理,并且满足对所售药品已实现电子追溯等条件的定点零售药店纳入“双通道”管理。

为了确保“双通道”药店的经营、管理质量持续稳定,应建立健全“双通道”定点零售药店退出机制,“双通道”药店的纳入应适度竞争、有进有出、动态调整。“双通道”定点零售药店由于经营的药品多为创新药,往往使用周期较长,费用高,且部分省市对“双通道”药品实施单独支付政策,若医保报销环节审核不严,医保基金支出风险较大。

如何有效保障“双通道”药店在药品供应之外的药学服务能力,保障药品安全,执业药师的作用不容小觑。执业药师是开展药品质量管理、指导公众合理用药的专业技术力量。“双通道”机制下,必须加强零售药店的执业药师队伍建设和制度建设,持续推动执业药师配备使用,积极发挥执业药师在保障公众用药安全有效方面的重要作用。为了加强用药安全和实现医保基金控费,推出相应的定点零售药店遴选标准时,各省市均把配备执业药师作为硬性指标。“双通道”机制下定点零售药店执业药师要能为患者提供专业化的药学服务,同时在此基础上提升医保控费管理水平,还应具备为患者健康档案管理、处方审核、个体化用药指导和监护、药品不良反应监测与上报、药物疗效评估、冷链药品管理等药学服务技能。对于“双通道”药品中的注射剂,定点药店的管理模式是与医院合作,患者在零售药店购买后,由药店配送至医院输液中心。因此执业药师还应掌握注射器日常管理及运输的要求,同时还要具备注射剂合理使用的知识,以提高注射剂的使用安全性。

(四)“双通道”处方电子流转平台的建设

“双通道”处方电子流转平台的建设,是确保电子处方在医疗机构与医保部门、零售药店顺畅流转的保障。《国务院办公厅关于促进“互联网+医疗健康”发展的意见》(国办发〔2018〕26 号)明确:“构建覆盖诊前、诊中、诊后的线上线下一体化医疗服务模式”。

《国家“双通道”药品管理机制指导意见》明确：“已实现电子追溯等条件的定点零售药店纳入‘双通道’管理，并大力推进‘双通道’一站式结算。”如何利用互联网平台，实现以处方流转为核心，连通医保经办机构、定点医疗机构、定点零售药店，实行定医疗机构、定零售药店、定医保责任医师“三定”管理，对于落实“双通道”药品管理机制尤为重要。人力资源社会保障部发布关于印发《国家基本医疗保险、工伤保险和生育保险药品目录（2022年）》的通知，明确 2023 年 12 月 31 日前，各省份要依托全国统一的医保信息平台电子处方中心，建立健全全省统一、高效运转、标准规范的处方流转机制，实现省域内“双通道”处方流转电子化。

综上所述，“双通道”药店政策的实施和推进，可有效缓解谈判药品进院难，更好地满足参保患者合理用药需求，并且还能通过零售药店这一渠道对国谈药供应进行补充保障，充分发挥零售药店除供药外的其他卫生服务功能。

第四节　社会药房（店）药学服务内容

根据《国家执业药师业务规范》（2017 年）第二十条规定：“执业药师有责任和义务对患者提供用药咨询，通过直接与患者、家属交流，解答其用药疑问，介绍药品和疾病的常识。执业药师的业务活动包括处方调剂、用药指导、药物治疗管理、药品不良反应监测、健康宣教等。”同时，还规定执业药师应当主动对患者提供包括药品名称及数量、适应证、剂量、使用方法、预期药效和药效维持时间、不良反应、自我检测药效的方法、药物相互作用、不能同时使用的其他药品或饮食、漏服或漏服药品的处理办法、影响患者用药依从性、个性化的合理用药指导等内容。在指导患者使用药物时，应当做到了解患者对相关医学和药学知识掌握的程度，辅导患者正确使用药物，确认其已经理解指导建议，并且提醒患者应该注意的事项。

一、OTC 用药指导服务

《药品管理法》明确规定：“国家对药品实行处方药与非处方药分类管理制度。”《国家执业药师业务规范》（2017 年）规定：“对购买非处方药的患者或消费者，执业药师有责任和义务提供专业指导，指导内容包括：（一）询问近期疾病和用药情况；（二）询问患者是否有药物禁忌证、过敏史等；（三）对患者非处方药的选用给予建议与指导。”

根据《国家执业药师业务规范》（2017 年）、《药品零售企业执业药师药学服务指南》（2024 年）和《广东省社区药店药学服务体系建设指南》（2022 年）等规定，非处方药用药指导服务是指消费者罹患轻微疾病时，因自身掌握医药知识不足，难以自己选购 OTC 药品进行自我药疗时，药学服务人员给予专业支持和帮助，实施有效询问，了解患者病情，给予患者用药建议,推荐合理、恰当、可用于缓解轻度、短期的症状或不适或者用于治疗轻微的疾病的 OTC 药品。

在提供服务过程中,应该获得患者症状是什么?病情持续多久?已经或正在使用的药品和采取的任何措施等足够的信息,并掌握患者近期疾病和用药情况、是否有药品禁忌证、过敏史等,在此基础上,对患者 OTC 药品的选用给予建议与指导。如果患者的症状严重,必要时应该建议患者及时就医。如果患者仅仅存在自限性轻微健康问题,应仅在必要时推荐相关药品,并给予适当健康建议。当患者症状或用药持续超过规定时间,应建议患者就医或咨询医师。

《药品零售企业执业药师药学服务指南》(2024 年)要求,执业药师应当利用所掌握的专业知识和工具,解答公众用药咨询,提供个体化用药指导,提升患者用药依从性,避免用药错误发生,最大限度地提高患者的药物治疗效果,保证用药安全、有效。

《广东省社区药店药学服务体系建设指南》(2022 年)对于 OTC 药品的用药指导中,明确要求,在交付药品时,执业药师应确保患者(或监护者)已清楚了解以下相关事项。

(1) 药品的名称(通用名/品牌名)和特性描述。

(2) 药品的预期用途和预期作用。

(3) 给药途径、剂型、剂量和用药时间。

(4) 提供具体用药说明或注意事项。

(5) 治疗疗程。

(6) 任何相关药品/药品、药品/食品、药品/酒精的相互作用。

(7) 可能遇到的常见副作用或不良反应或相互作用和治疗禁忌证,包括如何避免发生及发生时需要采取的应对措施。

(8) 药品治疗自我监测技术。

(9) 药品储存条件。

(10) 过量服用情况下应采取的措施。

二、处方调剂服务

《处方管理办法》规定:"只有取得药学专业技术职务资格的人员方可从事处方调剂工作。"《广东省社会药房服务体系建设指南》要求,社区(零售)药店的处方调剂(处方药及中药饮片)应建立操作规程,操作规程应遵循《药品管理法》《药品经营质量管理规范》《药品网络销售监督管理办法》《处方管理办法》《互联网诊疗监管细则(试行)》和《执业药师业务规范》等相关规定。处方调剂服务是指执业药师根据患者提供的处方,对医师开具的处方进行合理用药审核,确认处方来源是否合法、正文是否规范、处方用药是否适宜,对审核合格处方进行调配,调配后由另一位药学服务人员进行复核,最后由执业药师交付患者,并对患者用药进行交代和指导。药师应当凭医师处方调剂处方药品,非经医师处方不得调剂。处方来源要真实、可靠且具有可追溯性,并且应对已经使用的处方进行标记,避免处方重复使用，对于具有长期用药要求的处方，应严格监控处方使用期限及患者用药情况。

处方调剂包括处方审核、处方调配、复核交付和用药交代。执业药师应当凭医师处方调剂药品，无医师处方不得调剂。处方审核包括处方的合法性审核、规范性审核和适宜性审核。

（一）处方审核

《执业药师业务规范》规定："处方的合法性审核，包括处方来源、医师执业资格、处方类别。执业药师对于不能判定其合法性的处方，不得调剂。"处方的规范性审核，包括逐项检查处方前记、正文和后记是否完整，书写或印制是否清晰，处方是否有效，医师签字或签章与备案字样是否一致等。执业药师对于不规范处方，不得调剂。处方的适宜性审核，包括如下内容：① 处方医师对规定皮试的药品是否注明过敏试验，试验结果是否阴性；② 处方用药与临床诊断是否相符；③ 剂量、用法和疗程是否正确；④ 选用剂型与给药途径是否合理；⑤ 是否重复给药，尤其是同一患者持二张以上处方；⑥ 是否存在潜在临床意义的药物相互作用、配伍禁忌；⑦ 是否存在特殊人群用药禁忌，例如，妊娠及哺乳期妇女、婴幼儿及儿童、老年人等；⑧ 其他用药不适宜的情况。对于存在用药不适宜情形的处方，应当告知处方医师，要求确认或者重新开具处方；不得擅自更改或者自行配发代用药品。

（二）处方调配

（1）仔细阅读处方，按照药品顺序逐一调配。

（2）对贵重药品及第二类精神药品等分别登记账卡。

（3）药品配齐后，与处方逐条核对药名、剂型、规格、数量和用法，准确规范地书写标签。

（4）调配好一张处方的所有药品后再调配下一张处方以免发生差错。

（5）对需要特殊保存的药品加贴醒目的标签提示患者注意，如"置 2~8℃保存"。

（6）有条件的单位，尽量在每种药品外包装上分别贴上用法、用量、贮存条件等的标签。

（7）核对后签名或盖签章。

（8）法律、法规、医保、制度等有关规定的执行情况。

（三）复核交付和用药交代

（1）核对患者姓名，最好询问患者所就诊的科室以帮助确认患者身份。

（2）逐一核对药品与处方相符性，检查规格、剂量、数量并签字。

（3）发现配方错误时，应将药品退回配方人，并及时更正。

（4）向患者交代每种药品的服用方法和特殊注意事项，同一药品有 2 盒以上时要特别交代。

（5）发药时应注意尊重患者隐私。

(6) 尽量做好门诊用药咨询工作。

(四) 药品标签

(1) 应根据患者情况加贴个体化用药方法的标签,不能只依赖药品说明书。

(2) 服药标签用通俗的语言写明用法,如“每日3次,每次2片”不应写成“每日2~3次,每次25 mg”。

(3) 可加贴特殊提示的标签,如每日不超过6片,服药后不宜驾驶机动车、船,特殊保存条件等。

(4) 有条件者,可利用电脑系统为患者打印更为详尽的用药指导标签,包括患者姓名、药名(通用名)、规格、数量、用量、用药次数、疗程、注意事项、保存条件、有效期、药房咨询电话等。

三、处方用药指导服务

处方用药指导服务指执业药师针对患者使用处方药、甲类非处方药等产品时,提供个性化的合理用药指导和建议,增强患者合理用药知识,预防药品不良反应的发生,提高患者用药的正确性、有效性、安全性和依从性并降低用药错误的发生率,改善患者生活质量。

根据《广东省社会药房服务体系建设指南》规定,执业药师指导患者使用药品,应当做到:“了解患者对医学和药品知识的掌握程度;辅导患者如何正确使用药品;确认患者是否已经了解指导建议;提醒患者应该注意的事项等。”当交付药品(尤其是处方药、甲类非处方药)后,执业药师应向患者解释。

(1) 如何服用药品。

(2) 需要服用多长时间。

(3) 最佳服药时间及是否在餐前、餐中或餐后服用。

(4) 药品治疗期间应该避免什么食物、饮料或避免参与什么活动。

(5) 服用药品后可能出现的不良反应,遇见时如何处理。

(6) 如果漏服一次或多次药品后如何进行补救处理。

(7) 其他注意事项。

当遇到以下情况时,执业药师应主动向患者提供用药指导。

(1) 患者同时使用四种及以上药品。

(2) 有既往药品不良反应史或用药后出现不良反应。

(3) 用药依从性差的。

(4) 发现使用的药品中有配伍禁忌或存在药品相互作用的。

(5) 需要进行药品血浓度监测的。

(6) 药品说明书近期有变更的。

(7) 使用特殊管理的药品或国家有专门管理要求的药品。

(8) 所用药品的适应证多或用法用量复杂的。

（9）贮存条件有特殊要求的、有效期短的或近效期的药品。

（10）首次使用或持续使用该种药品的。

执业药师针对特殊人群（老年人，婴幼儿、儿童，妊娠期及哺乳期妇女和肝肾功能不全的患者，以及透析患者等），要根据特殊人群药代动力学特点、生理、病理状态，具体使用药物的情况，给出专门的用药指导。同时，还应注意切实保护患者隐私等。

用药指导单应书写准确。对储存有特殊要求的药物、近效期或者有特殊饮食注意事项的药品，应向患者强调，并加贴警示标签。

四、健康生活方式指导服务

健康生活方式指导服务是指执业药师针对患者的肥胖、糖尿病前期、糖尿病、高血压、血脂异常等情况给予个性化的一对一的专业指导服务，根据患者的病情问题，提出生活方式改变、运动和饮食调整方案，以便预防疾病的产生或疾病的进一步恶化。

（一）高血压

高血压是最常见的慢性病之一，半数以上的老年人患有高血压，是罹患脑卒中、心肌梗死乃至造成心血管死亡的首要危险因素。生活方式干预是降血压治疗的基本措施。高血压患者的生活方式干预主要包括：健康膳食、戒烟限酒、保持理想体质量、合理运动、改善睡眠、注意保暖和心理平衡（《中国老年高血压管理指南2023》）。

1. 健康膳食　减少钠盐摄入，增加富钾食物摄入。世界卫生组织建议摄盐量应<5 g/d，老年高血压患者应适度限盐、减少烹调用盐及酱油等钠含量高的调味品，推荐肾功能良好者选择低钠富钾替代盐。鼓励老年人摄入多种新鲜蔬菜、水果、鱼类、豆制品、粗粮、脱脂奶及富含钾、钙、膳食纤维、多不饱和脂肪酸的食物。

2. 戒烟限酒　戒烟可降低脑血管疾病、肺部疾患和死亡风险。建议老年吸烟者戒烟。建议老年人限制酒精摄入，男性饮用酒精量少于25 g/d，女性少于15 g/d。白酒、葡萄酒或米酒或啤酒摄入量应分别少于50 mL/d、100 mL/d和300 mL/d。

3. 保证理想体质量　超重或肥胖的老年高血压患者可适当控制能量摄入和增加体力活动，通过减轻体重降低血压。维持体质量指数在正常范围（20.0~23.9 kg/m^2），纠正腹型肥胖［腹围≥90 cm（男性），腹围≥85 cm（女性）］有利于控制血压、减少脑血管疾病。

4. 合理运动　老年高血压及高血压前期患者进行合理有氧运动可有效降低血压。抗阻运动还可增加肌肉力量，预防和改善老年衰弱等，老年人每周应进行适当规律运动，不少于5 d，每天不少于30 min的中等轻度有氧运动，并结合抗阻运动，平衡运动、呼吸训练与柔韧性和拉伸训练等。

5. 改善睡眠　睡眠时长、质量与血压升高及脑血管病并发症的关系密切。老年人白天睡眠时间不宜过长，尽量避免睡前服用利尿剂，以免影响睡眠。

6. 注意保暖　为避免因血压随季节、温度发生波动，老年人应保持室内温暖，经常通风换气。温度骤冷和大风低温时，应减少外出，注意保暖。

7. 心理平衡　保持健康心理状态,避免情绪大起大落。

8. 健康生活方式　社会药店的执业药师可以通过健康生活方式的指导,协助医疗机构,共同实现生活方式的干预从而对于高血压患者的血压控制发挥积极作用。通过健康生活方式指导服务的开展,也有助于提升社会药店执业药师的专业素养,逐步扭转社会药店长期以来单纯药品销售的刻板印象,逐步提升职业形象和药学服务的综合能力。

(二) 2 型糖尿病

《中国 2 型糖尿病防治指南(2020 年版)》就指出:"糖尿病是一种长期慢性病,患者的日常行为和自我管理能力是影响糖尿病控制状况的关键因素之一,因此,糖尿病的控制不是传统意义上的治疗而是系统的管理。接受糖尿病自我管理教育的患者,血糖控制优于未接受教育的患者,拥有更积极的态度、更丰富的糖尿病知识和较好的糖尿病自我管理行为,更有战胜疾病的信心。"每位糖尿病患者一旦确诊即应接受糖尿病教育,教育的目标是使患者充分认识糖尿病并掌握糖尿病的自我管理能力。《中国 2 型糖尿病防治指南(2020 年版)》明确糖尿病教育的内容包括糖尿病的自然进程、临床表现、危害及如何防治其急慢性并发症、个体化的治疗目标、生活方式干预措施和饮食计划、规律运动、饮食、运动、口服药、胰岛素注射技术和血糖测定结果的意义和应采取的干预措施、自我血糖监测、尿糖监测(当血糖监测无法实施时)、口腔护理、足部护理、皮肤护理技巧、疾病、低血糖、应激和手术等特殊情况应对措施、糖尿病妇女受孕计划及监护、糖尿病患者的社会心理适应、自我管理的重要性和糖尿病相关心理压力与应对等。

社会药店的执业药师和工作人员应结合社会药房具体情况,有选择性和针对性地开展一些相关的项目,协助临床医师,向糖尿病前期和糖尿病患者宣传健康的饮食习惯,包括如何选择合适食物,均衡膳食营养,控制盐的摄入,控酒戒烟,补充微量元素,并坚持规律运动,维持合理体重等。社会药店还可通过对于糖尿病高危人群、糖尿病前期和糖尿病患者开展健康宣教,根据糖尿病危险因素及中国糖尿病风险评分对高危人群进行筛选,并建议高危人群进行进一步的空腹血糖、口服糖耐量试验(OGTT)2 h 血糖或 HbA1c 检测。针对高危人群和糖尿病前期以及糖尿病患者进行健康教育,协助医疗机构,共同实现对患者的生活方式干预、营养干预和运动干预等,促进医防融合。

(三) 肥胖

肥胖是以体内脂肪聚积过多为主要症状的营养障碍疾病,分为单纯性肥胖和症状性肥胖。身体质量指数(BMI)24 为中国成人超重的界限,BMI 值 28 为肥胖的界限;男性腰围≥85 cm,女性腰围≥80 cm 为腹部脂肪蓄积的界限。《基于临床的肥胖症多学科诊疗共识》相关规定,肥胖被认为是一种慢性代谢性疾病,被世界卫生组织认定为疾病,同时也会引发高血压、糖尿病、血脂异常、冠心病、心肌梗死、脑卒中、部分肿瘤等多种慢性病的风险。肥胖的防治原则遵循常见的三级预防原则。无论是针对容易发生肥胖的高危人群,通过生活方式干预,以预防超重和肥胖发生,促进健康饮食和规律运动等行为的一级预防,还是通过筛查对于已经确诊的超重或肥胖个体进行并发症评估,积极干预生活方式阻止体重进一步增加，并防止相关并发症的二级预防，抑或生活方式干预、膳食管理联合减重治疗的三级预防，都离不开对肥胖群体进行相关的健康生活方式的指导。社会药房可以参考各种指南，通过系统性的继续教育培训、企业内部的培训等多种方式拓展相关的知识，制定针对肥胖人群及其常见疾病的健康生活方式指导内容和流程，从个体化层面和群体层面给予干预。

五、患者用药即时监测服务

患者用药即时监测服务是一种满足患者对慢性病相关指标监测的需要，便利提供简单监测服务，旨在帮助患者快速了解自己病情及用药控制状况的简便手段，但是不作为疾病诊断的手段。开展此项服务，应该向相关部门报备获准开展资质。患者用药即时监测服务应制定相应操作规范，使用的家用血压计、血糖仪及血尿酸测定仪等应符合《医疗机构便携式血糖检测仪管理和临床操作规范（试行）》《中国血糖监测临床应用指南2021年版》《中国血压测量指南》等规定。

常用的监测指标包括：血压测量、血糖监测、尿酸监测和体温监测，对高血压、糖耐量异常或糖尿病、痛风等疾病的患者监控药物控制效果是否达标。此外，还可提供身高、体重、腰围、臀围等身体指标的监测，计算BMI、臀腰比等，监控患者肥胖程度，作为给予合理饮食、规律锻炼、科学饮食、预防慢性病的健康指导的依据。

零售药店开展用药即时监测服务，使用新品牌、新型号的便携式血糖仪、血压计和血氧饱和度测量仪或其他相关的监测仪器时，需要提前选取2~3台仪器、2~3个批号的配套的试纸等耗材，进行性能验证，确认此款仪器是否能够满足监测需求？是否适合在社会药店开展用药即时监测服务？评价监测设备的指标要包括测定的精密度、与生化分析仪或医疗机构检测的标准仪器的检测结果的可比性、测量区间、抗干扰性能。同时还要制定相关的质量管理制度，对操作人员进行培训和考核，制定仪器使用的标准操作规范，对于仪器由专人管理，定期校准和维护，使用要有记录等。

（一）便携式血糖仪

首先用75%酒精或50%异丙醇消毒采血部位，不可选择碘伏等对检测结果有干扰的消毒剂。待消毒剂干燥后，方可采血。采集末梢血时，避免选择水肿、感染、末梢循环不良部位。第1滴血用消毒干棉球轻轻拭去，第2滴滴入试纸制定区域。检测过程要按照仪器说明书和标准操作规程进行，同时核对检测结果、测试者姓名、检测日期和时间、检测结果与单位记录、检测者签名。对于异常结果，需复测，同时向患者强调，必要时联系医生采取必要措施。仪器的精密度评价方案等详见国家卫生健康委员会颁布的《便携式血糖仪临床操作和质量管理指南》。

（二）家用便携式血氧测量仪

便携式血氧仪的操作，除去要遵照前述的质量管理的规范外，具体使用要点包括：按照说明书，安装好电池，确认正常开机，被测者处于平静状态，选取无破损、大面积瘀斑的手指,为防止传染病,清洁双手,或75%酒精擦拭待测手指,待酒精挥发完全,待测手指干燥后,夹住手指一段时间,测量过程手指不要抖动,身体也不要晃动。成年人的脉搏血氧饱和值在96%~98%,低于范围要重复测量,如果反复多次均低于93%,则要建议患者及时就医或者联系医师。

(三)血压测量

血压测定前,应排空膀胱,心绪平稳,静坐5~10 min,尽量减少可能增加血压的压力源。并且要测血压前30 min内患者不能摄入咖啡、茶等含有咖啡因的饮料或食物。所用仪器应采用国家计量部门批准和定期校准的合格的台式水银血压计,或其他血压计,或者经过国际标准验证合格的动态血压计、电子血压计等。测量时受测者保持坐位,手臂高度应与右心房水平同高,选择有靠背和高度适合的椅子。卧位测量时,用小枕支托以使上臂中线同高。测压过程中血压计水银柱要保持垂直,读数时必须保持视线垂直于血压计刻度面的中心。同时袖带气囊应至少覆盖80%的上臂周径。如果上臂过于粗壮则可将袖带置于前臂上部,听诊桡动脉搏动测压,但是应当注意前臂的位置与心脏同高。测量血压至少应2次,读数应取平均值,但未规定是否应丢弃任何数值。建议在裸臂上进行血压测量。详细内容可参考《中国血压测量指南》。

六、患者用药清单整理服务

患者用药清单整理服务是指执业药师重点帮助患有多种疾病、多重用药的患者,整理患者的整体用药情况,对比患者目前正在使用的所有药品方案(包括处方药、OTC、中药饮片和保健品等)与真实疾病治疗是否一致的过程。执业药师通过与患者详尽沟通或复核,了解治疗过程的整体用药情况是否一致,并整理出一份全新的用药清单,如果发现重复用药等问题,填写一份问题清单交给患者,并嘱咐患者及时与就诊医师沟通是否存在不适当用药的情况,并做详细全面的记录,以便患者咨询医师及时调整用药方案,以期预防患者综合用药过程的药品不良反应,保证患者用药安全。

七、新药使用指导服务

新药使用指导服务是指执业药师对患者首次使用的治疗长期疾病的药品,除了处方调剂外,给予的深度用药指导和建议,同时还要帮助患者建立药历档案,以便进行后续随访和评估,提高患者用药依从性,并获得最佳治疗效果,以解决长期疾病患者使用药物的安全性、有效性的一项药学服务。

在明确患者是首次服用该药的情况下,结合患者疾病特点,应给予全面的用药指导和建议,并建立药历档案,后续进行随访和评估,保障患者使用新药的安全性、有效性。通过该项服务可以提高患者的用药依从性,打消患者对新用药的不良反应的顾虑,追踪患者用药后的效果,与此同时,零售药房(店)开展新用药使用指导服务,还可以提升执业药师的药学服务能力和患者对社会药房(店)的认可度。当在某些情况下,如果出现执业药师无法解决的问题，并且无法找到解决方案的情况，应告知患者及时向医师获取安全可靠的临床意见。

社会药房（店）应制定需要进行新药服务的疾病的清单，并根据每种疾病常见药物的特点整理相应指导要点和指导流程，并且要对执业药师定期培训和考核，以保证新用药指导服务的质量。在每次新用药指导服务过程中和指导后，都详细地记录干预过程和患者的具体问题等，保存定期检查和整理、分析总结、优化新药指导服务。

具体新药使用指导服务过程可以通过以下内容开展交流和指导。

（一）新药服务干预交流内容

在新药指导服务中，首先需要向患者具体介绍以下内容：新药的成分、适应证、起效时间和疗程，用法、用量、效果和临床试验结果支持情况、药物和其他药物能否一起使用，是否存在相互作用；药物是否适合患者疾病，是否存在个体差异和禁忌证；价格和医保报销情况；是否有替代品和其他选择等。可以参考以下方式提问。

（1）请问您已经开始服用新的药物了吗？

如果患者还未开始服用新药请通过以下不依从的事项探究原因。面谈结束时药师可以回顾并标注需要的信息。

（2）请问你服用的情况如何？

这个开放性问题可使患者畅所欲言并提出他们认为重要的问题。这些问题可以在这处理而不是等到以下合适的问题。

（3）请问您对每种药物或者药物的用法存在疑问吗？

（4）请问您认为该药有效吗？（同您的预期一致吗？）

这是一个讨论的机会，因为当一些药物起作用时，某些患者无法感知其作用。

他们知道该药的药理作用吗？适当讲解药物的作用机制非常有用。因为当一些患者了解药物是如何帮助缓解病情时，他们会更乐于用药，提高其依从性。

（5）您用药后感觉有任何不良反应吗？

如果患者感觉到差别将会改变他们的用药行为，即使这不是药物的不良反应。这个也可作为不良反应/事件上报。

这是一个讨论该不良反应是否是暂时性的及采取何种措施使其影响最小的机会。如果情况严重，药师可建议患者找医师换药或停药。

这种情况也应警惕发生严重不良反应的可能性并立即采取干预措施。

（6）由于各种原因，人们常常漏服药物。请问您会漏服药物或者服用时改变其剂量吗？（请问您上次漏服药物是什么时候？）

这个问题具有一定挑战性因此需要安排进一步谈话，当然对已经发生的问题我们没有必要深究，但必须知道为什么会发生这种情况。是故意的吗？这样恰当吗（例如，由于长途汽车旅行而漏服清晨的利尿药物）？患者知道该药是必需的吗？如果有需要解决的问题，药剂师会努力解决。

（7）请问关于新药您还想了解哪些方面呢？或者您希望我再重复哪一部分内容？

(请问您对现在所服用药物获取的信息感到满意吗?)

(二)新用药服务跟踪交流内容(依据药师和患者之间的交谈情况而定,并不是以下每个问题都必不可少)

(1)上次我们交谈后您的用药情况如何?(请问您仍在服药吗?)

这个问题可以开启自然对话并可获悉患者是否仍坚持服用新药。

(2)上次我们交谈时,您提到服用新药时的一些问题。现在我们来逐个探讨并了解您使用的情况好吗?

使用药学记录记录干预阶段初次与患者接触时,出现的所有事项的记录。事项可能出在初次接触的任何问题中(如困难/担心,需要药物信息,不良反应和依从性等事项)。

(3)上次,您提到的问题是(提及这个特定问题)……对吗?您尝试(上次交谈中推荐的建议/解决方案)来帮助解决这个问题了吗?

使用药学记录回顾推荐给患者的建议及解决方案。该问题针对在新药指导服务中向患者提供了特异性建议、信息或解决方案的情况。

(4)请问您还尝试了别的方法吗?

这可以确定患者是否从别处获得帮助或建议。

(5)这有帮助吗?(它是如何起到帮助作用的?)

记录问题的结果。

(6)这仍是问题或疑虑吗?

上述5个问题也许已经解答了问题(6),但如未能解答,问题(6)可使你清楚知悉该问题或顾虑是否仍是一个议题。

如果难题/疑虑仍存在,在退出服务前应为患者进行适当的转诊。

在用药指导服务的干预阶段与患者讨论的每个议题应重复问题(3)~(6)。

(7)上次交谈后,您在使用新药时是否出现了其他问题或疑虑?

如果出现新的问题,应对患者进行适当的转诊。

(8)由于各种原因,人们经常漏服药物。自我们上次交谈后,请问您会漏服药物或者服用时改变其剂量吗?(请问您上次漏服药物是什么时候?)

八、健康科普宣教服务

社会药房(店)的执业药师和药物服务人员,除日常药学服务外,还应向患者和社区宣传健康信息。具体健康科普宣教服务既要借鉴医疗机构的科普服务制度,又要发挥社会药房(店)宣传对象更广泛,交流更充分等特点。《药品零售企业执业药师药学服务指南》规定了执业药师应当对公众宣传疾病预防和保健知识,开展科学用药、合理用药、安全用药的科普宣传,积极倡导健康的生活方式。

健康科普宣教主要内容包括:

(1)开展合理用药、常见疾病预防和健康生活方式相关的科普讲座。

(2) 通过健康科普宣教活动,不断提高居民了解慢性病的危害性及预防慢性病的重要性的认识,增进健康的生活方式(如控制体重、适当饮食、坚持锻炼、戒烟和戒酒等),预防、减少慢性病的发生。

(3) 在社区活动场所或药店服务场所内提供疾病预防、健康促进、中医养生、药膳相关知识讲座。

(4) 开展药品警戒宣传活动,讲解多重疾病的产生及如何预防药品性疾病的产生。

(5) 依据本地疾病发病现状,利用营销策略宣传国家疾病日和世界疾病防控宣传日,针对性地开展百姓健康教育活动,预防疾病和控制并发症的发生。

(6) 开展对毒品及药品滥用的危害性宣传教育。

健康科普宣教主要形式:科普讲座和座谈会;个体一对一传播;互联网在线和微博;药店海报宣传(POP);促销广告宣传(KT 版);宣传单页、指导手册;科普门店视频播放;自媒体文字、音频、视频传播(微信公众号、喜马拉雅、抖音、视频号、快手等);健康教育 App 等。

企业及执业药师个人向消费者传播健康信息,应该严格遵守《药品管理法》《互联网信息服务管理办法》和相关法律、法规的规定,做到科学、规范、合规,保障药品信息的合法性、真实性、安全性。健康科普教育应当也有参考医疗机构开展健康科普的规定,建立相关制度,明确开展健康科普教育工作的人员资质、科普对象、内容、科普形式、管理措施、监督管理、质量控制等环节。

九、患者教育服务

《药品零售企业执业药师药学服务指南》第十八条规定了"执业药师应当利用所掌握的知识和工具,解答公众用药咨询,提供个体化用药指导,提升患者用药依从性,避免用药错误发生,最大程度提高患者的药物治疗效果,保证用药安全、有效。用药指导包括:(一) 药品名称、规格、剂型和数量;(二) 用药适应证;(三) 用药剂量:首次和维持剂量;(四) 用药方法;(五) 预期药品起效时间、药效维持时间,以及自我监测药品疗效的方法;(六) 发生用药错误时可能产生的结果以及应对措施;(七) 常见和严重的药品不良反应,以及避免和应对的方法;(八) 同服的药品之间的注意事项;(九) 不能同时使用的药品之间的注意事项;(十) 储存方法、注意事项和有效期;(十一) 近期药品说明书有修改的,包括商品名、适应证、禁忌证、剂量、有效期、储存条件、药品不良反应的修订与更新。"

患者教育服务的范围包括用药指导但是又不仅仅限于用药指导,无论用药指导还是患者的教育服务都是社会药店的执业药师的增值服务。

《医疗机构药事管理与药学服务之临床药学服务用药教育》对执业药师从事用药指导的态度做出了要求:应通过耐心、适宜地引导,改变患者的认知行为,积极参与疾病治疗的全过程,改善疾病并发症的发生,提高自我管理疾病治疗的能力。

很多疾病诸如糖尿病、心脑血管疾病、肿瘤等与不健康的生活方式密切相关。有证据表明患者咨询辅导及患者教育对患者健康生活提供了巨大的好处。为患者提供完整和最新的信息有助于营造信任氛围，强化企业与患者的亲密关系，让患者积极参与药店的疾病用药教育。有效的患者教育还可以确保患者有足够的信息和理解来就他们的护理做出明智的决定。

(一) 组织与制度

社会药房(店)应该有统一的部门，根据当地药监部门的要求实施并开展药学教育，并且建立用药教育管理制度。

(二) 人员要求

从事用药教育的是药师或执业药师，应当经过培训，熟练掌握常用药品的适应证、禁忌证、用法用量、常见和严重的药品不良反应、重要的药物相互作用、药物代谢动力学与药效学知识、特殊人群用药注意事项、特殊用药装置的使用、用药期间需监测的指标和监测频率、药品贮存和运输注意事项等专业知识。还应熟练掌握常用医药工具书、数据库、软件、医药专业网站的检索方法等药学信息检索技能。同时，从事药学教育的药师还应具备耐心和细心，亲和力和共情能力，通过倾听、观察患者非语言信息等了解患者的具体需求的沟通技巧。

(三) 环境与设施

用药教育环境：宜舒适、安全、适于交流。有条件可提供专门的场地为患者提供隐私保护的空间。

(四) 服务过程

1. *教育对象*　用药教育服务对象包括需要进行教育的患者，重点患者包括以下几类人群。

(1) 使用高警示药品、易发生用药错误的药品或有特殊注意事项药品的患者。

(2) 多重用药患者。

(3) 使用特殊装置药品的(如气雾剂、喷雾剂、吸入剂等)患者。

(4) 老年人、婴幼儿、儿童、妊娠期及哺乳期妇女等特殊人群。

2. *教育内容*　用药教育内容宜包括以下几个方面。

(1) 药物(或药物装置)的通用名、商品名或其他常用名称，以及药物的分类、用途及预期效果。

(2) 药物剂型、给药途径、剂量、用药时间、疗程及用药注意事项。

(3) 药物的特殊剂型、特殊装置、特殊配制方法的给药说明，可依据患者的生活方式或环境进行相应的调整。

(4) 用药期间应监测的症状体征、检验指标及监测频率，解释药物可能对相关临床检验结果的干扰及对排泄物颜色可能造成的改变。

(5) 可能出现的常见和严重不良反应，可采取的预防措施及发生不良反应后应采取的应急措施。发生用药错误(如漏服药物)时可能产生的结果，以及应对措施。

（6）潜在的药物-药物、药物-食物/保健品、药物-疾病及药物-环境的重要相互作用或禁忌。

（7）药品的适宜贮存条件，过期药或废弃装置的适当处理。

（8）患者对药物和疾病的认知，提高患者的依从性。

（9）饮食、运动等健康生活方式的指导。

（10）患者如何做好用药记录和自我监测，以及如何及时联系到医师、药师。对特殊人群，如老年人、儿童、妊娠期及哺乳期妇女、肝肾功能不全者、多重用药患者及认知、听力或视力受损患者等，应根据其病理、生理特点及药物代谢动力学与药效学情况，制定个体化的用药教育方案，以减少药品不良反应，保障患者用药安全、有效。

3. 教育记录　医疗机构应当建立用药教育记录并可追溯，用药教育记录书写应客观、规范、及时。

记录内容宜包括但不限于下列内容。

（1）应包含患者基本信息、药物治疗相关信息及用药教育相关的全部药品信息，包括药品通用名、给药方式、剂量、疗程等。

（2）应包含主要的用药教育内容及依据。

（3）患者对用药教育的结果是否理解并接受。

（4）药师签名并标注用药教育的时间。

4. 质量管理与评价　还应根据用药教育管理制度制定培训方案、工作计划、标准操作规程、考核方案，并有记录。持续加强对药师的专业技能培训、提高专业服务能力，保障用药教育服务质量。并对用药教育服务的开展情况进行定期总结、分析与评价，反馈评价结果，制定改进措施，督导落实并有记录。收集患者对用药教育的建议，进行改进，督促落实并记录，促进用药教育服务的持续改进。

十、药膳保健指导服务

社会药房（店）开展药膳保健服务，药膳保健指导服务可遵循或参照中国药膳研究会发布的《二十四节气养生药膳指南》及其《春季节气养生药膳指南》（T/ZGYSYJH 001.1—2020）、《夏季节气养生药膳指南》（T/ZGYSYJH 001.2—2020）、《秋季节气养生药膳指南》（T/ZGYSYJH 001.3—2020）、《冬季节气养生药膳 指南》（T/ZGYSYJH 001.4—2020）、《糖尿病食疗药膳技术指南》（T/ZGYSYJH 002—2022）、《高血压病食疗药膳技术指南》（T/ZGYSYJH 001—2022）等药膳技术指南。

十一、中药饮片临方加工服务

销售中药饮片做到计量准确，并告知煎服方法及注意事项；提供中药饮片代煎服务，应当符合国家有关规定。社会药房（店）提供中药饮片加工服务的相关工作人员应掌握中药饮片临方加工知识，建立中药饮片临方加工服务管理制度，应严格按照当地的中药饮片加工、配送服务的规范,并对加工过程应予以记录,记录应留档备查。

十二、慢性病用药服务

(一)慢性病管理

慢性病又称非传染性疾病,具有病程长、病因复杂、合并症多等特点,是遗传、生理、环境和行为因素共同作用的结果。主要包括心血管疾病、癌症、慢性呼吸道疾病和糖尿病等。《中国居民营养与慢性病状况报告(2020年)》显示:"2019年我国因慢性病导致的死亡占总死亡人数的88.5%,其中心脑血管疾病、癌症、慢性呼吸系统疾病死亡率为80.7%。18岁以上成年人高血压患病率为27.5%,糖尿病为11.9%,高脂血症8.2%,40岁以上成年人的慢性阻塞性肺疾病9.9%,与2012年相比呈现上升趋势。目前慢性病导致的疾病负担占我国疾病总负担的70%,2015年世界卫生组织报告中国用于慢性病治疗的直接费用超5 000亿美元"。

慢性病管理是指组织慢性病专业医师、药师及护理人员,为慢性病患者提供全面、连续、主动的管理,以达到促进健康、延缓慢性病进程、减少并发症、降低伤残率、延长寿命、提高生活质量并降低医药费用的一种科学管理模式。社会药房经过规范化培训的执业药师或药师,针对慢性病患者及慢性病高危患者家属及照护人员提供与药物治疗管理、保健管理相关的系列服务。药物治疗管理(MTM)是指具有药学专业技术优势的药师对患者提供用药教育、咨询指导等一系列专业化服务,从而提高用药依从性、预防患者用药错误,最终培训患者进行自我用药管理,以提高疗效。其核心要素包括药物治疗回顾、个人药物记录、药物相关活动计划、干预和(或)提出参考意见及文档记录和随访。

(二)社会药房(店)慢性病用药服务

随着人口老龄化和慢性病患者的激增,现有依靠医院、社区卫生服务中心的模式已经无法满足需求。社会药店(房)执业药师参与社区慢性病筛查、预防宣传、用药咨询、建档指导、家庭随访等工作,可以大大节约政府的医疗费用。

慢性病用药管理服务是执业药师向慢性病患者提供用药管理的一项高级专科服务,应遵循《零售药店经营慢性病药品服务规范》(试行)和《执业药师业务规范》对于零售药店从事慢性病治疗药品经营和服务的人员与职责、服务环境与设施设备、药学服务、能力提升及服务评价等的要求。

作为社区内慢性病患者最容易接触到的安全用药专家,执业药师可以通过日常用药咨询与测量血糖、血压等服务,了解患者患病情况,通过用药指导,指导患者合理用药。通过建立慢性病档案,推动社区居民生活习惯改变,提升慢性病预防和治疗效果,对于社区患者慢性病管理及与社区公共卫生服务都发挥重要作用。

对于糖尿病、高血压、高血脂、慢性阻塞性肺疾病等常见慢性病,应重点开展药学监护,帮助患者建立药历档案,提供即时检测,评估患者用药情况,指导患者自我监测血糖、血压和正确用药,制订合理饮食和运动计划,改善患者用药依从性,定期随访和评估患者药物治疗的全过程服务。

根据中国医药商业协会于2019年12月发布《零售药店经营慢性病药品服务规范》(试行)对于零售药店从事慢性病治疗药品经营和服务的人员与职责、服务环境与设施设备、药学服务、能力提升及服务评价等做出了要求,具体如下。

从事慢性病患者药物治疗管理服务的人员应当为执业药师或药师,人员数量应当与服务规模相适应。提供慢性病用药管理服务的执业药师或药师应当经过规范化培训,考核合格后方能上岗。

执业药师或药师应当掌握药学和相关疾病知识,以及专业服务技能。应当具有文献检索和应用专业软件工具的能力,能够借助工具书、专业应用软件和相关指南解决慢性病患者药物治疗的相关问题。

对于慢性病用药管理服务人员要求为慢性病患者提供全过程的药物治疗管理服务,建立并维护药历。

执业药师与药师要为慢性病患者建立药历,药历内容至少应包括:患者的基本信息、家族史、疾病史、用药史、嗜好、过敏史、实验室检查结果、用药记录、不良反应记录、自我监测指标数据、药物相关问题、用药干预、用药指导、健康教育等内容,并进行动态跟踪管理,定期回访,并严格保护患者隐私。

执业药师或药师应对患者进行慢性病病程管理。对初次使用药物的患者进行综合用药审查,发现并解决问题;辅导患者理解病情和药物治疗方案,帮助患者了解药品不良反应的对策和注意事项;对患者用药过程进行跟踪管理,对用药效果进行评估,提醒患者服药时间和药品复购时间,提高患者用药依从性,逐步建立起规范化的药物治疗管理制度和操作规程。

执业药师与药师应当对慢性病患者进行保健管理,包括饮食、运动、行为等生活方式的干预与指导。药店应当建立慢性病用药服务规范化培训制度及培训档案。

社会药房慢性病药学服务流程可归纳如下。

1. 收集与评估患者基本信息　通过收集患者用药史、目前服用药物、疾病史、临床特征及患者生活习惯等主观信息。评估药物使用的适当性、有效性、安全性和依从性。

2. 建立患者用药档案　用药档案应详细记录患者基本信息、临床指标,以及患者近期的用药方案、家族病史、药物过敏史等用药信息。

3. 制定计划并实施干预　设定患者治疗目标,制定干预措施(主要包括用药指导和生活方式及饮食干预)及随访安排,并实施计划。

4. 定期随访与评估　通过电话微信等形式对患者定期随访,评估患者临床指标是否达到预期指标及是否有新药资料问题,并邀请患者定期到药房进行面对面随访,社会药房应依照患者用药流程形成药学服务闭环,为患者提供个性化、全程化药学服务。

同时,为了实现对于执业药师慢性病管理能力的提升,该规范还要求:“药店应当开展以满足慢性病患者用药服务的专业知识和专业技能培训,合理设计培训课程,制定培训计划,组织实施,并对培训实施情况和培训效果进行检查评估。药店慢性病用药服务专业知识和专业技能的培训内容应当包括:法律法规、职业道德、药学礼仪、药学专业知识、慢性病知识、药物治疗管理方法、药学信息技术应用、病种服务规范等。药店应当建立优秀慢性病管理药师成长通道,建立奖励机制,鼓励执业药师和药师不断更新知识,完善技能,提升药学服务能力。”最后,零售药店应当每年对慢性病用药管理服务进行自我评价,行业可以组织开展综合评价。慢性病用药管理服务综合评价工作,由中国医药商业协会组织专家制定综合评价标准和检查办法。综合评价结果通过行业协会网站及相关媒体向社会公布。

第五节　社会药房(店)服务质量管理与评价改进

一、社会药房(店)质量管理

随着我国医疗体制改革的不断深入,药学服务的范围不再局限于医院药学部分。随着公众自我保健意识的不断增强及对医药相关知识了解的不断深入,部分群体已经脱离了医院,不再单独依靠医院实现相关的药物治疗与保健服务。社会药房作为公共卫生体系不可缺少的重要组成部分,并且随着相关政策及制度的完善,它在社区医疗保健事业中起到的作用也会越来越重要。在医院治疗过程中,医院为患者的整个用药过程提供了较为完善的医院药学服务。患者在社会药房(店)购药过程中也应享有同样的药学服务,而不是单纯提供购买服务。随着医疗保险制度改革的不断深化及药品分类管理制度的实施,我国社会药房(店)的职能正在从传统的单纯药品销售向高层次的提供药学服务转移。加大对社会药房(店)的质量控制及监管力度,保障药品安全有效,无论是医疗机构还是社会药房(店),控制药品质量是社会药房(店)开展药学服务,提升服务能力,适应社会发展需要的前提。社会药房(店)应该按照《药品经营质量管理规范》及《优良药房工作规范》等法律法规要求提供质量合格的药品。对药品的进货、验收、保管等都应按规范要求施行,绝不能为单纯追求经济利益而销售假药、劣药。

质量保证(quality assurance, QA)是一套用于监督和评估所提供的服务、发现需完善事项并提供改进机制的有计划性的体系。药师通过质量保证体系对相应领域进行评估并提供改进依据和建议。

(一) 社会药房(店)服务建设步骤

社会药房(店)应当根据药物服务内容,制定药师和执业药师培训计划和规范,切实落实培训,并且要对整个过程进行评估和反思,不断改进,形成闭环,以期不断提升社会药房(店)的药学服务能力。

(1) 社会药房(店)应围绕药学服务制定针对药师和执业药师的培训方案、工作计划、标准操作规程、考核方案,并有记录。

(2) 社会药房(店)应持续加强药师专业技能培训,提高药师的专业服务能力,保障药学服务质量。

(3) 评价改进

1) 社会药房(店)应对药师的药学服务和开展情况进行定期总结、分析与评价,反馈评价结果,制定改进措施、督促落实并有记录。

2) 应根据评价结果制定激励机制,促进社会(零售)药店药学服务的持续改进。

(二) 社会药房(店)开展药学服务的职业行为准则

根据《药品零售企业执业药师药学服务指南》的规定,执业药师执业时,应佩戴执业药师姓名、执业资质、执业类别等内容的工作牌,着装符合健康行业要求,仪表端庄整洁。执业药师应当遵纪守法、诚实守信,爱岗敬业、依法执业;以患者为中心,尊重、爱护患者,保护患者隐私;举止文明,自觉维护职业声誉和社会形象;尊重同行,同业互助,公平竞争,共同提高,促进公众合理用药。还应熟练掌握药学专业知识,参加继续教育和业务培训,定期开展药学服务交流,不断改进服务方式,持续提升药学服务能力。执业药师提供药学服务时,不得有以下行为:① 推荐或诱导购买与服务对象表述病症无关的药品;② 推荐或诱导购买超出服务对象治疗需求数量的药品;③ 进行不科学的宣传、虚假宣传、夸大宣传,欺骗误导;④ 将非药品以药品名义介绍和推荐;⑤ 故意对可能出现的用药风险做不恰当表述或虚假承诺;⑥ 诱导不符合互联网医院诊疗服务范围的服务对象通过互联网医院获取处方;⑦ 其他法律法规规定的禁止行为。

(三) 社会药房(店)药学服务体系建立及质量评估标准

社会药房(店)建立以患者为服务中心的全面质量管理体系是保障执业药师及药学服务人员履行岗位职责的核心基础。药房(店)药学服务体系的质量管理体系以企业建立合理的组织机构、人力资源管理及相关制度作为体系建设为基础,设置药学服务体系质量评估指标是规范和检查社会药房(店)落实药学服务体系建设能力的评价标准,将有助于企业从被动服务转变为主动服务,从整体上提高药学服务综合水平。

药学服务体系建设主要围绕以下方面展开,并根据体系建设的完善程度设置相应评估指标。① 服务质量战略制订与实施;② 专业文化行动计划与实施;③ 组织机构与岗位设置;④ 岗位人员资质与服务绩效管理制度;⑤ 药师宣传与服务推广;⑥ 信息系统建设与数据管理。

二、评价指标

在建立药学服务体系的基础上,建立科学规范的药学服务质量考核指标是检验药学服务质量的关键。在实际操作中,对药房(店)员工和执业药师的服务考核应有所差异,执业药师在药学服务质量评估考核中应承担更大比例，以提高患者的满意度。药房(店)其他员工也应具有一定考核比例，主要体现在协助执业药师提供药学服务的过程及承担的相应工作。

三、结果反馈

(一) 体系质量评估

企业建立合理的组织机构、人力资源管理及相关制度建设是保障药学服务体系质量的基础，设置药学服务体系质量评估指标有助于规范和检查社会药房(店)落实药学服务体系建设能力，促进药学销售企业从被动服务转变为主动服务，从整体上提高药学服务综合水平。

建立"以患者为中心"的全面质量管理体系是保障执业药师及药学服务人员履行岗位职责的核心基础。顾客是产生药学服务关系的关键，区分服务传递过程与服务实际产出效果是评价药学服务体系质量的核心。

(二) 风险管理

引发用药风险的因素存在于药品使用的全过程，一般来自药品采购、药品储存、效期管理、推荐用药、医师处方、处方调剂、剂量计算、药品标签、药品配送、监测误差、角色不明确、服务人员知识和技能偏差、服务人员过度劳累、药品信息系统、工具应用、用药指导、信息采集、用药清单、用药重整、用药评估、用药随访、解读指标、建议差错、患者教育、记录差错等。社会药房(店)风险管理的核心是患者的用药过程管理。企业应该制订药学服务质量风险管理体系，及时发现用药风险的来源和出现安全隐患的环节，促进全体员工养成在经营的各个环节及服务过程中的风险管理意识，以便在日常管理中及时采取必要的预防措施，防范用药差错和治疗风险的发生。

(三) 持续改进

服务质量保证及持续的质量改进取决于企业领导作用的发挥及全员是否积极参与。通过组建质量改进团队，制定质量改进方案，企业全员共同完成质量改进方案的实施。系统建设合理的培训课程体系，激励专业人员努力完成必修课程，同时也需要创造实践机会和服务氛围，鼓励执业药师主动接触、真心服务患者，真正践行药学服务，与患者进行有效沟通，并从患者的用药体验获得更多的临床经验，不断提高社会药房(店)开展药学服务质量和患者满意度，最终提高社会药房(店)的经营质量。

社会药房(店)需参考其他医疗卫生机构相关制度逐步完善服务质量管理与评价改进体系。

(袁　芳)

第六章　药学门诊

第一节　概　述

一、概念

随着人民生活水平和健康意识的提高，药房发药与咨询窗口为主的传统药学服务已经不能满足患者的服务需求。如今药学服务是指医疗机构药师为保障患者用药安全、优化患者治疗效果和节约治疗费用等而进行的一系列相关服务，旨在发现和解决与患者用药相关问题。药学门诊（pharmaceutical clinic）是现代药学服务的延伸，是医师门诊的有益补充，可以协助医师制定更加合理、规范、个体化的用药方案。药师加入门诊患者的慢性病管理中，能够使患者在用药合理性、安全性、有效性和经济性等方面获益。研究发现，药师在心内、消化、肿瘤等专科的药物治疗相关问题中发挥着重要的作用，可以改善患者的预后、降低相关不良事件发生率及帮助患者更深入地了解药物的不良反应等。药师参与出院患者的随访可以减少高风险患者的总体再入院率，提高药物治疗的准确性。随着医疗改革的不断深化和药师职能的快速转变，患者对药学服务的精细化提出了更高的要求，开展药学门诊已逐步成为一种新的趋势之一。

药学门诊是指医疗机构药师在门诊为患者提供的用药评估、用药咨询、用药教育、用药方案调整建议等一系列专业化药学服务，具体表现在以下几方面。

1. *用药评估*　药师可从药物治疗的适应证、有效性、安全性、经济性、依从性等方面进行评估，基于循证证据及患者具体情况进行综合分析。药师应重点关注患者的治疗需求，解决患者个体化用药及其他合理用药相关问题。适应证评估包括但不限于无适应证用药、重复用药、无须药物治疗、被用于治疗另一种药物的不良反应、需要增加药物治疗等。有效性评估包括但不限于患者对药物耐药、药物剂型不适合、药物对已确诊的疾病无有效作用、药物剂量过低、剂型使用不当、药物使用间隔不适宜、药物相互作用导致活性降低、药物治疗时间过短等。安全性评估包括但不限于与剂量无关的不良反应、药物相互作用引起的不良反应、患者存在用药禁忌、药物剂量过高、用药间隔时间太短、用药持续时间过长、药物相互作用引起的毒性反应、药物剂量调整过快等。经济性评估包括但不限于医疗保险报销情况和患者承受能力评估等。依从性评估包括但不限于患者对药物信息了解不足、患者更倾向于不吃药、患者经常忘记服药、药物费用对于患者而言过于昂贵、患者无法购买到这种药物等。

2. *药物咨询与指导*　用药咨询是药师利用药学专业知识和工具，向患者、患者家属和医务人员等提供药物信息，宣传合理用药知识，交流与用药相关问题的过程。指导患者合理用药，解答疑问，包括药物的适应证、禁忌证、不良反应、用药注意事项等，根据患者的具体情况，为患者提供准确、可靠的药物信息（如药物的安全性、疗效和合理使用等）。另外药师收集、整理和解读关于药物的最新研究成果和临床指南，向患者和其他医护人员传递相关信息。

3. *用药教育*　医疗机构药师对患者提供合理用药指导、普及用药知识等药学服务的过程，以提高患者用药知识水平，提高用药依从性，降低用药错误发生率，保障医疗质量和医疗安全。

4. *用药方案调整*　药师应对不适宜用药提出调整建议，结合患者肝肾功能、药品不良反应等给出与药物相关的专业调整。在本医疗机构内药师可通过协议处方权或与相关医师沟通等方式调整治疗方案。进行药物调整需得到责任医师确认。

5. *药品不良反应监测与报告*　药学门诊负责监测和报告患者使用药物后出现的药品不良反应。记录药品不良反应的发生情况、严重程度和处理方法，并及时与医师沟通，以便调整治疗方案。

二、建立药学门诊的意义

近年来，“药学门诊”“药物治疗管理门诊”“药物咨询门诊”等词汇频繁出现在国家相关法律法规和规章制度中，随着药学服务的专业分工不断细化，患者的用药需求也复杂多样，同时受时间、地点、人员专业程度、工作流程等条件限制，窗口咨询的局限性日趋明显，药学门诊因此应运而生。基于对合理用药和公立医院高质量发展的美好希望，用药咨询、药物治疗管理门诊建设成了重点建设之一。为保障药学门诊建设的质量和规范，2021 年《国家卫生健康委办公厅关于印发医疗机构药学门诊服务规范等 5 项规范的通知》（国卫办医函〔2021〕520 号）、中国医院协会发布《医疗机构药事管理与药学服务》团体标准，就包括《临床药学服务药学门诊》的标准。我国开展药学门诊医疗机构类型不再局限于大型三甲医院，已逐步扩展到二级医院、社区中心等基层医疗机构。有研究表明，患者对药学门诊的接纳度呈上升趋势，药学门诊在慢性病患者用药安全与疾病管理中的作用也得到了进一步凸显。

药学门诊是药学服务的重要组成部分，以合理用药为核心，推进精准用药、慢性病管理及药物治疗管理，直接面向患者开展药学门诊服务，为患者提供优化用药方案，减少药品不良反应事件，提高药物治疗水平，降低药物治疗费用引导患者增强安全、合理用药意识，提高患者的用药依从性等。建立药学门诊具有以下重要意义。

1. *提高患者的用药依从性* 药学门诊的药师通过解答患者的疑问，提供详细的药物信息，帮助患者理解药物的作用机制、使用方法和可能的药品不良反应等，提高患者的药物治疗依从性和自我管理能力。

2. *优化药物治疗效果* 药师通过对患者的药物治疗方案进行审查和优化，确保药物的选择、剂量和使用方式等符合患者需求。有助于提高药物的疗效，减少不良反应的发生。

3. *提高药物安全性* 药学门诊的药师对患者正在使用的药物进行全面审查，评估药物相互作用和潜在的不良反应风险。为患者提供用药指导和警示，帮助患者避免用药错误和不良结果，还负责监测和报告药品不良反应，及时采取措施保护患者的安全。

4. *促进多学科合作* 药学门诊是医疗机构中不可或缺的一环，与其他临床科室（如内科、外科、儿科等）密切合作，共同制定和实施患者的药物治疗方案，确保治疗的综合性和协调性，提高医疗质量，带来更好的临床结局和更优的经济结局。

5. *改善患者满意度和治疗结果* 药学门诊服务可以增强患者对药物治疗的信心和满意度。通过提供个性化的药物治疗建议和支持，有助于患者更好地理解和管理药物治疗，提高治疗效果和生活质量。

三、国内外药学门诊的发展现状

（一）发展背景

国外药学门诊开展较早，早在20世纪90年代就尝试开展药学门诊服务，已经形成标准的服务流程、服务内容、收费制度等。美国是最早设立药学门诊的国家，纵观美国药学门诊发展史，1995年美国临床药师开始在门诊为患者提供抗凝等慢性病治疗服务，1997年美国卫生系统药师协会提出发展协同药物治疗管理，即让具有专业资格的药师通过与医师签订合作协议协同管理患者，这一模式经过长期探索，于2004年逐渐演变成药物治疗管理（MTM）模式，到2009年美国临床药师建立首个氯氮平药物治疗管理门诊，美国药学门诊发展迅速。

英国在2005年社会药房药师开始针对慢性病患者开展药物使用审查服务。在英国，英国医疗系统（NHS）是世界上最大、同时也是最古老的由国家全额拨款的医疗系统，据统计，截至2021年，70%的英国药师就职于基层的全科医师诊所、社会药房等，仅有30%的药师供职于二级以上医疗机构。因为基层医疗服务可满足90%的居民的诊断、治疗、预防保健的需求。拥有独立处方权是英国药师的一大特点，处方权的授予依赖于职业教育和培训。注册药师必须接受额外培训后方可成为独立处方药师（pharmacist independent prescriber，PIP），截至2020年10月，在英国药政总局登记注册的有处方权的药师共计10 500名。为帮助患者获得更好的治疗效果，开设了抗凝、化疗、糖尿病、哮喘、移植、艾滋病等专科的药学门诊。英国的药学门诊与医学门诊是一种协作互补的模式，病情明朗、慢性病随诊的患者可至药学门诊，药师和患者会针对药物治疗效果、不良反应、依从性等进行交流，进而了解患者的就医心理、生活方式，在明确治疗方案的同时，还从药物和非药物途径提高治疗效果，减少不良反应，减轻医师的工作量，并为英国医疗系统节约了支出。患者疾病恶化时，药师会与医师事先沟通，或者将患者推荐至医师门诊，保证患者的诊疗效果。因此，在英国药师开设药学门诊，拥有协议处方权，药师可以在医师的授权下开设药学门诊，更好地为患者服务。

在亚洲，日本名古屋大学则在 2000 年建立了华法林抗凝门诊，且随医疗行业的持续进步与发展，日本其他医疗机构也陆续开展了对临床诊疗中设立药学门诊的实践与探索。通过近几十年的不断探索与发展，国外药学门诊开展时至今日已逐渐形成了成熟完整的体系模式。

我国药学门诊起步较晚，相比于国外成熟服务体系，目前国内开展的药学门诊仍需要完善规范化的服务路径和评价标准。纵观我国药学门诊发展历史，最初开展药学门诊的大多是大型三甲医院，如南京鼓楼医院于 2010 年开始开展“医师—药师”联合门诊，北京大学第一医院于 2012 年开始开展肾病药学门诊，北京天坛医院于 2013 年开始开展抗凝药学门诊等。据研究调查，2023 年 3~4 月调查全国 31 个省（自治区、直辖市）医疗机构药学门诊的开展情况，1 304 家医疗机构中，有 463 家（35.51%）医疗机构开展了药学门诊，我国药学门诊的开展主要集中在三级甲等医院，我国东部地区（包括北京、天津、河北、辽宁、上海、江苏、浙江、福建、山东、广东、海南）三级甲等医院药学门诊开展率高于中部地区（包括山西、吉林、黑龙江、安徽、江西、河南、湖北、湖南）和西部地区（内蒙古自治区、重庆、广西壮族自治区、四川、贵州、云南、西藏自治区、陕西、甘肃、青海、宁夏回族自治区、新疆维吾尔自治区），但差异不大。目前我国药学门诊尚处于起步阶段，多项调研显示药学门诊类别、出诊药师资质、药学服务内容及收费情况等因所在地区、医疗机构级别不同而有所不同，反映出药学门诊缺乏统一的管理体系和标准。由于起步时间晚和受限于国情等因素影响，虽然我国药学门诊工作开展情况良好，但距离国外规范化的成熟体系仍有差距，存在问题依然明显。总体而言，当前我国药学门诊尚处于不断探索和完善的过程中。

（二）工作内容与模式

国外药学门诊工作内容与模式以美国为例，美国药学服务的核心是药物治疗管理（MTM）服务和合作药物治疗管理（collaborative drug therapy management，CDTM）。MTM 模式核心要素包括药物治疗回顾（medication therapy review，MTR）、个人用药记录（personal medication record，PMR）、药物有关活动计划（medication-related action plan，MAP）干预和/或提出参考意见、记录和随访。CDTM 是指医师和药师签订协作实践协议，药师除了提供给药服务外，还可在协议范围内为患者提供其他药物治疗相关服务，如预约相关实验室检查、监测和调整药物治疗方案等。2003 年，美国《处方药物医疗保险，改进和现代化法案》,要求医疗保险的提供者必须为受保者提供 MTM 服务。目前国外已经开展的药学门诊有丙型肝炎药学门诊、抗凝药学门诊、糖尿病药学门诊、艾滋病药学管理门诊、癌症药学门诊和脂质管理药学门诊等。

我国现阶段开展的药学门诊类型与国外大致相同,现阶段我国药学门诊的开展内容及模式主要还是借鉴国外 MTM 服务经验,具体干预措施以 MTM 服务内容为核心,结合医院情况及门诊类型进行相应的调整。如广东省人民医院建立的 MTM 服务门诊,服务病种囊括高血压、糖尿病、哮喘等慢性病,服务内容总体概括为收集患者信息、用药方案评估、用药干预、用药教育、核实患者的接受度及随访预约等。而南京鼓楼医院则是把 MTM 服务的模式运用到门诊服务中,开展了高血压专科药学门诊,服务内容包括测量血压及心血管风险评估、用药及疾病健康教育、评估高血压患者生活质量并为其制定个体化降压目标、评估用药方案所带来的药物相关问题及安排随访。

（三）政策与服务内容方面

2003 年,美国《处方药物医疗保险,改进和现代化法案》要求医疗保险的提供者必须为受保者提供 MTM 服务。2008~2013 年,美国 95%的州通过 CDTM。2014 年,美国临床药学学会颁布《临床药师的临床实践标准》,对临床药师参与药物治疗的过程、记录文件、参与协作实践和权限、专业发展和能力维持、职业道德、科研与学术活动等内容作出了全面规范。2017 年,又颁布了最新版《临床药师胜任力标准》以及《临床药师胜任力评价模板》,成为培养、考核临床药师的重要依据,为药师门诊发展奠定了基础。

国外药师在癌症药学门诊中除为患者提供常规药学服务外,还提供特殊医疗服务,如为患者配置无菌化疗药物等。而国内药师在疼痛门诊中主要侧重评估癌痛患者的疼痛感受程度,调整患者阿片类镇痛药物的剂量。国外药师在管理患者抗凝药物使用方面,侧重为患者监测抗凝指标和根据指标调整用药剂量,而国内药师提供药学服务更全面,包括抗凝方案评估、用药咨询、监测抗凝指标和根据指标调整用药剂量及提供用药教育等。在药学门诊的工作内容和模式上,国内外药学门诊的开展类型上大致相同,但具体服务内容各有侧重。

（四）收费情况

国外药学门诊的服务收费方式主要有以下几种：按人次收费（如英国、加拿大）,门诊患者就诊一次,收取一次药事服务费;按处方数量收费（如澳大利亚）;按药品数量收费（如日本）,根据处方中不同的药品收取每种药品的费用,剂型和药品属性不同,收费会有所差别,一般注射剂的收费高于口服药;按药品金额收费（如南非）。2013 年,世界药学大会明确提出：没有付费的药学服务不可能持续。药事服务费的作用就是支付药师的专业服务技术价值或弥补药房的运营成本。明确的药学服务收费标准有助于体现药师的服务价值,对药师起到激励作用。

我国目前医院开设的药师门诊仅少数对患者收费。我国缺少相关法律、法规支撑药学门诊收费,不利于药学门诊的长期发展。因此,推动药学门诊收费需在政策上落地,使药学门诊收费合法化,然后在医院层面逐步推开,同时争取将药学门诊收费纳入医保支付,有助于药学门诊的推动与发展。目前国内各地在实施过程中推行药学门诊收费模式与收费标准,医疗机构药学门诊为收费门诊主要集中在四川、浙江、广东、福建等省份,但收费形式多样,个别医疗机构是当地政府有文件规定药学门诊可以单独收费,如福建、湖北地区;福建省 2022 年发行《福建省医疗保障局关于在省属公立医院试行药学服务收费政策的通知》(闽医保〔2022〕49 号),新增"药物治疗门诊"项目,价格参考为 20 元/次,2022 年 7 月 1 日起试行 1 年。2023 年《福建省医疗保障局关于进一步做好药学服务收费政策试行工作有关问题的通知》(闽医保规〔2023〕3 号),扩大药学服务收费政策适用范围,将"药物治疗门诊"项目名称修订为"药学门诊",药学门诊项目收费推荐 30 元/次,多学科综合门诊自主定价,限省属公立医院及省内其他三级公立医院收取,通知自 2023 年 11 月 15 日起试行 1 年。另外,有些医疗机构按照医师门诊同等水平收费,其他医疗机构则按照医师普通门诊标准收费,或仅高级职称药师门诊收费,或仅医师药师联合门诊收费;此外,有些医疗机构虽然未对药学门诊收费,但医疗机构在计算药学部门绩效时会考虑药学门诊的开设绩效或单独设立药学门诊奖励(如坐诊费等)。2023 年 9 月,国家卫生健康委员会、国家中医药管理局、国家疾病预防控制局等部门联合印发《全国医疗服务项目技术规范(2023 年版)》,于国家层面首次纳入药师门诊诊察、处方/医嘱药品调剂、住院患者个性化用药监护 3 个药学服务收费项目。

总之,我国药学门诊在工作内容与模式及评价标准方面与国外相比,主要借鉴于国外,因此具有一定的相似性,但差异性和存在问题依然明显,两者间仍具有一定差距。从工作内容与模式方面来看,虽然现阶段我国已开展了形式多样的慢性病药学门诊,且已取得一定成效,但仍有可发展的空间,可以借鉴国外先进经验,结合医院特色及专科优势开展为特殊患者服务的药学门诊。国外药学门诊的服务效果显著,主要集中在临床、经济、人文 3 个方面。另外,药学门诊发展较好的国家都有一套完善的药学法律、法规体系,希望有国家层面的政策规范指导,从国家层面制定药学门诊试行标准,明确坐诊药师的资质与职责,规范药学门诊的收费标准、服务内容与流程,解决药师处方权等问题。

四、药学门诊模式

目前国内的医疗机构依据各自专科发展的特点和需求,形成了综合药学门诊和专科药学门诊两个类别,开设了独立的药学门诊或医学-药学联合门诊,其中独立药学门诊由药师独立提供药学服务,医学-药学联合门诊由临床医师和药师共同为患者提供服务。门诊类型包括抗凝治疗管理门诊、基于药物治疗管理的精准用药门诊、慢性阻塞性肺疾病与哮喘药学门诊、更年期联合门诊、特殊人群用药管理门诊等。主要药学门诊模式有药师独立坐诊、医师药师联合门诊、多学科诊疗(multi-disciplinary team, MDT)联合门诊、网络药学门诊等。

（一）药师综合门诊

综合门诊是在药物咨询窗口的基础上发展起来，是目前我国药学门诊的主要形式，咨询内容范围较广，服务对象多为老年人，少数孕妇、哺乳期妇女，服务方向大多围绕慢性病长期用药安全、特殊人群用药安全、保健用药咨询等范围开展。如复旦大学附属华山医院北院、武警江西总队医院等医疗机构开设的药学门诊均有此类门诊。综合门诊有利于药师与患者加强情感上的交流，形成良好的动关系，但往往咨询内容范围较广，涉及多系统多学科，用药复杂，对药师专业知识和综合服务能力要求较高。部分付费的综合门诊需要患者在专科医师就诊后再挂药师门诊的号，手续相对烦琐，这类门诊需要患者对自身疾病及用药有一定认知，对医疗质量有较高的需求，一定程度上会影响到病源的数量。

（二）药师专科门诊

药学专科门诊主要基于某一类药物治疗管理或针对某一病种的用药由药师主导的药学专科门诊。如器官移植术后患者、心脏瓣膜置换术后使用华法林患者门诊，往往药师有较大的患者群、在患者中影响力大，社会认可度高，独立性强、主动性好，能较好体现药师专业价值。随着药学门诊实践的不断深入和广大患者需求的提高，药学门诊的服务朝着更高、更专业化的方向发展，老年慢性病、妊娠和哺乳期、抗凝、肿瘤、疼痛、移植免疫抑制剂等专科逐渐从综合门诊独立出来，成为目前开展较为规范、成熟的药学专科门诊。这类门诊大多基于某一类药物治疗管理或针对某一病种用药，由药师主导，部分医院还参照国外做法，由药师与医师订立“协议处方”获得“处方权”给患者开药。“协议处方”是有前提条件的，一是要经过医院及科室许可并在医务部备案，医师方可“授权”；二是临床药师的处方权仅限在本医疗机构使用，开药以基础性常规药物为主，药物种类有限，或是在患者复诊时根据医师初诊处方药物开药。药师专科门诊特别适用于患有需要长期监测药物疗效或关注病情的慢性病患者，这类患者依从性高，非常配合和信任药师的工作。如北京大学第三医院开设的药师疼痛门诊、浙江大学医学院附属第一医院开设的移植药学门诊、南京鼓楼医院抗凝药学门诊等，均属于此类门诊。目前南京鼓楼医院抗凝药学门诊是非常成功的实例，它主要为需要抗凝治疗的患者提供药学服务，药师通过实行分级管理，为患者制定科学的管理措施并进行个体化问诊，既能更好地达到药物治疗预期效果，降低药品不良反应，又能节约医疗成本、减轻政府和患者的经济负担，而且药师职业定位明确，充分体现药师的专业价值，社会认可度高。

（三）MTM 服务门诊

MTM 服务门诊是复杂处方的优化模式，是一种比药师专科门诊更进一步提升药师慢性病管理服务水平、发挥药学专业人员技术优势的新型药学服务理念。MTM 服务门诊源于药师综合门诊基础上引入美国 MTM 服务模式，完成门诊患者的全程监护与管理，包括为患者提供药物重整、评估、干预、跟踪及再评估的闭环式用药监护，伴随提供用药教育、咨询指导等系列专业化服务。目前，北京、上海、南京、广东等地均有开设 MTM 服务门诊，如广东省人民医院的 MTM 服务门诊,服务病种包括糖尿病、高血压、哮喘等慢性病,服务内容包括收集患者信息、用药方案评估、用药干预、用药教育、核实患者的接受度及随访预约等。实践证明,对长期服用 5 种以上慢性病药物、近期出现药品不良反应等情况患者通过 MTM 服务,极大地提高了慢性病患者的用药依从性,改善其生活质量,达到与患者共同管理疾病的目的。

(四)医学-药学联合门诊

医师和药师联合门诊指由药师与医师在同一诊室或相邻诊室共同针对某类疾病患者或者特殊用药患者,共同诊治患者的门诊形式。这类门诊有特定的专业服务方向,一般由具有丰富临床经验的临床医师和药师共同组成,医师的重点在于病情评估,拟定治疗方案,药师的重点在用药评估、药物重整、精简及用药教育方面,患者仅需挂号一次即可。相对于独立的药学门诊,联合门诊药师医疗责任风险较低,能真正发挥“1+1>2”的效果,有效提升医院在该领域的综合诊治水平。联合门诊大多建立在药师与合作较好的临床科室之间进行,如广东省人民医院的药师与心外科医师、中山大学附属第二医院的药师与内分泌科医师、风湿科医师合作等模式都属于此类。有些医院前期开设的药师综合门诊就诊患者较少,转为“医药一体化”的医药联合门诊服务后也取得了满意的效果。目前我国的联合门诊涉及范畴大多以西药、内科系列为主,少有中医、中药涉足,所幸部分医院已经开始尝试医师-中药师联合门的探索,并取得了一定的成效。联合门诊能够提高患者的治疗效果及服药依从性,达到精准诊治和个体化用药的高度,最大程度发挥医师、药师的各自优势,缺点是药师对医师的依赖性较强,如果没有良好的合作关系很难开展起来。

(五)多学科诊疗联合门诊

多学科诊疗(MDT)联合门诊是指由来自两个以上不同学科的专家组成固定工作组,针对某种疾病进行定期、定时、定址的临床讨论,最终提出临床诊疗方案的门诊工作模式。在实际运作过程中,MDT 联合门诊是由多个临床科室、护理、药学、检验、影像等专家组成的团队,针对复杂疑难病例或治疗困难疾病提供精准的一站式诊疗服务。这类门诊最能体现专业技术含量,往往由高级职称的医务人员参加,分工明确,药师以解决用药难点及分析不良反应、药物相互作用,优化给药方案为主,收费比其他门诊高,目前国内有条件开设 MDT 联合门诊的医疗机构均为三级甲等公立医院。药师参与住院患者的 MDT 较为常见,参与 MDT 联合门诊的相对较少,柳州市人民医院药师主动参与 MDT 模式下联合门诊癌痛患者阿片类药物的治疗管理,为建立规范的癌痛管理新模式打下了良好的基础,值得借鉴。

(六)互联网+药学门诊

2018 年 4 月国务院办公厅印发了《关于促进“互联网+医疗健康”发展的意见》,鼓励互联网与医疗健康深度融合发展,“互联网+药学门诊”模式真正顺应了时代发展的潮流。在 2020 年初新型冠状病毒感染疫情蔓延、百姓居家隔离的背景下,“互联网+”医疗服务更是得到了飞速发展,其中包括线上药学门诊药师通过微信群、手机 App 等网络服务让患者在家中便能生动形象地理解药学教育内容,而且私密性较强,深受年轻患者的喜爱,也是今后药物咨询服务发展的重点方向。例如,上海交通大学医学院附属第六人民医院、乌鲁木齐国际医院利用互联网科普用药知识,将线下优质药师资源进行整合并通过药学服务微信平台,提高患者的用药依从性,特别是新型冠状病毒感染疫情期间,线上服务使得慢性病患者的用药得到了保障。“互联网+药学门诊”也存在咨询对象年轻化、咨询问题描述不准确、咨询平台建设和维护难等问题,部分患者仍需到医院复查相关指标才能确定下一步用药剂量,不能简单“在线指导”了事。同时,该模式要求药师需掌握相应的互联网技术,具有一定的局限性,仍需不断摸索和完善。线上药学门诊也有其局限性,包括:需要操作智能手机、编辑病情信息,对老年患者有一定的难度,而老年患者又通常应用多种药物,是亟须药学服务的人群。局限于文字、图片与语音的沟通,无法进行查体等操作。交互效率不如面诊,不适合多种疾病同时应用多种药物、需要进行用药整合的患者等情况,线上和线下药学门诊各有特点,互为补充。

第二节　药学门诊基本要求

一、制度建设

(1) 药学门诊应纳入医疗机构门诊统一管理,遵守本机构门诊管理规定,由医疗机构药学部门负责实施。制度建设是我们应该遵守的、用来规范我们行为的规则、条文,是秩序的保障和各项工作有序推进的重要保证。制度是规范人们行为的尺度,是人们共同遵守的办事规程或行为准则。制度建设要注重客观性、系统性、规范性、现实性和可操作性。医院门诊是医院的“窗口”,是医院管理水平和技术实力的反映。门诊质量管理是医院质量管理的重要组成部分,它的好与坏、高与低是医院整体技术水平的直接反映,对医院的声誉有着重大的影响,也是衡量医院管理水平的重要标志。

(2) 医疗机构应当建立完善药学门诊服务相关管理制度、人员培训制度等,并为药学门诊提供相应软硬件支持。为形成药学门诊管理标准要素规范的实践和经验,为类似标准的制定和药学门诊管理提供参考,有研究发现,制度建设中对培训、质控、绩效考核、服务收费、出诊停诊、首诊负责、团队协作进行了规范,其中服务收费制度争议较大。

建立完善的药学门诊管理制度,包括:制度与人员职责(管理制度及运行机制、人员构成与岗位要求);门诊运行管理(诊室布局和看诊流程、就诊信息管理、出诊高峰管理、一站式服务);患者安全管理(身份识别与核查、医疗安全不良事件管理);预约就诊管理(预约制度及流程、预约诊疗方式);诊室环境管理(诊室环境、服务标识、无烟门诊);门诊投诉管理(投诉制度与流程、投诉分析与持续改进);便民服务及健康教育管理制度;患者合法权益(患者知情权和选择权、维护和尊重患者的隐私及合法权益)等。如日常工作制度:设置有固定的出诊时间表,药师出诊时间不得随意变动,如因故不能按时应诊,须遵循本医疗机构门诊停诊换诊规定,提前办理相关手续,出诊不得迟到、早退。门诊实行叫号就诊,鼓励预约就诊,做到一室一患。出诊药师应仪表整洁,着装整齐,佩戴胸卡。出诊药师应专心提供药学服务,停止一切可能影响诊疗的活动,手机应调成静音状态,必须接、打电话时,应向患者说明。出诊药师应做到礼貌、热情、大方,说话和气文明,耐心解决患者的问题,展示良好的医德医风。团队协作制度:医疗机构药学门诊出诊药师应成立药学门诊多学科合作团队。药学门诊多学科合作团队以本专业药师为主,其他专业药师协助,共同解决疑难问题,提高药学门诊工作质量。首诊负责制度:医疗机构药学门诊应设立首诊药师负责制度。出诊药师对首次就诊的患者应详细询问病史和用药史,建立完整的药物治疗管理档案。

二、人员资质

药学门诊以药学技术人员出诊为主体。药学技术人员是指具有药学专业知识,取得药学专业技术职称并从事药学工作的技术人员。药师取得卫生系列药学专业技术资格,医疗机构药学门诊出诊药师实施准入制管理。相较而言,国内药学门诊起步晚,在缺少明确的法律依据,又无权威准入标准时,更应严格要求出诊资质,并制订岗位职责、考核标准及继续教育计划。目前根据药学门诊的实践,大多数出诊药师为经过规范化培训的临床药师或具备中级以上专业技术职称、长期参与药物治疗的高年资药师。

(一) 出诊药师资质要求

医疗机构药学部门应当对从事药学门诊服务的药师进行资格审核,由本机构医疗管理部门进行备案管理。医疗机构应组织、支持出诊药师参加继续教育培训,培训内容包括但不限于临床医学相关知识、药学专业知识、专业技能、沟通技巧、行业法规等。出诊药师应满足以下条件之一:① 具有主管药师及以上专业技术职务任职资格、取得临床药师岗位培训证书并从事临床药学工作 3 年及以上。② 有副主任药师及以上专业技术职务任职资格、从事临床药学工作 2 年及以上。

从出诊药师条件可以发现,对出诊药师的职称、相关专业能力、培训、临床知识及工作经验等有一定的要求,只有符合标准,达到要求的药学专业技术人员才能更好地完成药学门诊相关工作。出诊药师需取得临床药师岗位培训证书,我国临床药师规范化培训落后于临床医师的规范化培训。2002 年,卫生部和国家中医药管理局颁布的《医疗机构药事管理暂行规定》中明确指出需开展以合理用药为核心的临床药学工作,并明确提出要逐步建立临床药师制。2005 年 11 月,启动了临床药师培训试点工作并且取得巨大成功,为临床药师制建设和岗位人才培养奠定了良好基础,建立了系统的临床药师规范化培训标准。随后,依托于中国医院协会药事专业委员会开展临床药师规范化培训,截至 2021 年春季,已建立临床药师培训基地 275 家，设置了 19 个专科和 1 个通科临床药师培训专业。为确保临床药师培训质量，还从临床药师培训基地中遴选出 17 家师资培训基地，培养了大量临床药师岗位人才。2017 年，依托中华医学会临床药学分会增设临床药师规范化培训工作，通过几年的努力，截至 2021 年年中，认定了 117 家学员培训中心，平均每年培训临床药师 200 余名；认定了 36 家临床药师师资培训中心，培养了带教师资 650 名。临床药师通科培训周期为半年，专科培训周期为 1 年。除了上述两家的培训组织之外，全国各地都在探索适合不同地域、不同层级的医疗机构临床药师的培训模式。

（二）出诊药师能力评估

美国临床药学学会更新的临床药师胜任力标准 6 个方面：直接患者护理、药物治疗知识、基于系统的护理和人口健康、沟通交流能力、职业素养、持续专业发展。从 6 个方面详细阐述了从事临床药学实践的药师所必需的知识和技能，值得借鉴。在国内，为适应现阶段医院药学发展的需求，切实提升医院药师能力水平，2020 年，广东省药学会颁布的《医院药师能力素质模型（2020 年版）》中，临床药师能力素质从知识、经验、能力和个人特质四方面建立素质模型进行评估，将临床药师能力素质评价参考能力层级划分为四个层级：A 优秀、B 良好、C 合格、D 学习期，可作为医院临床药师的考核评价参考。具体内容详见“临床药师能力素质模型”二维码。

临床药师能力素质模型

三、服务对象

药学门诊应限定出诊药师服务对象和执业范围，有利于明确药师职责，规范药学服务内容，区别于医师、护士等职业，体现学科特点。医疗机构可设立药学门诊，或者设立医联体的框架下协作药学门诊、互联网慢性病长处方用药药学门诊，有条件医疗机构可试点药师跨医疗机构药学门诊服务。药学门诊只接诊有明确诊断的患者，药学门诊服务于对用药有疑问的患者，重点包括如下患者。

（1）患有一种或多种慢性病，接受多系统药物或多专科治疗的患者，如患有高血压、糖尿病、高脂血症、冠心病、脑卒中、慢性肾脏病等疾病的患者。

随着人口的老龄化及经济社会发展所引起的人们生活方式与习惯的变化，慢性病已成为影响人类健康和死亡的首要原因。慢性病即慢性非传染性疾病，是对一组起病时间长，起病隐匿，缺乏确切的传染性生物病因证据，一旦发病即病情迁延不愈的非传染性疾病的概括性总称，并不是特指某种疾病。主要包括糖尿病、心脑血管疾病、慢性呼吸系统疾病、恶性肿瘤等疾病。对于常见的慢性病，多为终身性疾病，除了需要合理用药外，还需要适当的非药物治疗，生活方式的调整和定期监测、随访非常重要，包括低盐、低脂饮食，戒烟限酒，合理运动，保持良好的心情，规律的生活。在慢性病、多病共存的情况下，药物联合应用上要适当地做“减法”，做到合理用药的五项原则：给合适的患者、选择最佳的药物、正确的用药时间、正确的药物剂量及正确的使用方法，药学门诊可为该类慢性病患者提供建议与帮助。

（2）同时使用多种药物的患者。同时使用多种药物的患者，通常指患者同时伴有多种疾病，需要同时服用5种以上药物的情况。除每种药物本身的不良反应外，药物之间的相互作用更有可能增强其药物的毒性和不良反应，多重用药会提高药物中毒和药品不良反应的发生率。大量研究显示，同时接受5种以上药物的老年患者发生严重不良反应的风险显著增加，尤其是衰弱及认知能力下降和功能状态受损的高龄老年人更容易发生药物不良事件。老年人群不良的药物-药物相互作用（drug-drug interaction, DDI）是因为药物合用导致药物疗效和（或）不良反应发生变化。其本质是因为药物代谢的抑制（使药物相对过量，导致不良反应或疗效显著增加）或药物代谢的诱导（使剂量相对不足，导致疗效显著降低）造成的。老年患者肝、肾功能减退及体脂的变化显著改变药物分布、代谢和排泄，增加发生药物相互作用风险，甚至造成残疾和死亡等严重临床后果。DDI通常是可以避免或控制的，忽视明确的DDI而导致的药源性损害是一种医疗差错。统计显示：合用5种药物时DDI发生率为4.2%，联合用药品种越多，DDI发生率越高。多重用药易导致老年人衰弱、跌倒、骨折、认知障碍、谵妄等后果。75岁以上人群中，大约1/2的计划外住院与药物使用引起的直接和间接伤害有关，其中多达3/4的住院是可预防的。高龄共病患者多重用药问题应当引起大家足够的重视。遵循5种药物及小剂量原则，制定个体化用药方案，患者应根据自己近期的药物使用情况、机体状况、生活质量、经济条件等，咨询医师或者药师，是否可以精简药物；剂量应准确适宜，不盲目参照他人剂量服用，以减少多种药物不适当联用导致的不良风险，服用药物应有明确的适应证，保证用药受益大于风险。如果风险大于受益，即使有明确的适应证，也不应使用该药物。建议到正规医院找专业医师、药师咨询，非必须尽量不服用。药师在充分知晓患者病情前提下，参与药物治疗方案的制定，监测疗效与安全性及患者教育。强化药师为用药安全共同负责的理念，认真审核处方或医嘱，识别潜在的用药风险或错误，减少老年患者的药源性损害。向患者讲解如何发现药物的严重不良反应。

（3）正在使用特定药物的患者，特定药物包括特殊管理药品、高警示药品、糖皮质激素、特殊剂型药物、特殊给药装置的药物等。

① 特殊管理药品主要是指麻醉药品、精神药品、医疗用毒性药品、放射性药品、药品类易制毒化学品。② 高警示药品是指药理作用显著且迅速、易危害人体或者容易出现严重不良反应，若使用错误（剂量、给药途径等）可能对患者造成严重伤害的药品，包括细胞毒性化疗药品、高浓度电解质制剂、肌肉松弛剂等。③ 糖皮质激素是由肾上腺皮质束状带分泌的一类甾体激素，具有调节糖、脂肪和蛋白质生物合成及代谢的作用，同时还具有抑制免疫应答、抗炎、抗毒、抗休克等多种药理作用。糖皮质激素可以抑制非感染性炎症，减轻关节充血水肿，在痛风镇痛方面起效迅速，但停药后容易复发，长期使用容易导致消化道溃疡、感染、骨质疏松等。④ 常用特殊剂型药物的使用注意相关事项，如泡腾片需将药片溶于温开水中，待药片完全溶解后再服用。不应让幼儿自行饮用，禁止直接口服或口含。舌下片需置于舌下或颊腔使用，能在口腔唾液中徐徐溶解而被舌下静脉吸收。干混

悬剂需配置时将适量的干混悬剂加入温开水中，充分振摇成混匀的溶液，在悬浮物分散均匀后服用。⑤ 特殊给药装置的药物如压力定量气雾吸入剂（如万托林气雾剂、布地格福气雾剂）等。

（4）特殊人群：老年人、婴幼儿、儿童、妊娠期及哺乳期妇女、肝肾功能不全患者等。

老年人、婴幼儿、儿童、妊娠期及哺乳期妇女作为特殊人群，生理和病理特点不同于普通人群，合理用药的难度要求高。药物临床试验中对妊娠期妇女、婴幼儿和儿童等特殊人群安全性研究资料缺乏，对特殊人群用药更需要掌握给药方法、剂量折算、药品不良反应等，避免出现潜在的风险。一般来说，老年人脏器功能退化，新陈代谢减慢，容易发生药品不良反应；老年人往往身患一种以上的疾病，有些老年人还服用一些保健药品、含药保健品，所以老年人用药要特别慎重，选择药品时要多咨询医师，不要选用不良反应多的药，适当降低用药剂量，避免长期用药，还要尽量避免不良的药物相互作用。

当肝功能不全时，药物代谢必然受到影响，患者低蛋白血症导致其与药物结合减少，药物生物转化也会减慢，血浆游离药物增多而其作用增强。因此必须减少用药剂量及用药次数，特别是给予肝毒性的药物时更需慎重，应制定个体化给药方案。

肾脏是机体代谢并排出代谢产物、化学物质及各种药物的重要器官，也是药物损伤的主要靶器官。因此，对于肾功能不全患者的用药，要考虑药物的吸收、分布、代谢、排泄及活性或毒性产物的影响。老年慢性肾功能不全患者用药时，应根据肾功能损害的程度，调整药物剂量（尤其主要经肾脏代谢和排泄的药物），慎用或忌用易导致肾损伤的药物。

（5）疑似发生药品不良反应的患者。

药品不良反应是指合格药品在正常用法用量下出现的与用药目的无关的有害反应。它是药品的固有属性，任何药品都有可能引起不良反应。药品的不良反应可能涉及人体的各个系统、器官、组织，其症状与临床常见病、多发病的表现很相似。例如，皮疹、头晕、嗜睡、恶心、腹泻、肝肾功能异常等。如何评价药品不良反应，首先判断药品不良反应，关键在于不良反应出现的时间，是在用药前还是用药后。查看药品说明书，确定该不良反应是否在说明书中已明确写出。在停止或减少使用可疑药品的剂量后，症状是否有所减轻或消失。再次使用可疑药品时，是否再次出现同样的反应。反应是否可用其他药品的作用、病情的进展或其他治疗的影响来解释。对于轻微的不良反应，通常在减量或者停药后可自行好转和痊愈，一般不需要特殊治疗。然而若发生较为严重的不良反应，如严重荨麻疹、剥脱性皮炎、过敏性休克等应立即停药并及时就医。药学门诊可为患者迅速分析与评估药品与相关症状的相关性，对后续的剂量调整与药物治疗具有重要意义。

（6）需要药师解读治疗药物监测（如血药浓度和药物基因检测）结果的患者。

1）开展治疗药物监测（TDM）工作，根据患者情况监测用药全过程，结合药动学参数，药师与医师共同制定、调整个体化给药方案是药物治疗发展的必然趋势，也是促进临床合理用药、提高疗效、减少药品不良反应的重要途径。血药浓度监测是指在临床进行药物治疗的过程当中，观察药物疗效的同时，定时采集患者的血液，测定其中的药物浓度。以药动学和药效学基础理论为指导，评价疗效或确定给药方案，从而达到满意的疗效，同时避免毒副反应的发生。

血药浓度监测意义包括：① 提高药物治疗安全性，通过监测血药浓度，及时发现药物过量所致的中毒反应，以及判断中毒程度。② 提高药物治疗有效性，根据血药浓度调整剂量，充分发挥药物的治疗作用，还能缩短摸索用药剂量的时间。③ 对于具有特殊药代动力学的患者（老年人、婴幼儿、儿童、妊娠期及哺乳期妇女）制订符合其自身特点的给药方案。血药浓度监测需掌握正确的采血时间与间隔，并且适用药物浓度范围窄、血药浓度和药效之间存在量效关系的药物。也就是说，药物治疗效果和血药浓度无明显关系时，这个血药浓度监测起不到什么作用。临床常见的进行血药浓度监测的疾病种类与药物主要包括：地高辛、茶碱、卡马西平、丙戊酸钠、甲氨蝶呤、万古霉素、伏立康唑等。

2）药物基因是指人体与药物代谢和药物反应相关的基因，主要包括药物代谢酶基因、药物转运体基因和药物靶点基因。大多数人的基因都是正常的，所以药物的反应也正常，即对疾病有较好的治疗效果，同时毒性反应也较少。但是少数人的基因会存在不同，导致药物代谢异常和（或）药物应答异常，甚至产生严重的毒性反应。例如，西妥昔单抗是一种表皮生长因子受体（EGFR）抑制剂，用于治疗 *RAS*、*BRAF* 基因野生型的转移性结直肠癌。西妥昔单抗和肿瘤细胞中与 EGFR 特异性结合，竞争性抑制 EGFR 和其他配体（如 TNF－α）与 EGFR 结合，阻断磷酸化和受体相关激酶的激活，从而抑制细胞生长，诱导细胞凋亡，减少基质金属蛋白酶和血管内皮生长因子的产生。位于 EGFR 下游信号分子，正常 *RAS*（野生型）处于关闭状态，受 EGFR 调控；*RAS* 突变出现永久活化，导致细胞异常生长。基于药物靶点基因作用原理，2024 年《CSCO 结直肠癌诊疗指南》推荐原发灶位于左侧，*RAS*、*BRAF* 基因野生型建议靶向药物治疗选择西妥昔单抗，基因突变型选择贝伐珠单抗。伊立替康体内活性代谢物 SN－38 主要通过尿嘧啶二磷酸葡萄糖醛酸转移酶 1A1（UGT1A1）代谢为无活性的 SN－38G。基因突变导致 UGT1A1 酶活性下降和缺乏，进而导致 SN－38 无法快速代谢最终引起迟发性腹泻。目前研究发现，*UGT1A1 *6. *28* 位点突变在亚洲人群发生率较高，因此 *UGT1A1* 基因多态性检测，有助于制定个体化治疗，提高疗效减少不良反应等。临床药师可以对药物基因检测结果进行解读，内容包括药物相关基因突变与治疗药物药效、不良反应之间的关系，由此将解读结果提供给临床并参与临床用药方案的制定和调整，预警药品不良反应等。

（7）其他有药学服务需求的患者。

如第一次使用药品的患者用药指导和追踪，对于患者第一次使用的药品，主要是相对患者之前或者正在使用的常用药、老药，对患者而言第一次使用的药品就是一个新药，患者对新药用法用量、注意事项等事项肯定是陌生和心存疑惑的。用药指导在医疗过程中是非常重要的一环，药师药学门诊服务过程中可综合运用医药学知识，用简洁明了、通俗易懂的语言指导患者规范、合理用药。通过药学门诊随访与追踪，同时解答患者用药疑惑，及时了解患者新用药物治疗效果、药品不良反应发生情况等信息，为患者个体化治疗提供专业的药学服务。

对药物政策（国家集中招标采购、国家医保谈判药品、仿制药一致性评价、门诊统筹）有疑问的患者的咨询服务。例如，患者疑问什么是集采药品？药师可以解答集采药品是国家组织集中带量采购药品的简称，由国家医疗保障局等部门组织各省组成的采购联盟，确定医院某种药品的年采购数量，向中选的药企集中采购，以量换价。最终目的是让广大群众以比较低廉的价格用上质量好的药品。很多患者除了对集采药品价格疑问同时，担心集采药品治疗效果不好。药师在药学门诊服务过程中，可以根据患者的提问和疑惑点进一步解答，对于质量保障问题，可以解析能成为国家集采药品的前提是药品必须是原研药品或通过一致性评价的仿制药。一致性评价，即国家要求仿制药品要与原研药品质量和疗效一致，要求杂质谱一致、稳定性一致、体内外溶出规律一致。有了这些前提，患者对集采药品的质量就可以放心了。此外，药学门诊服务对象还可以包括各类滥用药物筛查咨询与建议、关注医院药品质量管理与建议、医院短缺药品咨询等其他药学服务需求的患者。

四、服务场所

良好的服务场所是患者和药师能在一个舒适、安全、专业的氛围中进行交流，空间的私密性和灯光的舒适性，都是需要考虑的要素。良好的服务场所可以提升患者就医体验，提升服务质量，为患者提供更高效便捷的就医流程、更暖心舒适的就医环境，全力打造“以患者为中心”的理念，持续提升患者就医体验，提高门诊服务质量。医院专科门诊服务常见病和慢性病患者，针对某一类人群或某一些专病开设，一般设置在普通门诊楼上部区域或水平布置，某些医院的特色科室会设置在明显区域。门诊区域一般独立自成一区，形成门诊单元，主要划分为公共区、候诊区、检查区、医疗辅助区。候诊区是为就诊患者等待检查诊治提供的休息场所，宜分科候诊。一般分为一次候诊、二次候诊。一次候诊一般为大厅候诊，当电子屏幕呼叫到患者时，患者进入二次候诊区域，等待诊室患者出来后依次进入；二次候诊主要为走廊候诊。药学门诊应纳入医疗机构门诊统一管理，遵守本机构门诊管理规定，所以药学门诊服务场所也应按照医院门诊管理要求。药学门诊服务场所应该满足以下条件。

（1）药学门诊包括专科门诊、专病门诊和综合门诊，应设置独立的药学门诊诊室，诊室环境有利于保护患者隐私。

（2）医师与药师联合门诊或多学科协作门诊可与团队共用诊室或独立诊室，保证患者就诊便利和保护患者隐私。

药学门诊应完善门诊医疗服务流程，整体提升医疗服务的舒适化、人文化、智慧化水平，切实解决就医群众最关心、最直接、最显见的急难愁盼问题，进一步增强门诊就诊患者看病就医幸福感、获得感、安全感，为医院高质量发展共同努力。药学门诊服务场所需注重患者隐私，患者隐私权是指患者在接受医疗护理服务过程中所享有的个人信息、个人领域不被他人侵扰的权利。当个人隐私遭到侵犯，轻者可能给当事人带来一定的心理负担，影响当事人的情绪，重者可引起当事人的身体心理疾病。对患者隐私进行概括性的分类主要分为以下几种。

（1）与疾病的诊断和治疗没有直接关系的个人隐私信息，如姓名、联系方式、家庭住址、工作单位等。

（2）与疾病的诊断和治疗直接相关的患者个人隐私信息，如既往病史、家族史、传染病史、症状、体征等。

（3）诊断和治疗过程中形成的疾病资料，如病历资料和检查结果。

保护患者隐私，在工作中禁止把患者的隐私当作话题进行传播。在进行护理操作时，需要暴露患者的身体隐私部位时要采取好一系列保护措施，如用屏风或者窗帘进行遮挡等。当部分工作需要对患者进行录音、访谈、拍照等，一定要事先征得患者的知情同意，否则不得进行。

五、软硬件要求

为了药学门诊规范化管理，需配备固定诊间及相应设施，应明确标明药学门诊，注意保护患者隐私；有条件的医疗机构应配备药师工作站，为患者建档管理；配备药物查询软件、药物治疗学相关专业书籍及相关药品使用演示教具等。设立精准用药门诊等特殊药学门诊类型的医疗机构，需具备相关的检测条件。应配备专业数据库、专业参考书、用药教育材料、教具、相关法规及制度汇编等药学工具。配备专用电脑及院内系统，药学门诊应纳入医疗机构信息系统管理，药师可以查询患者诊断、检验检查、用药等诊疗记录，并记录药学门诊相关信息。药学门诊应当符合诊室的硬件设施要求。

第三节　药学门诊工作内容

药学门诊工作内容主要包括基本信息收集，如现病史、既往史、用药史、过敏与不良反应史、生活习惯等；评估各疾病用药方案、疗效与不良反应，评估患者用药依从性，评价是否存在药物治疗相关问题；提出用药建议，针对药物治疗相关问题，进行适当干预，如处方精简、药物重整，必要时与患者的主诊医师沟通；用药教育，对患者进行个体化的用药教育以及生活方式调整建议和饮食教育，发放相关的宣教材料；随访登记预约等。药学门诊日常工作的接诊流程可参考如图 6－1。

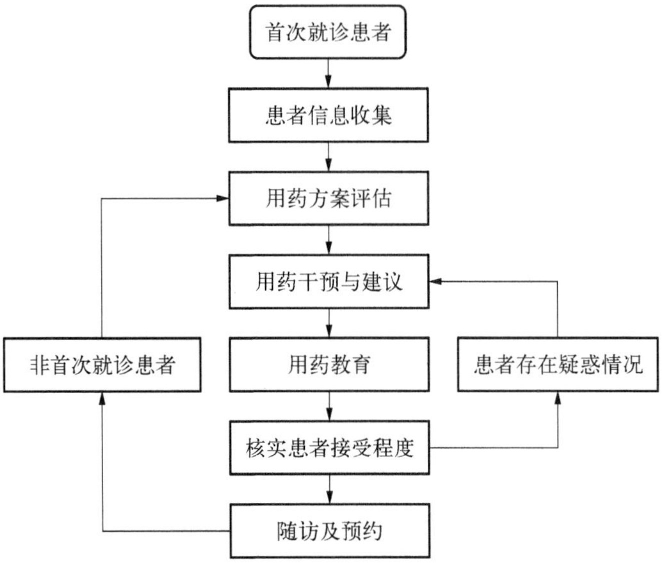

图 6-1　药学门诊接诊流程

一、信息收集

（一）全面收集患者的信息

包括但不限于患者基本信息、现病史、既往史、家族史、过敏史、个人史、既往和当前用药史、保健品服用情况、药品不良反应史、用药依从性、辅助检查结果等。

患者的药物治疗评估（medication therapy review，MTR）的首要条件就是要收集患者的相关信息。因此，信息收集是进行药物治疗管理（MTM）服务的首要步骤，能否及时有效获取 MTM 服务所需要的足够完整的患者相关信息，是保证后续 MTM 服务能成功推进的关键之所在，信息收集过程也是药师与患者能建立起良好信任关系的必要因素。全方位地了解患者，并与患者建立良好的治疗关系，对于药师后续能实施药物治疗管理即 MTM 服务，至关重要。患者信息收集的全面性和准确性会直接影响到药物治疗评估的质量。不管开始 MTM 服务时的前置评估，还是后续过程中的药物治疗效果评估，或最终药物治疗结局的评估，都需要有充分的信息作为基础。收集患者信息绝不是跟患者漫无目的地闲聊，作为药师，要依据一定的思维路径来主导跟患者的沟通交流过程，主要会涉及患者的疾病和治疗用药，需要有疾病的临床思维和药物治疗的药学思维，同时要有娴熟的沟通技巧贯穿始终。信息收集主要收集以下三大类的患者信息。

1. *患者的基本信息*　包括患者基础信息（姓名、年龄、性别、住址、医保类型和医保号）、患者的社会史信息（工作单位、工作性质、工作环境、饮酒、吸烟）、患者生活习惯（饮食习惯、作息习惯、运动习惯等）、既往用药经历（是否出现过漏服、是否对某些药物不愿意服用等）、特殊需求（生理功能、认知功能、情感功能）、关切的问题及期望值（药物治疗、健康状况、药师服务、疾病治愈等）。

2. *患者的疾病信息*　包括患者的既往病史、现在病史、家族病史，除了病历上所记载的，要尽量详细询问收集，尤其是对于一些慢性病和容易遗传疾病患者。

3. *患者的用药信息*　包括既往用药史（处方药、非处方药、中药、保健品）、目前用药情况（处方药、非处方药、中药、保健品、某些特殊食品）、过敏史、药品不良反应、疫苗接种情况等。

（二）明确患者就诊的主要需求

药师对患者相关信息收集的目标就是为了充分了解患者，了解患者的疾病、用药、内外部认知影响、心理认识程度，以及药物治疗的相关期望值等。明确患者的就诊需求，有助于制定个体化用药建议。

总之，收集信息在药物治疗评估等药学门诊相关服务中有着重要意义。信息收集过程要建立起药师和患者之间相互尊重、信任和开放的沟通关系，是患者信息收集成功的基础。由患者目前的情况、疾病及需求，来确定所收集信息的相关性与重要性，并根据患者精神状态、提问技巧、信息来源、收集信息的技术等因素来评估信息的可靠性和有效性。另外，所有询问过程与记录的信息都应取得患者的同意，并予保密。药学门诊患者信息收集登记表参考如下二维码内容。

药学门诊患者信息收集登记表

二、用药评估

药师可从药物治疗的适应证、有效性、安全性、经济性、依从性等方面进行评估，基于循证证据及患者具体情况进行综合分析。药师应重点关注患者的治疗需求，解决患者个体化用药及其他合理用药相关问题。

（1）适应证评估：包括但不限于无适应证用药、重复用药、无须药物治疗、被用于治疗另一种药物的不良反应、需要增加药物治疗等。适应证又称指征，指药物、手术等方法适合运用的范围、标准。通常指特定疾病的症状以外，还包括某些非疾病状态的情况。说明书是患者选择和使用药品、医师处方及药师审核处方的依据，对指导临床用药具有重要作用。患者服药一定要在适应证范围内，尤其是非处方药物，应严格按照说明书中适应证服用，避免错服、误服，造成不良后果。更应着重关注用药合理性、安全性，尤其注意患者不可擅自超说明书用药，理应在医师或药师指导下合理安全服用。超说明书用药作为临床用药的例外情况，面临特殊情况界定不清、欠缺证据准用标准、违法性超说明书用药行政法律责任规范缺失等挑战，致使相关立法与实践衔接存在断链。

（2）有效性评估：包括但不限于患者对药物耐药、药物剂型不适合、药物对已确诊的疾病无有效作用、药物剂量过低、剂型使用不当、药物使用间隔过长、药物相互作用导致活性降低、药物治疗时间过短等。

（3）安全性评估：包括但不限于与剂量无关的不良反应、药物相互作用引起的不良反应、患者存在用药禁忌、药物剂量过高、用药间隔时间太短、用药持续时间过长、药物相互作用引起的毒性反应、药物剂量调整过快等。药品不良反应的发生与个体因素、药物和临床不合理使用等因素有关，应加强对药品临床使用的监管力度，确保患者用药安全有效。常见的药物发生相互作用，如抗菌药物（如阿莫西林克拉维酸钾、左氧氟沙星等）避免与肠益生菌活菌（如双歧杆菌活菌、地衣芽孢杆菌活菌）同时应用，可能影响肠益生菌的活性。头孢菌素避免与酒精或含酒精的药物（如藿香正气水）、食物（如酒心巧克力）合用，可能发生双硫仑反应等。

（4）经济性评估：包括但不限于医疗保险报销情况和患者承受能力评估等。随着慢性进行性疾病的患病率和成本不断增加，越来越多的经济性评价在评估过程中将临床试验数据和具有常规临床实践代表性的外部数据相结合。人口老龄化加重与医疗技术水平提升的双重效应激发了卫生资源需求的高速增长，使国家医保基金面临巨大压力，药物经济性评价作为有效利用医保资源的辅助工具，受到越来越多的关注和重视。药物经济学评价能有效改进和提高药物资源的配置和利用效率，受到越来越多国家和地区的高度重视，应用日益广泛。尽管药物经济学的研究和应用在全球已有几十年的历史，但在中国起步较晚，研究质量方面仍存在一些问题，迫切需要进一步评估和规范药物经济学研究的质量。

（5）依从性评估：包括但不限于患者对药物信息了解不足、患者更倾向于不吃药、患者经常忘记服药、药物费用对于患者而言过于昂贵、患者无法购买到这种药物等。治疗依从性是影响临床治疗效果的重要因素，在老年患者、长期治疗的慢性病患者中容易出现治疗不依从，因此评价治疗依从性是疾病治疗中的重要一环。常见的影响因素患者因素：包括年龄、性别、民族、婚姻状况、教育程度、生理缺陷、认知缺陷等。治疗因素：包括处方复杂、治疗失败经历、药品不良反应等。社会经济因素：包括收入、药费、交通费、社会支持等。医疗系统因素：包括医患关系、就医难度、医疗行为连续性等。随着年龄的增高，患者在视力、听力、理解力及记忆力方面均出现明显衰退，加之老年人常患有多种慢性病，治疗方案较为复杂，需要多种药物联合服用，极易引起漏服、错服或多服、重复服药的现象，影响用药依从性。

药物精简“五步法”

药物治疗相关问题的分类与原因

例如，老年人多重用药在临床上非常普遍，且与老年人共病数量正相关，不仅危害老年患者的身体健康，影响生活质量，而且增加医疗开支。多重用药显著增加老年患者药品不良反应的发生风险，降低老年患者生命质量，增加住院和死亡风险，增加医疗成本。多重用药评估是老年综合评估的重要组成部分，以患者为中心的老年综合评估有助于制定个体化的药物治疗方案，降低药源性疾病的发生风险，提高患者用药安全性。老年患者多重用药评估可借助 Beers 标准等有关评估工具。老年患者处方精简是在老年综合评估的基础上，考虑患者的实际用药情况和治疗效果，以患者为中心进行用药方案的优化。此过程需要患者的配合，医患共同的决策，以期提高患者的用药适宜性和安全性。药物精简是管理多重用药和不恰当用药的重要措施，“五步法”是目前业界较为认可的处方精简方法。药物精简“五步法”详细内容见二维码，药物治疗相关问题的分类与原因见二维码。

三、用药建议

1. *药师应对不适宜用药提出调整建议*　医疗机构内药师可通过协议处方权或与相关

医师沟通等方式调整治疗方案。有调研门急诊不合理用药处方主要因素：用法或用量不适宜、适应证不适宜和临床诊断书写不全。药师审方核实可对药物治疗进行干预，药物治疗方案的干预包括医师层面、患者层面等，药师可以通过直接干预来解决、减少或者避免药物相关问题，每项干预要考虑到患者状况、用药需求及药物治疗问题，并做到个体化。药师在不超出其职责范围的情况下，基于自己的专业技能，可以给予患者额外的服务。药物治疗管理的价值取决于药师干预方案的质量，包括建议处方医师更改患者的治疗方案、采用一定的措施提高患者的依从性、生活方式的改变及其他服务。药师需要不断更新自己的知识，以便于快速有效地发现药物治疗相关问题，并向医师提供专业建议以确保患者获得最佳的临床结局。

2. 进行药物调整需得到责任医师确认　患者在社区药学门诊就诊获得的药物治疗和生活方式建议被记录在病历系统中，由患者的签约医师授权并签署确认。药师进行药物调整的根本目的是提升处方质量，保障患者用药安全。在碰到需要进行药物调整的患者时候，药师需要与该处方医师进行提前沟通，提前了解情况后再进行调整，药师具备处方审核权利并未有医嘱处方权，同时也是避免激化医师和药师之间的矛盾。积极主动联系医师，及时沟通反馈药师发现的问题，维护良好的医患关系，提高服务质量，保障安全用药。

案例

(1) 65 岁的杨阿姨近几年相继出现了高血压、血脂异常，近期体检发现低密度脂蛋白升高到 4.99 mmol/L，医师建议她服用他汀类药物，但杨阿姨看见网上说服用他汀类药物对肝不好，吃了几次就自己停药了。杨阿姨来到药学门诊就诊，心血管专业临床药师向她耐心讲解了血脂异常对心血管的影响，并根据她的病情给出了低密度脂蛋白控制目标值的建议。讲解了服用他汀类药物的获益、可能出现的不良反应及做好后续监测等问题。建议杨阿姨继续服用他汀类药物，无须得到责任医师确认。

(2) 63 岁的刘大叔患有糖尿病、高血压、冠心病、慢性肾功能不全多种慢性病，来到药学门诊寻求帮助。临床药师首先梳理了他目前服用的多种药物。在问诊过程中，药师发现最近一次检查的血肌酐值已升高到 188 μmol/L，肌酐清除率仅为 26.5 mL/(min · $1.75\ m^2$)，而二甲双胍在肌酐清除率为 45 mL/(min · $1.75\ m^2$) 以下时应禁用。根据检查结果，药师建议将二甲双胍替换成对肾功能影响较小的利格列汀。叮嘱他平时要注意监测血糖、血肌酐、限制饮酒、适量运动，避免发生低血糖，每 3 个月监测一次糖化血红蛋白，并告知责任医师，建议他前往内分泌科就诊。

四、用药教育

用药教育(patient education)是指医疗机构药师对患者提供合理用药指导、普及合理用药知识等药学服务的过程，以提高患者用药知识水平，提高用药依从性，降低用药错误发生率，保障医疗质量和医疗安全。药师应对患者目前所用药物的适应证、用法用量、用药时间、用药疗程、注意事项、常见不良反应及生活方式调整等进行教育指导。

（一）教育对象

教育服务对象包括任何需要进行教育的患者，重点患者包括：

（1）使用高警示药品、易发生用药错误的药品或有特殊注意事项的药品。

（2）多重用药的患者。

（3）老年人、婴幼儿、儿童、妊娠期及哺乳期妇女等特殊人群。

（4）使用特殊装置药品的患者。

（二）教育方式

用药教育方式应包括口头教育、书面材料教育、实物演示、视频音频、宣教讲座、电话或互联网教育等。通常对于发药窗口的患者，宜以语言、视频音频、用药注意事项标签、普适性用药指导单等方式实施用药教育。然而药学门诊就诊的患者一般带有就诊需求或者对近期用药心存疑惑，需要药师在用药教育过程中充分沟通与交流，因此需要引导患者至相对独立、适于交流的药学门诊环境中进行详细的用药教育。通过面对面以口头、书面材料、实物演示、视频演示等方式进行用药教育，能有效地为就诊患者解答疑惑和传递教育内容。此外对于需要定期随访的药学门诊患者也可以通过科普视频宣教、电话或互联网等方式进行用药教育。

（三）教育步骤

用药教育步骤的实施，根据2021年国家卫生健康委员会办公厅《关于印发医疗机构药学门诊服务规范等5项规范的通知》及中国医院协会发布的《医疗机构药事管理与药学服务》系列团体标准，标准化步骤和流程有助于用药教育工作的开展。用药教育服务步骤推荐如下：

（1）自我介绍，说明此次教育的目的和预计时间。

（2）收集患者背景信息，确定教育方式（口头或书面），充分考虑患者的特殊情况，如视力障碍、听力障碍、语言不通等。

（3）评估患者对疾病和用药的了解程度及依从性。

（4）通过开放式询问，结合患者的用药知识制定教育方案。

（5）采用合适的方式实施用药教育。

（6）通过询问或请其复述等方式确认患者掌握程度。

（7）如实填写用药教育记录。

（四）教育内容

（1）药物（或药物装置）的通用名、商品名或其他常用名称，以及药物的分类、用途及预期效果。这是用药教育的最基本内容之一，目的是让患者更好地了解自己服用的药品从而认识到正确服药的重要性。

（2）药物剂型、给药途径、剂量、用药时间、疗程及用药注意事项。这是《处方管理办法》中明确要求药师在发药时需要给患者提供的服务。例如，需要餐前空腹的药物有多潘立酮片、盐酸依托必利片、泮托拉唑钠肠溶胶囊等；需要早晨服用一次的药物有泼尼松片、氢氯噻嗪片、氟西汀分散片、厄贝沙坦片；需要在晚上睡前服用的药物艾司唑仑片等镇静催眠药；需要回收废贴的药物有芬太尼透皮贴剂等麻醉药品。

（3）若患者使用特殊剂型、特殊装置、特殊配制的药品，药师应详细指导患者如何使用。随着吸入装置、皮下注射笔、缓控释制剂等使用相对复杂的药品在临床的应用越来越多，药师应将这部分药品作为用药教育的重点，加强相关药品的使用方法培训与考核，同时可采用视频、用药教育材料等方式更便于让患者掌握药物的给药方法，以保证患者能正确用药。例如，特殊剂型泡腾片，需将药片溶于温开水中，待药片完全溶解后再服用，不应让幼儿自行饮用，禁止直接口服或口含。详细教育指导可参考“常见特殊剂型药物的用药教育与指导”二维码内容。

常见特殊剂型药物的用药教育与指导

（4）用药期间应监测的症状体征、检验指标及监测频率，这是保证用药有效性和安全性的重要手段；某些药物可能对相关临床检验结果产生干扰及改变排泄物颜色，药师应提前告知患者，以打消患者对用药的疑虑。

（5）可能出现的常见和严重不良反应，可采取的预防措施及发生不良反应后应采取的应急措施。发生用药错误（如漏服药物等）时可能产生的结果，以及应对措施。

（6）潜在的药物-药物、药物-食物/保健品、药物-疾病及药物-环境的重要相互作用或禁忌。这是患者非常关心的内容，对于保障用药安全有重要意义。

（7）药品的适宜贮存条件，过期药或废弃装置的适当处理。例如，提醒患者阴凉处是指药品应该储存在不超过20℃的条件下；凉暗处是指药品应该储存在避光并且不超过20℃的条件下；冷处是指药品应该储存在2～10℃；常温（室温）是指药品应该储存在10～30℃；多数药品避光、避免阳光直射可安全储存等等。

（8）患者对药物和疾病的认知，提高患者的依从性。

（9）饮食、运动等健康生活方式指导。

（10）患者如何做好用药记录和自我监测，以及如何及时联系到医师、药师。

对特殊人群，如老年人、婴幼儿、儿童、妊娠期及哺乳期妇女、肝肾功能不全者、多重用药患者及认知、听力或视力受损的患者等，应根据其病理、生理特点及药动学、药效学情况，制定个体化的用药教育方案，以减少药品不良反应，保障患者用药安全、有效。在门诊用药咨询工作中，常遇到患者对药品装置使用存在疑惑。如长期使用3 mL胰岛素笔芯的患者经常需要用到笔式注射器，注射胰岛素笔芯的糖尿病患者都应掌握注射笔的使用操作；慢性阻塞性肺疾病、支气管哮喘等相关吸入性药品、雾化与喷雾剂等。药品装置的正确使用是保证药物疗效及用药安全的关键环节，也是使用药品过程中的难点。

沙美特罗替卡松吸入粉雾剂如何使用

用药教育登记表格参考模板

案例

沙美特罗替卡松吸入粉雾剂用于可逆性气道阻塞性气道疾病的规律治疗，包括成人和儿童哮喘。对吸入装置使用方法和技巧不够到位而影响疗效，从而导致患者症状控制不佳，急性加重次数增多。现实生活中大部分患者第一次拿到药品很茫然，不知道如何使用。药师可根据患者情况针对如何使用进行个体化教育，详见参考“沙美特罗替卡松吸入粉雾剂如何使用”“用药教育登记表格模板”二维码。

五、随访指导

药师应对重点患者制定随访计划。随访内容包括但不限于药物治疗效果评价、是否出现新的药物治疗问题、用法用量是否正确、是否发生药品不良反应、用药依从性是否良好、跟踪检查结果、预约复诊等。

近年来随访系统意见方式呈多样性。如药师门诊与心内科门诊联合，建立患者随访档案，由药师对既往来心内科门诊诊疗的慢性心衰患者进行电话随访，嘱其定期复诊，并进行病史采集及信息录入，既往住院的患者，病史信息根据住院病历信息采集，如门诊首次发现左心室射血分数(left ventricular ejection fraction, LVEF)减低，无住院史，可不统计患者既往伴随疾病及个人史；建立慢性心衰患者门急诊随访管理体系，经过药师定期随访与规范化药物治疗的指导，提醒督促患者定期门诊复查，及时调整药物用法用量，评估治疗效果，提高了患者用药及治疗依从性，大部分患者神经内分泌拮抗药物用量能达到指南推荐的靶剂量，显著改善了患者心功能心室重构，降低病死率，获得了满意临床疗效及安全性。建立随访药师管理平台，为保障患者院外随访和复诊的顺利进行，需确定专门的应急随访药师，每月轮流值班负责。除跟踪系统自动发出的随访和复诊提醒的落实情况以外，对病情突然异常或患者本人发起紧急求助的患者要给予快速应答。药学门诊患者随访登记与随访流程，详见“药学门诊患者随访记录表”“药学门诊随访流程图”二维码内容。

药学门诊患者随访记录表

药学门诊随访流程图

六、文书管理

药师提供药学门诊服务应当书写医疗文书，该文书纳入门诊病历管理。医疗文书内容包括但不限于患者基本信息、健康信息、需求信息、用药信息、重点检验检查信息、用药清单、用药建议、用药指导等。不同专业药学门诊可根据专业特点及本机构实际情况制定适宜的医疗文书格式和内容。非首次就诊患者应调出档案，进行更新。药物治疗管理档案应在 24 h 内完成，保存时限同门急诊病历保存要求。鼓励各专业药学门诊构建统一的药物治疗管理档案并进行信息化管理。健全化、完整化医院门诊病历档案的构建，不仅是衡量医疗服务水平和管理水平的关键，更是规范档案管理工作的前提。而做好该项工作，能够在帮助医师快速诊断、治疗的前提下，保证医患双方利益，使之在强化医院整体医疗质量、管理质量的前提下，改善医患关系，做好医院门诊病历档案管理工作。

七、沟通技巧

药学门诊出诊药师应注意沟通技巧，如开放式提问、主动倾听、同理心、动机性面谈等。应注意特殊人群的沟通技巧，如听力障碍患者、视力障碍患者、语言障碍患者、未成年人等。药师应启发患者提出有关安全、有效地使用药品的相关问题，与患者一起制定个体化的行动计划。加强临床药师的沟通技巧管理能够提高药师与患者、医护人员的沟通效率，与患者之间建立相互信任的良好关系，提升患者对临床药师工作的配合程度，从而为患者的药物使用安全提供保障，有助于身体恢复。

（一）主动倾听

临床药师要耐心、认真地听患者诉说自己的感受，对患者语言中所体现出的信息进行准确分析和把握，特别是服用完药物后所产生的反应和真实感受，为患者后续的治疗方案和药物使用提供参考。全程以真实的态度与患者进行沟通交流，让患者产生被重视的感觉，长期沟通能够让患者对药师和医护人建立信任感，从而帮助患者提升治疗信心，促进患者配合治疗。

（二）及时响应

临床药师不但要倾听，还要在患者讲述的过程中，对于某些信息做出合适的、及时的响应和反馈，提升患者被认同的感觉，加强互动，从而保证沟通能够顺利进行。

（三）用日常语言进行沟通

在指导患者使用药物，或者回答患者关于药物等医疗问题时，要尽量避免使用患者听不懂的专业术语，避免患者和临床药师之间产生较大的距离感，而是要多使用日常语言，让患者更加形象地了解药物，加深对药物的认知，同时还可以使患者更加亲近临床药师。

（四）适时发问

在药学门诊的工作过程当中，难免要经常对患者进行发问，从而获得所需要的关键信息，制定出合适患者的个性化用药方案。由医院组织临床药师进行发问技巧培训，提升临床药师的沟通能力和话术，以情景模拟的形式让临床药师与不同类型的患者进行沟通询问，从而帮助临床药师提高话题的引导能力，适合的话术能让患者更容易接受药师的提问。

（五）共情能力

有时候患者很难用语言表达出自己当时的感受，所以临床药师在和患者沟通时，应跟随患者的描述试着深入体会患者的感受，药师要具备“同理心”即常说的换位思考，药师要自觉常用，要能站在患者的角度，体会其情绪、想法、立场、感受，需要药师在和患者的交谈过程中能做到情绪自控、换位表达、倾听与回应、情商发挥。借助相关知识和以往的治疗经验更加准确地了解患者的真实感受，从而制定出更加符合患者症状的药物治疗方案，提升治疗的效果。

（六）灵活应用

要特别注意适当运用非语言沟通方式和手段，如表情、眼神、肢体动作，甚至目光接触、注意力集中情况等；同时也要能读懂患者的相关非语言沟通所表达出来的信息。对于不同类型的患者要采取合适的治疗方案，所使用的沟通技巧也要灵活应用，如在对老年进行沟通时可以通过结合温柔和尊敬的语气，应用于不同的时机，拉近患者和药师的距离，从而完成有效沟通。

第四节　药学门诊质量管理与评价改进

一、医药沟通

（1）药学门诊与医师门诊应互相配合与协调。药师与医师的沟通内容可以包括交流患者信息、沟通治疗方案、介绍药品信息、解答用药咨询等。注意场合时机，保证沟通内容准确性和专业性，同时语气谦虚诚恳。随着基层药学服务的发展，基层药师与全科医师的合作关系日渐密切，双方在基层卫生服务中的互动频次增多，逐渐摸索出双向转诊的合作模式。医师与药师合作形式上，医师在接诊过程中如遇到普通的用药问题会直接向药师咨询用药建议；而当问题较为复杂时，医师将患者转诊到药学门诊，由药师专门为其提供病史采集、即时检测、用药咨询、药物审查等服务。

（2）药学门诊应对不适宜用药提出用药调整建议，药师提出的建议作为临床用药的有益参考，最终用药方案由医师确定。门急诊处方不适宜用药以用法或用量不适宜、适应证不适宜和临床诊断书写不全为主，临床不合理用药主要有以下 4 种原因。

1）医院门诊量较大，部分医师工作不标准，责任心不强，开具处方时不仔细核对。

2）药物种类增多，医师对药品说明书、药物的疗效和特性不熟悉，尤其是新采购药品。

3）医疗管理部门对医师的医疗行为缺乏有效的管理和规范，对临床不合理用药现象无完善且切实可行的考核机制。

4）药师与医师缺少有效沟通，导致发生类似的错误。

结合患者不适宜用药特点，药学门诊的服务可包括提供药物信息，患者教育和咨询，解决与药物有关的问题，监测患者的药物治疗过程和结果，反馈患者的治疗进展，向医师提出适当的建议，综合考虑包括临床、人文和经济等因素为患者提供个性化药物治疗方案，等等。药师提出的建议作为临床用药的有益参考，最终用药方案的调整需要与患者主管医师沟通并由医师确定。在美国，医师或其医疗团队可在与药师签订的合作实践协议中将部分处方权授予药师，由药师在协议许可的范围内为特定患者开具处方，延续处方或更改处方及根据用药监测需要开具相关检验指标，确保药物治疗的有效和安全。

二、质量管理与控制

医疗机构应将药学门诊纳入本机构医疗质量管理与控制体系，严格落实相关管理规范与规章制度，适时对药学门诊进行检查、考核，保障医疗质量和医疗安全。通过检查与考核可以发现药学门诊记录中的疏漏和错误，及时纠正，从而提升药学门诊服务质量。通过定期的质量评估和反馈，为每一位患者提供更为规范、安全的、个体化的药学服务，提升患者就诊体验和满意度。

近年来国家及全国各地出台了药学门诊服务相关政策与规范，对药学门诊的质量管理与控制，明确了相关要求与方向指引，但没有具体细化及成熟的标准实施建议。因此，对药学门诊的质量管理与管理，可结合相关政策与管理规范，参考其他医疗门诊建设管理。首先构建管理体系，目的是进行系统管理，以促进体系绩效优化，达到预期目的。门诊医疗质量管理体系的目标即通过对门诊医疗行为全过程进行系统管理，科学利用和分配现有医疗资源，完善门诊组织体系，规范门诊医疗质量管理制度建设，保证门诊医疗质量和安全，并将门诊医疗工作质量纳入考核内容，以促进门诊医疗质量和患者体验持续改善。其次质量策划是质量管理的重要组成部分，也是开展质量管理活动的前提即基础管理体系、环节管理体系和终末管理体系。质量策划就是在质量目标的基础上，确立各环节管理内容，为开展管理活动指明方向。首先，建立药学门诊质量保证质评管理小组，负责药学门诊质量的组织、协调、监督、检查、反馈等工作，确保药学门诊质量得以持续改进和提高。其次，“决策层—控制层—执行层”建议由具备医疗机构药事质量管理及门诊医疗质控工作丰富经验人员组成。最后，加强质量控制，对药学门诊各项工作进行检查、监督，分析出现问题的影响因素并持续改进的过程。目前常见的药学门诊质量控制问题有符合出诊要求的人才不足、质量评价体系不完善、质控工具落后等。因此，可从规范药学门诊规章制度，加强人员资质管理，完善节点控制，严格执行监测、评价与考核等角度，加强门诊医疗质量管理体系的质量控制。具体质量控制包括以下 6 个方面。

1. *加强人员质量管理与控制*　定期对出诊药师服务能力（如临床用药知识、沟通技能、服务态度等）进行多维度评估、考核，并进行针对性培训［可参考基于问题的学习（problem-based learning，PBL）-案例教学法（case-based learning，CBL）联合情景模拟教学］和继续教育培训，开展疑难病例讨论、复杂用药问题讨论和会诊，以提升药师服务技能。对药学门诊药师的出诊纪律及出诊时间、工作量、绩效激励及惩处措施进行相应规范。建立门诊资质授权管理平台，实现申请人员和授权审批主体资质申请和审批的线上操作等。可由药学部门对申请出诊药师人员进修人员资质审核，并有相对应的考核制度，通过考核的药师由医院门诊管理部门（如医务部）授予门诊药师出诊资格并备案登记。

2. *设施质量控制*　对诊室硬件、软件设施进行定期检查、更新及维护。

3. *医疗文书质量控制*　对医疗文书记录的准确性、标准性、储存及调用的保密性进行定期抽检。药学门诊相关活动涉及药学部、门诊部、质控与质评科及医务部等部门，医务部负责监督和管理医院的医疗活动，包括医疗文书的检查，对于药学门诊医疗文书，可以由医务科牵头或形成多部门联合检查小组进行定期抽检。医疗文书记录不仅是对出诊药师工作质量的检验，更是确保患者得到有效药学门诊服务的重要手段。为了更好地保障患者权益，提供更优质的医疗服务，对医疗文书质量控制可以药学部为主的定期自查，也可以由医院医务部、门诊部、药学部等部门组成的质评小组进行定期抽查。

4. 制度质量控制　及时根据最新规范性文件，对药学门诊的工作制度、工作规范、服务内容、服务标准、工作记录及收费标准进行更新和完善。

5. 评价指标控制　可包括门诊量、复诊率、药学相关问题数量、药学建议数量、采纳率和患者满意度调查等运行指标，进而可包括患者临床结局改善指标，如依从性、5 年生存率、再次入院率、疾病控制率、患者生活质量和节约医疗费用等。

6. 质量改进　运用 PDCA* 循环等理论，通过绩效考核、及时反馈、项目整改和持续改进，以项目为抓手，以结果为导向，形成管理闭环，不断促进药学门诊质量持续改进。

三、评价指标

(1) 对于药学门诊的评价指标，医疗机构可根据临床指标、人文指标、经济指标等方面制定符合本机构实际的考核内容和标准，并有考核记录。临床指标可包括就诊前后的疾病改善情况、不良反应处理情况、药物治疗相关问题处理情况等，经济指标可包括经过药物重整减少不必要的药品费用情况、避免不良反应发生节省的费用等，人文指标包括患者满意度、患者依从性变化等，考核指标也为药学门诊积累实践数据提供方向。

(2) 评价体系建立的探索。目前相对来说没有非常成熟和规范的药学门诊评价指标与体系，可借助信息化，建立药学门诊质量考核系统，建立以药学门诊工作特征为重点的医疗质量与安全评价体系并纳入考核标准。基础质量可包括出诊药师组织体系、制度保障、职责履行、服务场所和软硬件要求是否达标等；环节质量可包括医疗制度、优质服务、医疗文书、门诊量、复诊率、药学相关问题数量、药学建议数量和采纳率等；终末质量可包括服务能力、服务质量、医患关系和患者生活质量等。根据基础质量、环节质量、终末质量中的定性与定量评价指标，对药学门诊工作数量、工作质量、工作效率、服务态度等进行客观评价，依据评价结果是否与科室绩效挂钩，将质量控制总体分为质量考核和质量监测。质量考核与监测指标根据实际实行动态转换，依据评价结果，是否建立激励出诊药师相关制度，从而进一步提升药学门诊服务质量。门诊医疗质量管理系统的基础上，根据国务院办公厅印发的《关于加强三级公立医院绩效考核工作的意见》，建立包含门诊医疗质量、运营效率、持续发展和纠纷预防处置的监测指标体系。药学门诊也可以建立药学门诊质量、运行效率、持续发展和服务满意与提升等相关评价指标监测体系，有助于考核与评价药学门诊工作。例如，定期对质量管理指标（医疗改善性指标、人文评价指标、经济学评价

---

* 计划(plan)-执行(do)-检查(check)-行动(action)。

指标和绩效考核指标)进行数据整合、分析与反馈,包括但不局限于以下几点:① 定期分析医疗改善性指标、人文评价指标和经济学评价指标的变化情况。② 定期分析药师工作量、工作成果的数据,得出药师药学服务之间质量的差异反馈。③ 根据就诊患者来源的数据,定期分析药学门诊宣传的短板。④ 定期分析出诊药师对药物重整方案的反馈情况。

四、持续改进

(1) 医疗机构应定期总结药学门诊工作,针对发现的问题提出解决措施,持续改进药学门诊服务质量。药学门诊提供用药评估、用药咨询、用药教育、用药方案调整等一系列专业化药学服务,通过定期总结前期药学门诊工作,及时发现问题,整理分析与不断改进,对提高患者用药安全性、有效性、经济性等方面发挥重要作用,同时也是为了可以更好提升药学门诊服务质量。

(2) 药学部门应积极探索适宜的药学门诊服务模式,推进药学门诊可持续发展。目前药学门诊服务模式主要有独立药学门诊或医学-药学联合门诊,我国现阶段开展的药学门诊类型与国外大致相同,主要为慢性病门诊,包括高血压药学门诊、糖尿病药学门诊、哮喘药学门诊和疼痛药学门诊等。其他形式的门诊还有多学科诊疗(MDT)联合门诊互联网+药学门诊等。相对于独立的药学门诊,联合门诊药师医疗责任风险较低,提升患者依从性和疗效,有效提升医院在该领域的综合诊治水平,最大程度发挥医师、药师的各自优势。服务模式与时俱进,药师通过微信群、手机 App 等网络服务让患者在家中便能生动形象地理解药学教育内容,而且私密性较强,深受年轻患者的喜爱,也是今后药物咨询服务发展的重点方向。有研究显示运用移动互联网技术,可降低错误用药引起的不良反应,加强患者与医院的沟通,提高患者的满意度。线上药学门诊有以下优点。

1) 更为方便。不受药师出诊时间、地点的限制。药物相关问题经常是在用药的过程中出现,碰到用药问题时患者可以随时随地提交咨询。特别是出现药品不良反应时,需要及时得到诊断和处理的指导。

2) 节约时间、金钱。减少了患者往来医院花费的时间、路费和误工成本,还可以减少线下就诊交叉感染的风险。

3) 及时解决患者用药中存在的疑惑,提高用药依从性,进而提高药物疗效和安全性。

4) 更高效。药师可以利用碎片时间进行回答,提高工作效率。增加药师曝光度,提高公众对药师的认识度。

(3) 出诊药师应积极参与学术交流学习,积极开展相关研究,不断提升服务能力。开展药学门诊药师职责需针对患者目前药物治疗相关问题,进行适当干预,如处方精简、药物重整等,这均要求药师必须具备扎实的专业基础及广泛的临床知识积累,并且需要药师不断跟进国内外指南、共识、文献等,掌握临床最新的治疗进展。因此,药师需要进一步加强自身专业知识能力的提升,跟进领域前沿新进展。

(方奕孚)

第七章　社区药学信息服务

第一节　概　述

一、基本概念

为深入贯彻落实习近平新时代中国特色社会主义思想，推进实施健康中国战略，提升医疗卫生现代化管理水平，优化资源配置，创新服务模式，提高服务效率，降低服务成本，满足人民群众日益增长的医疗卫生健康需求，响应国务院大力发展远程医疗和互联网诊疗的工作部署，落实国务院办公厅关于促进“互联网+医疗健康”发展的文件要求，积极推进“互联网+药学服务”模式的高质量发展，社区药学信息服务应运而生。

社区药学信息服务是提升社区医疗卫生服务水平的关键环节，旨在为社区居民、患者及药学专业技术人员提供全面且专业的药学信息支持。服务内容广泛，不仅针对药学专业技术人员提供处方审核、用药交代、用药咨询、用药教育、药物重整、药物治疗管理、药品安全性监测等技术支持，对于社区居民和患者还特别强调药学信息的科普教育，以增强公众的药品知识及健康意识。服务形式不局限于互联网信息载体，而是采用多元化的手段，包括书面资料、面对面咨询、专题讲座和研讨会等，以适应不同群体的需求。药师通过信息平台和网络终端，利用文字、图片、音频、视频等多种媒介，向患者、家属及公众传递药学知识，提供个性化服务。这种多渠道、多形式的服务模式，有效扩大了药学服务的覆盖面和影响力，确保了社区居民能够方便地获取所需的药学信息和专业支持，促进了合理用药，保障了用药安全，提升了居民健康水平。

社区药学信息服务旨在作为线下药学服务的有效拓展和延伸，提高优质药学服务的可及性、及时性和便利性。在提供药学信息服务的过程中，药师应首先对患者情况进行综合评估，判断其是否适合线上服务模式。对于不适合线上服务的情况，药师应及时引导患者前往线下医院就医，确保患者获得适宜的医疗服务。

二、国内外社区药学信息服务的发展现状

（一）国内社区药学信息服务

国内社区药学信息服务正处于快速发展阶段，其服务模式和内容正逐渐丰富和完善。我国深化医疗卫生体制改革的重点之一是强化社区卫生服务机构的功能，旨在为社区居民提供全面的预防、保健和健康教育服务。政策上，国家鼓励“小病进社区、大病进医院”的观念，促进了社区药学服务的发展。随着医疗体制改革和医疗保险体制改革的不断深入，社区信息药学服务需求日益增加，特别是在人口老龄化和慢性病发病率上升的背景下。

积极探索推进“互联网+药学服务”健康发展：广州市番禺区通过落实国家“互联网+医疗健康”便民惠民的政策，积极探索开展云药房延伸处方用药服务，2019 年实现第一批延伸处方用药目录共 52 种 77 个品规（除外特殊保存药品和拆零药品）与社区卫生服务机构精准衔接。对已签约家庭医师的高血压、糖尿病等慢性病患者，如病情需要延续三甲医院用药，全科医师可以通过云药房平台为患者开具延伸处方，经审方系统或药师人工审核合格后，处方信息流转至具有资质的药物配送公司，药品配送到社区卫生服务机构后经药师验收合格后发给患者。

转变药学服务模式，线上、线下共同推进药学服务下沉：医疗机构调整药学服务新模式，将医院药学服务从医院延伸到社区并走进患者家庭，药师与医师合作从病区到门诊并下沉至社区服务中心，签约家庭药师免费为患者提供家庭药师上门或电话开展线上、线下随访服务，指导居民合理用药，让社区患者在家门口就能享受到与三甲大型医院同等的优质医疗服务。江苏省南京市大厂街道社区卫生服务中心、广东省广州市猎德街道社区卫生服务中心致力于构建多元化的药学服务体系，将资深药师融入网约护理与家庭医师团队，借助微信公众号、微信小程序及 App 等前沿信息平台，实现了药学服务从线下到线上、从单点到全网的华丽转身。这一创新举措，不仅拓宽了药学服务的边界，更让便捷、高效、个性化的药学关怀触手可及。自 2024 年 5 月起，社区卫生服务中心药师首次跨界融入网约护理团队，以信息科技为翼，搭建起一座连接药师与居民的桥梁。居民只需轻点手机屏幕，即可预约家庭药师上门服务，体验从建立个性化用药档案到详尽药物咨询、从药箱整理到用药指导与科普的一站式服务。

各地陆续开展县域医共体审方中心建设工作：近年来，随着国家对基层医疗服务的持续关注和投入，县域医共体审方中心建设正成为提升基层医疗服务能力的重要举措。这一举措不仅推动了医疗服务的均衡发展，也使得基层医疗机构能够提供更加专业和精准的医疗服务。在广东省佛山市顺德区 2020 年 9 月建成了社区卫生服务中心区域智能审方中心，对基层医师处方行为、质量及用药风险的事前监控和事中干预实施全闭环管理，通过大数据和人工智能实现智能处方审核，或远程转接到区内三甲医院药学专家进行人工审核，做到处方调配的事中事后监管。2021 年 1 月，在社区卫生服务中心区域智能

审方中心基础上，启动了顺德区智慧药学平台项目建设工作，将药学服务纳入全民健康信息平台的应用建设，并在区内26家公立医疗机构全面铺开，涵盖辖区内各级公立医院及各公立社区卫生服务机构，推动顺德区“药品、药学、药政”服务信息化、智慧化、一体化发展。随着医共体审方中心的建设不断深入，以广东、江苏、山东、云南等多省份开始在这一领域进行有益的探索和尝试。通过建立统一的审方标准和流程，这些省份正逐步形成一套行之有效的医共体处方审核和点评体系，为基层医疗机构提供强有力的技术和管理支持。

开展药学线上科普工作，社区居民足不出户即可接受药学宣教：由于我国居民普遍缺乏有关健康保健及合理用药知识，目前我国居民的自我药疗水平很低，导致滥用抗菌药物等大量不良用药情况的出现。广东省各级卫生健康部门和医疗机构通过开设微信公众号、科普写作、媒体宣传、健康宣教等方式，开展形式多样的科普活动，提高患者对疾病的认知和管理知识，提升生活质量，减少疾病危险因素和急性发作次数并降低治疗负担。优质的药学服务改变了患者“必吃药”“多吃药”的就医习惯，促进患者的合理用药意识。药师为患者提供宏观调控式、个性化用药建议的支撑，不仅可以减轻患者的经济负担，减少卫生资源的浪费，减少了药品不良反应现象，延缓了疾病的进展。有利于医疗体制改革的健康深入和社会的进步。

（二）国外社区药学信息服务

目前国外社区药学信息服务现覆盖社会药房提供的多样化服务，该服务不仅包括传统的药物分发和咨询，还包括药物治疗管理、慢性病管理、健康促进、疾病预防等。在国外，特别是在发达国家，社区药学服务正在逐渐成为整个医疗体系中一个重要的组成部分。

1. MTM服务　是社区药师提供的一项服务，旨在优化患者药物治疗效果，减少药物相关问题。药师通过评估患者的所有药物（包括处方药、非处方药、草药补充剂等），确保药物使用的安全性和有效性。

2. 慢性病管理　社区药师利用信息系统参与慢性病管理，帮助患者控制如糖尿病、高血压、心脏病等常见慢性病。药师提供药物调整、生活方式改变的建议和定期监测。在加拿大有些地区的社区药师利用信息系统可以直接调整药物剂量或治疗方案，帮助患者管理高血压和糖尿病等慢性病。例如，阿尔伯塔省的药师有权限进行药物治疗的自主调整。

3. 健康教育和促进　药师利用信息手段通过线上、线下提供健康教育，包括合理饮食、适量运动等生活方式的建议，以及如何正确使用药物。在澳大利亚，社会药房经常举办健康宣教活动，如Asthma Management Nights，向哮喘患者提供疾病管理知识和技能，帮助他们改善生活质量。

4. 技术和数字工具的应用　许多国家的社会药房开始利用数字工具，如移动应用、在线服务平台等，来提供更加便捷、个性化的服务。这些工具可以帮助患者更好地管理自己的健康和药物治疗。在荷兰一些药房利用数字化预约系统和在线咨询服务，使患者可以远程访问药师的专业建议，同时通过应用程序监控患者的药物使用和健康状况。

5. 政策和法规　不同国家对社区药学服务的政策和法规不同，但多数国家都在逐步推动药师的职能从单纯的药物分发向更广泛的健康管理拓展。欧盟的多国政策支持药师在药物安全和慢性病管理中扮演更积极的角色，制定了相应的法规来确保服务质量和患者权益。

总体来看，国外社区药学信息服务的现状显示了从传统药品销售向综合健康服务提供者的转变，强调了外国社区药师在促进公共健康和提高患者生活质量中的关键作用。

三、社区药学信息服务的目的意义

信息高度不对称本是医疗市场的一个典型特征，况且我国医疗市场的买方不是消费者而是拥有医疗资源的医院，这是目前我国医疗资源可及性差的重要原因，提高医疗资源可及性已成为我国深化医疗体制改革的重要目标。社区医疗机构及社区药店进入社区开展药学信息服务，不仅有助于居民对轻微病的预防和治疗，减少公众对拥有国家医疗资源的医院的依赖，形成对资源的最佳利用，确保有限医疗资源的更合理的分配，从而改善医患之间的信息不对称性。

社区药学信息服务的意义在于提高群众日常用药水平、普及科学用药基本知识、纠正用药误区。药师具有丰富的专业知识，是患者合理用药的重要指导者。出色的社区药学信息服务还有利于提升药师形象，促进临床药学学科发展。

四、社区药学信息的基本特征

1. 服务的综合与连续性　社区药学信息服务的综合与连续性体现在它不仅关注患者的即时用药需求，而且对患者的整体健康状况进行长期跟踪和管理。这种服务模式能够确保患者用药的连贯性，减少因用药错误而导致的疗效不佳。例如，药师可以通过电子健康记录系统，持续监控患者的用药情况，及时调整治疗方案，从而实现对患者健康状况的全面管理。

2. 个体化与针对性　个体化服务在社区药学信息服务中尤为重要。药师需要根据患者的年龄、性别、疾病史、药物过敏史等个性化信息，提供定制化的用药建议。此外，针对文化水平较低或语言不通的患者，药师还需提供更加细致、易于理解的咨询服务，确保患者能够准确理解用药指导。这种针对性的服务有助于提高患者的用药依从性，减少药品不良反应的发生。

3. 服务的可达性与便利性　社区药学信息服务的可达性与便利性得益于现代信息技术的发展。药师团队通过专业机构认证的微信公众号、视频号、小程序、App 或第三方服务平台等进行文字、音频、视频直接互动交流，从而突破时间和空间的限制，为患者提供全天候的药学服务。患者可以随时随地通过这些平台咨询用药问题、获取健康信息、报告药品不良反应等。此外,一些地区还开展了送药上门服务,进一步方便了行动不便的患者获取所需药物。

五、社区药学信息的分类

传统形式的社区药学信息服务常见有发放宣传手册、社区讲座、药学咨询门诊等。随着各种媒体的发展,出现了诸如电视、电台节目、报刊的医药副刊或专栏等。近年智能手机的普及加速了微信公众号、在线一对一药学咨询、互联网广播等新形式的发展。社区药学信息服务呈现出由单一性向多元化发展的趋势。下面将列举药学信息类型。

(一) 社区合理用药讲座

讲座可以在一定程度上提高居民的用药依从性及对良莠不齐用药知识的甄别能力。例如,某街道社区卫生服务中心开展药学科普讲座,为居民发放简单的调查问卷,以了解该种合理用药宣教方式对居民的帮助。合理用药讲座整体上提升了居民对药学科普知识的了解程度,从而可能提高患者的用药依从性。开展社区药学讲座对药师的专业技能要求较高。一名优秀的药师不仅需要系统和全面的药学专业知识作为基础,还需要兼顾大量诸如诊断学、内科学、外科学等医学知识。一次讲座对居民的作用仅仅是暂时的,通过多种形式对居民进行持续的合理用药宣教才是良策。与之相比较,促进居民对其他形式宣教的接纳和认可更为重要。

(二) 药学服务微信公众号

移动通信技术缩短了人与人之间的距离。药学人员一直在拉近与患者的距离,为患者提供更加优质的服务。通过在药学服务微信公众号内添加相应的模块及内容,可以达到开展用药宣教事半功倍的效果。不少社区药学服务微信公众号已开通包括药品信息查询、原创科普文推送等多个模块。微信公众号的强大传播力连接了多种形式的合理用药宣教,然而由于患者的需求面广,现阶段微信公众号仍无法满足所有关注者的需求,这是需要进一步改进的内容之一。

(三) 县域医共体(医疗集团)的区域处方审核中心

远程处方审核中心是实施临床药学工作,提升基层医疗机构临床合理水平的重要平台。为加快提升紧密型县域医共体药学服务能力,推动基层医疗卫生机构与县域医共体牵头医院处方自由流动,更好满足群众基本用药需求,围绕“集中前置审方、规范审方管理、强化事后监管”3 个方面,不断加强县域医共体审方中心建设。建设模式一般由县域医共体牵头医院负责“县域医共体审方中心”建设和运行管理,以县域医共体牵头医院临床药师为主,以成员单位药师为补充,组成审方小组,实行集中办公。通过“系统审核+人工审核”的双重审方模式,对县域医共体各成员单位处方进行前置审核,实现集中审核、集中点评、集中反馈,重点对不合格处方进行分析、点评、反馈和答疑。“县域医共体审方中心”结合县域医共体临床用药实际,负责制定处方前置审核规范。以国家药品管理相关法律法规和规范性文件、临床诊疗规范指南、临床路径、药品说明书、国家处方集、药物临床应用指导原则等为基准，组织编撰药品知识库和审方规则库。以"规范用药、合理用药"为目标，对处方进行合法性、规范性、适宜性审核，切实规范医师处方行为，提高处方质量，减少错误用药发生，促进科学合理用药。县域医共体牵头医院负责+医疗健康处方审核质量管理，细化处方审核质量监测指标体系，定期对处方审核质量开展监测与评价。建立常态化处方点评制度，定期公布处方前置审核结果，通报不规范、不适宜及超常处方，提出质量改进建议。

（四）一对一网上在线药师平台

对慢性病患者而言，其需求的不是泛泛而谈的科普知识，而是对其长期已固化用药行为的评估和建议。针对这类患者，目前已有部分线上平台开展了网上一对一药学服务。药师可以在该平台上查看患者日常记录的血压、血糖等相关数据，做到与患者交流时有数据支撑。一对一药学服务侧重于对患者用药依从性的评估，并对其中依从性差的患者开展合理用药宣教。便捷性是一对一网上药学服务形式与院内药学咨询的重要区别。一对一网上药学服务可以对慢性病患者进行有效的精细化管理，与微信公众号起到了互相弥补的作用，也对药学综合门诊及医药联合门诊起到积极的推动作用。但该形式极大地增加了药师的工作量，因此通过绩效倾向等方法确保该形式的开展将是下一阶段的工作目标。

（五）社区药学综合门诊及社区医药联合门诊药学综合门诊

社区药学综合门诊及社区医药联合门诊药学综合门诊是专科临床药师独立开展的社区门诊服务，通过对就诊患者的药物重整、咨询解答等方式完成对患者的药学服务及合理用药宣教。医药联合门诊是专科临床药师与专科医师共同坐诊的普通门诊。它是合理用药宣教在院内的一种表现形式。药学综合门诊可以提高患者的用药依从性。医药联合门诊可以构建药师与医师间的桥梁，降低不合格处方比例，提高患者的药物治疗效果。

（六）其他途径

对不同需求、不同年龄层等诸多因素，社区药学信息服务还可通过其他多种形式来丰富多元化合理用药宣教网络体系。例如，针对年轻人热衷通过网络收音的习惯，部分药师参与录制了网络广播和药学科普音频，对年轻上班族开展合理用药宣教。针对院内患者病种集中、症状相似的特点，通过开展药学专题讲座来提高其对自身疾病的认识和对药物治疗方案的认可。针对每年 5 月"合理用药宣传月"及 11 个月"提高抗微生物药物认识周"活动，药师提前制作科普宣教素材，在社区医院、社会药房各醒目位置进行展示。针对社区门诊药房取药排队时间长、逗留人数多的特点，在社会药房窗口外大屏幕播放合理用药宣教图片及视频，既对患者进行了宣教，同时也缓解了患者排队等待的焦虑情绪，降低了一线窗口药师的工作压力。

六、社区药学信息的来源与获取途径

社区药学专业技术人员获取信息的来源和途径主要包括专业培训和继续教育、学术会议和研讨会、专业期刊和数据库、官方政策和规范、药学信息服务网络、实践经验和同行交流、患者反馈和健康需求调查及药品生产企业和供应商提供的信息。通过这些渠道，专业技术人员能够不断提升专业水平，获取最新的行业动态和知识，从而更好地服务社区居民。例如，通过参与专业培训和继续教育，专业技术人员可以更新和扩展专业知识和技能。同时，通过阅读专业期刊和数据库，如万方医学网提供的论文和资料，他们能够及时了解最新的研究成果和行业进展。此外，通过参与学术会议和研讨会，专业技术人员能够与同行交流，分享实践经验和案例，相互学习，提升服务质量。一般信息资源可分以下等级。

（一）一级信息资源

一级信息资源指的是原创型论著，其中包含了病例及部分实践研究成果。一级文献汉语版在量上有很大的进步，在质上还有很大的发展空间。一级信息资料有着较高的准确率，信息量大，药剂师需要花费更多的精力与时间进行筛选、整理。

（二）二级信息资源

二级信息资源主要内容来自引文书目，也可以检索一级信息资源。全文数据库与文摘数据库是二级信息资源常用的内容，如万方数字化全文数据库、中国生物医学文献数据库、国际药学文摘等数据库都属于二级信息资源。

（三）三级信息资源

从公开报道的研究原著文章中获得的数据信息为三级信息资源，可以评估出其中结论的价值。包含教学书、医药工具书、医药使用手册、医药学光盘、医药使用软件、临床医药学实践指南及综合总结的资料等。这些资源的数量比较有限，实用性强，可满足大部分药学信息的需求。

（四）公共网站资源

公共网站信息量大，由于互联网的推广与使用，人们获得信息的速度越来越快，但互联网的信息公开较为随意，所以可信度低于专业网站。公共网站上的部分信息并不是专业人士撰写，希望大家谨慎使用。

七、社区应急药学信息服务

社区应急药学服务是突发公共卫生事件中药学服务体系和药品应急管理体系重要组成部分，包括用药预警监测系统、应急药品和医疗器械（以下简称药械）储备配送、药械质量控制和保证、应急药械救援合作、基层应急药学服务系统和应急药学服务信息管理系统等保障能力。

目前我国积极推动建立以社区、村委会为基础的应急药学服务“哨所”，鼓励“哨所”建立应急药学服务数据库和应急药学服务沟通协调工作机制，将基层应急药学服务系统根植其中，保障疫情响应快速、药械及时供应、应急救援有力。鼓励实施社区（乡村）“应急药学服务保障计划”。组织开展药械质量安全宣传活动，加强个人和家庭自我药学服务管理，将孤寡老年人、伤残人员、低收入人员等弱势群体关怀救助作为药械应急包储备配送制度实施重点内容。鼓励开展应急药学服务志愿者活动。在监管部门、下沉党员干部队伍、“哨点”企业中遴选一支应急药学服务志愿者服务团，抓好宣传培训工作，不断使志愿者服务团成为基层应急药学服务中重要的辅助力量，充分发挥志愿者服务团在政府与居民（村民）之间的桥梁作用。

第二节 社区药学信息服务基本要求

一、社区药学信息服务组织管理

社区药学信息服务组织一般为开展信息药学服务的医疗机构、从事互联网医疗、处方流转服务的企业或组织，包括作为实体医疗机构第二名称的互联网医院，依托实体医疗机构单独取得《医疗机构执业许可证》的互联网医院，提供线上服务的零售药店，拟开展药品延伸服务的药品生产、经营企业。

二、社区药学信息服务人员资质

提供互联网药学服务的药师资质要求与线下一致，并须接受过开展互联网药学服务的相关培训。

1. *处方审核* 应具有药师及以上专业技术职务任职资格，并具有3年及以上门急诊或病区处方调剂工作经验，接受过处方审核相应岗位的专业知识培训并考核合格；注册在零售药店的执业药师应具有3年及以上药品调剂工作经验，接受过处方审核相应岗位的专业知识培训并考核合格。负责抗菌药物、抗肿瘤药物处方审核的药师还应当接受专科药物培训并考核合格。

2. *用药交代* 应具有药师及以上专业技术职务任职资格或具有执业药师资格。

3. *用药咨询* 应具有主管药师及以上专业技术职务任职资格或具有执业药师资格。

4. *用药教育* 应具有药师及以上专业技术职务任职资格或具有执业药师资格。

5. *药物重整* 应具有主管药师及以上专业技术职务任职资格，取得临床药师岗位培训证书且从事临床药学工作2年及以上；或取得药物治疗管理培训证书且具有2年以上药学服务相关工作经验的注册执业药师。

6. *药物治疗管理* 应具有主管药师及以上专业技术职务任职资格，取得临床药师岗位培训证书或药物治疗管理培训证书，且从事临床药学工作2年及以上；或具有高级职称、从事临床药学工作2年及以上；或取得药物治疗管理培训证书，且具有3年以上药学服务相关工作经验的注册执业药师。

7. *药学科普* 应具有药师及以上专业技术职务任职资格或具有执业药师资格。

三、社区药学信息服务对象

社区药学信息服务对象一般为接受社区药学服务的患者、患者家属及公众等。该类患者主要为慢性病患者、反复就诊患者、合并用药种类多的患者、特殊人群患者等。

四、社区药学信息服务软硬件要求

基层医疗卫生机构应为社区药学信息服务工作的开展配备必要的条件，如服务设备、药学信息软件、参考书籍、慢性病管理记录表格、防护用品等。

基层医疗卫生机构宜为社区药学信息服务的开展提供信息系统支撑，以建立社区患者用药档案，记录、归纳药物治疗相关问题，保证全程可追溯。

基层医疗卫生机构应制定信息系统相关的安全保密措施，保护患者隐私，防止患者信息泄露。

五、社区药学信息服务应遵循的原则

开展社区药学信息服务应坚持线上、线下一致的原则，遵守国家相关法律法规，包括但不限于《关于印发医疗机构药学门诊服务规范等5项规范的通知》（国卫办医函〔2021〕520号）、《关于印发互联网诊疗管理办法（试行）等3个文件的通知》（国卫医发〔2018〕25号）、《医疗机构管理条例实施细则》（原国家卫生和计划生育委员会令第12号）、《药品管理法》《处方管理办法》（原卫生部令第53号）、《医疗机构药事管理规定》（卫医政发〔2011〕11号）、《医疗机构处方审核规范》（国卫办医发〔2018〕14号）、《药品流通监督管理办法》（原国家食品药品监督管理局令第26号）、《关于印发互联网诊疗监管细则（试行）的通知》（国卫办医发〔2022〕2号）等法律法规文件。

同时，开展社区药学信息服务应遵循《医疗机构药学服务规范》（中国医院协会）、《执业药师业务规范》（原国家食品药品监督管理总局执业药师资格认证中心）、《零售药店经营特殊疾病药品服务规范》（中国医药商业协会）、《零售药店经营慢性病药品服务规范》（中国医药商业协会）等行业规范，以及参考《药师通过互联网提供药学服务指南》（中国药学会医院药学专业委员会）、《药师提供互联网科普与咨询服务的专家共识》（中国药师协会）等行业共识，提供规范的药学服务。对卫生健康行政部门已经制定规范或有明确要求的药学服务项目，在提供社区药学信息服务时应遵循相应规范或要求。社区药学信息服务应服从各级卫生健康行政部门及互联网医院登记机关的监管，确保药学服务质量和患者安全。药学服务运营方应建立社区药学信息服务管理体系和相关管理制度，对所开展的社区药学信息服务进行严格管理，同时进行人员资质审核，加强过程管理，明确人员岗位职责和服务流程，建立质量保证体系和应急预案。社区药学信息服务管理体系文件应包括但不限于社区药学信息服务管理制度、药学服务信息系统使用管理制度、药学服务质量控制和评价制度、在线处方管理制度、患者知情同意与登记制度、在线药学服务记录管理制度、药学服务患者风险评估与突发状况预防处置制度、人员培训考核制度、记录与数据保存管理制度,以及各种突发事件的应急预案。

第三节　社区药学信息服务系统

一、处方流转平台

（一）处方流转政策背景

随着“十三五”规划“健康中国”建设构想的提出,“互联网+医疗健康”工作的推进,以及“构建线上线下一体化医疗服务模式”等政策目标的推出,我国互联网诊疗应用模式得到快速发展,越来越多的医疗机构、第三方机构开始搭建互联网信息平台,开展互联网医疗、健康咨询、健康管理服务。国家医疗保障局及国家卫生健康委员会发布的《关于建立完善国家医保谈判药品“双通道”管理机制的指导意见》中明确要求定点医院、药店接入医保部门统一部署的电子处方流转平台,实现电子流转处方在医保经办机构与“双通道”医疗机构、药店顺畅流转。

（二）处方流转的定义

处方流转是指院内通过互联网医院系统平台,将开具的线上电子处方上传至后台,同步数据信息流转至院外指定的零售药房。患者输入相关信息后登录系统,可根据电子处方信息至指定线下药房或线上药品商城进行购买。其中,包含非处方药和处方药,线下需要药房药师进行审核签字,线上需要上传电子处方信息通过后即可购药。

（三）处方流转的优势

(1) 作为患者来说,患者相较于企业型互联网医院更加信任医院建设的互联网医院平台,同时互联网的模式大大节约了时间,就医体验得以提升,所以患者购药考虑的第一渠道多以实体医院建设的互联网医院平台为主。

(2) 作为医院来说,医院拥有线下每日数千的就诊人次,数千万的资金流水,互联网医院作为医院的线上模式,首先获取到的患者流量为线下的大量患者,将部分线下慢性病患者转化至线上,可相对疏散院内就医流量,降低实体医院的诊疗流量压力。

(3) 作为政府来说,通过互联网模式优化医疗资源利用效率,落实医药分开政策,可达到便民利民的效果。同时,医院主导的处方流转更加容易监管,医院有雄厚的积淀和规范的管理,使处方流转的发展更加规范化。跟医保的对接上,医保局也偏向于向实体医疗机构开放医保线上脱卡结算的准入资质,通过医保接口对接的方式实现医保直付。

（四）处方流转的意义

1. 解决“因药就医”　自费患者在医院看病,处方流转到平台,患者可选择去院外药店买药或配送到家，免去了排队拿药之苦，更加方便了时间紧急或行动不便的患者。

2. *推动医药分开* 通过信息共享，将就诊和药品进一步分离，医院的定位更多则是诊疗服务的提供者，而不是药品的售卖者。从行业发展来看，处方信息共享是大趋势。让处方流动起来，不仅为患者带来便捷，更有利于推动医药分开，形成更加合理的就诊秩序，也符合“放管服”的改革精神。

3. *推动智慧医疗建设，均衡医疗资源* 目前大部分传统医院的互联网运用还停留在预约取号、扫码支付上。在健康档案系统、电子病历系统、全民健康信息系统、医保系统上各医院还没有做到互联互通。

二、社区处方审核系统

（一）社区处方审核实施背景

在实现电子流转处方在医保经办机构与“双通道”医疗机构、药店顺畅流转的过程中，随着电子处方流转的不断增多，互联网医疗审方工作的复杂性也日益凸显。电子处方的用药风险也越来越成为新医疗模式下亟须关注的问题，实现互联网场景下患者用药行为全过程监管、全程可追溯也刻不容缓。而审方系统的应用可以明显提高处方合理率，降低药师审方工作压力，可作为临床合理用药的重要保障。

（二）社区处方审核建设需求

当前有很多线下医院开发了基于本院场景的闭环式医疗信息系统，包括合理用药监测系统、处方前置审核系统。互联网医疗模式下，电子处方流转系统须连接医院和第三方平台或零售药店，由医院药师与第三方平台或零售药店配备的执业药师共同完成电子处方的审核调配工作。

（三）社区处方审核功能介绍

审方系统审核处方时，需确认处方来源的合法性，不能确认处方来源合法时，不得进入下一步审核流程。对处方适宜性进行审核时，应收集并复核患者的相关信息，如疾病情况、过敏史、检验检查结果、现用药情况等。系统能自动抽取处方的关键信息，向医师或药师提示处方存在潜在不适宜的问题，以防范用药风险，保障用药安全。药师可以通过互联网对来自互联网医院、处方流转平台的电子处方及患者上传的电子或纸质处方进行规范性和适宜性审核。借助审方系统及其内部设置的搜索引擎，对患者的医疗信息进行调取、查阅，并匹配内部设置的审方规则，开展处方审核。借助该系统可统一审方标准，提高审核效率，保障互联网医疗用药的安全性和合理性。

三、药品供应保障信息服务

（一）药品供应保障信息服务

短缺药品是指经我国药品监督管理部门批准上市，临床必需且不可替代或者不可完全替代，在一定时间或一定区域内供应不足或不稳定的药品。目前，我国基本形成以《药品管理法》为核心的药品短缺供应保障体系。从2011年印发的《关于做好传染病治疗药品和急救药品类基本药物供应保障工作的意见》首次提出建立短缺药品信息平台和调整优化医疗机构药品库存等措施，到2022年印发的《临床急需药品临时进口工作方案》《关于加强短缺药品和国家组织药品集中采购中选药品生产储备监测工作的通知》明确了医疗机构申请临时进口的药品范围包括国内无注册上市、无企业生产或短时期内无法恢复生产的境外已上市临床急需少量药品，以及进一步要求短缺药品生产企业和集中带量采购中选药品生产企业每月通过短缺药品生产供应监测预警平台填报监测信息。通过进一步完善立法，统一药品短缺供应协调的监管主体，健全国家药品供应保障综合管理平台，优化医疗机构的监测能力、调配方式和报告处理制度，加强药品生产、质量和流通管理，从而保障医疗机构药品供应，更好地解决药品短缺问题。以下将以广东省短缺药品供应保障系统为案例进行介绍。

（二）系统实施背景

罕见病的诊疗与用药保障一直是广东省卫生健康委员会的重点工作之一。为切实解决罕见病患者“看病难、找药难”的突出难点问题，进一步攻破特殊人群用药短缺，特别是罕见病患者寻医找药渠道不顺畅、可及性差、信息数据掌握不清、不能及时得到救治等困扰整个卫生健康体系的难题，在广东省卫生健康委员会、广东省药学会及广东省药事管理与药物治疗学委员会的指导下，由南方医科大学南方医院联合中山大学附属第一医院等多家机构，联合设计开发了国内首款面向全国罕见病患者的便民智能信息化程序——“广东省短缺药品供应保障”罕见病用药App。

（三）短缺药品供应保障系统功能介绍

该罕见病用药App正式上线以来，得到广大医疗机构和相关专家的高度重视和积极响应，目前已有广东省内近30家大型医院、200多位罕见病医学专家入驻参与。依托App，通过不断扩增App合作线下药店，从“点—线—面”3个维度逐步建立起广东省罕见病患者用药便民网络。在App运营过程中，持续以患者需求为中心，把握时效性，定期维护医师、药师及药品、药店等信息，确保为患者提供真实、准确的罕见病用药供应信息。

（四）短缺药品供应保障系统意义

当前，我国罕见病相关医疗保障政策、机制和专业诊疗水平仍待规范化，医药终端企业的药品供应和专业服务水平仍然有待提高。我国罕见病患者“病有所医、医有所药、药有所保”的道路仍然道阻且长。广东省药学会罕见病专业委员会和药物警戒专业委员会竭力将解决罕见病患者寻医问药难题及维护人民健康权益放在首位，致力于罕见病用药保障、合理用药及用药管理。不断优化、完善“广东省短缺药品供应保障”罕见病用药App功能。同时增强App的科普宣传功能，让全社会都来关注、认识和了解罕见病。不断填补区域性药店空缺，切实解决罕见病患者面临的“确诊就医难、药品可及难、药品支付难”这三大难题，让罕见病患者“罕有所医，有药可医”，为“健康中国2030”作出实实在在的贡献，彰显出科技学术团体的社会价值。

四、获取药学专业信息的工具或数据库

（一）常用数据库

1. *患者信息数据库* 字段包括患者个人基本信息、既往史、过敏史、用药史、实验室检查（亚字段包括检查名称、检查结果、数值单位、检查日期）等，用于辅助该审方系统对患者的情况进行收集、汇总。

2. *电子处方数据库* 字段包括流转处方来源分类、处方编号、处方日期、处方付费类别、处方金额、患者识别码、患者性别、患者年龄、就诊科室、临床诊断、处方药品名称、处方药品数量、处方药品规格、处方药品用法、医师名称、审核药师名称、调配/复核药师名称、核对/发药药师名称。字段设置和源数据以临床常用处方笺为主。具体实施时，应结合各地医疗现状和需求，动态调整。

3. *互联网药品数据库* 字段包括药品编号、是否国产药品、批准文号、产品名称、英文名称、剂型、规格、上市许可持有人、上市许可持有人地址、生产单位、批准日期、生产地址、产品类别、药品本位码等。字段设置和源数据以国家药品监督管理局官方网站药品模块下的药品查询子菜单中的“国产药品”和“进口药品”所收录的药品信息为主，遵循《药品网络销售监督管理办法》：按照该网站提供的麻醉药品和精神药品品种目录，排除此两类药品；按照该网站提供的中药配方颗粒备案信息公示，排除已公示的中药配方颗粒；按照该网站提供的生物制品批签发产品公示情况汇总，排除已公示的生物制品；按照该网站对药品剂型的分类，排除注射用药品。具体实施时，应结合各地医疗现状和需求，动态调整。

4. *医学诊断数据库* 字段包括章节序号、医学诊断编号、章节名称。字段设置和源数据以《疾病和有关健康问题的国际统计分类：第十次修订本》（ICD-10）为主。具体实施时，应结合各地医疗现状和需求，动态调整。

5. *药品说明书数据库* 字段包括药品编号、药品说明书编号、核准日期、修改日期、通用名称、商品名称、性状、适应证、规格、剂量、给药方法、给药途径、使用禁忌（亚字段包括禁忌证、配伍禁忌）、不良反应的系统器官分类、不良反应的发生率分类、孕妇及哺乳期妇女用药指导、儿童用药指导、老年用药指导、药物相互作用信息、药理毒理分类信息（亚字段包括药理作用机制、吸收、分布、代谢、排泄）、药代动力学（亚字段为包括生物利用度、C_{max}、T_{max}、半衰期）、贮藏条件、注意事项、包装、有效期、执行标准、药品注册证号。其中，药品编号与“互联网药品数据”的药品编号一致，无法实现对应的，则应新增药品编号。字段设置以《药品说明书和标签管理规定》为主，源数据以药品内包装纸质说明书为主。药品品类以从“互联网药品数据”中采集到的药品目录为主。具体实施时，应结合各地医疗现状和需求，动态调整。

（二）常用药学专业信息应用程序

1. *用药助手* 由国内知名的医学专业网站“丁香园”团队研发，是目前知名度最高的一款药品查询工具，致力于帮助医师做出更合理、更准确的临床决策。

2. *临床指南*　是目前知名度最高的一款指南检索和阅读工具，有手机应用和网页版，其中收录了数万份临床指南，按临床专科分类，汇集了最新的国内外指南、专家共识及对指南或共识的解读或翻译。

3. *用药参考*　有手机应用、网页版和电脑单机版，其中收录了数万份药品说明书，可从药品信息界面直接链接到【用药指南】中的相关国内外指南。该工具同样可以审查药物相互作用、配伍禁忌。此外，还有药物食物相互作用的审查功能和特殊人群药物使用的注意事项。

4. UpToDate　作为用药循证数据库，UpToDate 基于循证医学原则的临床决策支持系统，并非单纯汇总或报告新近的研究成果，而是基于循证医学原则将现有的医学证据与世界各地专家的临床经验相结合，经过多层多轮的筛选、消化、吸收，原创性地向用户展现高水平的实用医学信息。

5. *药智数据*　有手机应用和网页版，可在线查询下载药品标准、药品说明书、中国药典、红光外谱图、基本药物目录、医保目录、药材标准、药材辞典、国外药典、保健品化妆品等一系列资料。其中的合理用药板块囊括了多个国家发布的药品说明书，超说明书用药数据库，基本药物目录查询和临床诊疗指南数据库等。该数据库还可查询药品的研发，一致性评价、生产检验和市场信息。

（三）文献数据库

1. PubMed（https://www.ncbi.nlm.nih.gov/pubmed）*和* EMBASE（https://www.embase.com/）　均是多功能、多用途的生物医学数据库，涵盖了至今为止最重要的国际生物医学文献。PubMed 是美国国立卫生研究院的文献检索系统采用 Mesh 主题词，检索免费；EMBASE 的前身是著名的荷兰医学文摘，采用 Emtree 主题词，检索收费。由于两个数据库收录的期刊和文献来源存在差异，在对某一药物或疾病进行检索时，PubMed 和 EMBASE 的检索结果可能存在较大差异。

2. Cochrane Library（https://www.cochranelibrary.com/）　是获取循证医学资源的重要数据库，汇集了关于医疗保健治疗和干预有效性的研究。其高质量的系统综述被誉为提供临床科学证据的最佳来源，是循证医学的黄金标准。该系统由系统评价资料库、疗效评价文摘库、临床对照试验注册资料库、方法学数据库、其他信息源五部分组成。

3. *百度学术搜索*（http://xueshu.baidu.com/）　是百度旗下提供中英文文献检索的学术资源搜索平台，可检索到收费和免费的学术论文，并通过时间筛选、标题、关键字、摘要、作者、出版物、文献类型、被引用次数等精细化检索。

4. *中国知网* CNKI *学术搜索*（http://scholar.cnki.net/）*和万方学术搜索*（http://et.sciinfo.cn）　是目前全球最大的中文数据库，是面向海内外读者提供中国学术文献、外文文献、学位论文、报纸、会议、年鉴、工具书等各类资源统一检索、统一导航、在线阅读和下载服务的网络平台。

五、互联网药学信息

《互联网药品信息服务管理办法》(2004 年 7 月 8 日国家食品药品监督管理局令第 9 号公布,根据 2017 年 11 月 7 日国家食品药品监督管理总局局务会议《关于修改部分规章的决定》修正)所称互联网药品信息服务,是指通过互联网向上网用户提供药品(含医疗器械)信息的服务活动。

其中互联网药品信息服务分为经营性和非经营性两类。经营性互联网药品信息服务是指通过互联网向上网用户有偿提供药品信息等服务的活动。非经营性互联网药品信息服务是指通过互联网向上网用户无偿提供公开的、共享性药品信息等服务的活动。

国家药品监督管理局对全国提供互联网药品信息服务活动的网站实施监督管理。省、自治区、直辖市药品监督管理部门对本行政区域内提供互联网药品信息服务活动的网站实施监督管理。

提供互联网药品信息服务网站所登载的药品信息必须科学、准确,必须符合国家的法律、法规和国家有关药品、医疗器械管理的相关规定。提供互联网药品信息服务的网站发布的药品(含医疗器械)广告,必须经过药品监督管理部门审查批准。提供互联网药品信息服务的网站发布的药品(含医疗器械)广告要注明广告审查批准文号。

六、药品不良反应报告系统

目前不良反应监测方法包括自发呈报、处方事件监测、医院集中监测、病例对照研究和队列研究等。我国药品不良反应监测采用逐级上报、哨点医院、公众上报和企业上报等模式。2016 年国家药品不良反应监测中心(以下简称国家中心)启动了《国家药品不良反应监测哨点(医疗机构)联盟》的建设工作,监测哨点是指经国家中心认定通过的,借助中国医院药物警戒系统(CHPS)等工具,具有较强的药械不良反应/事件监测工作能力和开展药品重点监测和再评价能力的医疗机构。CHPS 是国家中心组织开发的辅助监测哨点发现、报告、评价药械不良反应/事件,开展重点监测、上市后研究,获取药械警戒信息的信息化系统。

CHPS 通过中间表定时抽取 HIS、EMR、LIS、PACS 和手术信息,解决目前我国药品不良反应监测“自发呈报系统”导致的“漏报率高(超过 90%)及时性差、报告质量差”等问题,实现药品不良反应快速上报,提高报告效率和质量。实现智能搜索与主动监测功能,减少漏报。实现国家药物警戒信息、药品不良反应报告信息向医疗机构的反馈服务。

CHPS 药品评价系统利用主动监测模式、哨点通用数据模型和相关智能技术实现基于“真实世界大数据”的药品上市后安全性、有效性及经济性评价等功能,并进一步拓展应用到药物流行病学、循证药学、循证医学、各类疾病队列研究、疾病风险分析研究、慢性病管理研究及健康医疗大数据应用等相关领域。

第四节　社区药学信息服务工作内容

一、社区药学信息的收集、整理与评价

（一）社区药学信息收集

社区药学信息的收集是确保社区药学服务有效运行的基础。这一过程涵盖了从多个渠道获取相关信息，如患者病历、药物使用记录、药品不良反应报告及药品生产企业和供应商提供的更新信息。例如，上海市社区药学服务需求现状的研究指出，随着患者就诊下沉明显，联合家庭医师团队开展社区药学服务日益重要。基层医疗卫生机构的社区药学信息服务药师可以与社区医师团队一起评估社区患者药物治疗需求，也可以独立评估社区患者药物治疗需求。药师评估社区居民和患者药物治疗需求包括但不限于以下内容：社区患者性别、年龄、患病种数、身体状况（包括体重指数、意识情绪及是否具备完整吞咽药物的能力）过敏史、药品不良反应史、全年就诊次数、药物使用种类数、用药依从情况、使用的药品中是否含有需使用特殊给药途径与特殊给药方式的药品和（或）高警示药品、最近是否有较大用药调整（如出院刚回到家中等情形）家中是否余药较多并存在过期用药风险、社区居民和患者所需药物是否易得、是否遵从医嘱按时服药等。

在收集信息的过程中，药师需要关注人口老龄化和慢性病发病率上升所增加的社区药学服务需求。通过分析我国社区药学服务的现状和存在问题，可以为服务模式的完善提供参考。此外，老年患者和慢性病患者人数的增长，以及基层用药需求的增加，都要求药师在信息收集时更加细致和全面。社区药学信息的收集还需要药师具备敏锐的观察力和分析能力，以便从日常的药学服务工作中发现问题并及时记录。通过这些方式，药师能够更准确地把握社区居民的用药情况和需求，为提供高质量的药学服务打下坚实基础。

（二）社区药学信息的整理

社区药学信息的整理是一个系统化和专业化的过程，它确保了信息的准确性、可用性和及时更新。药师首先需要对收集到的药学信息进行分类，这可能包括药品说明书、药物相互作用、不良反应报告及患者用药历史等。例如，通过借鉴三级甲等医院的临床药学工作经验，结合现代信息技术，药师可以更有效地整理药物咨询与药学门诊、处方点评与临床用药干预等信息。随后，药师将这些分类后的信息进行归纳，形成易于理解和应用的知识体系，并进行风险评估，特别关注可能对患者健康造成影响的因素。

此外，社区药学信息需要定期更新，以确保提供给患者和医疗团队的是最新和准确的信息。整理后的信息应当在社区医疗团队中共享，便于团队成员能够及时获取所需信息，共同为患者提供高质量的医疗服务。同时，整理好的药学信息也用于患者教育，帮助患者

了解其用药情况，提高患者的用药依从性和自我管理能力。最后，通过持续的质量控制流程，确保药学信息的准确性和可靠性，减少信息错误或过时的风险。

（三）社区药学信息的评价

社区药学信息评价是一个关键过程，它确保了社区药学服务的质量和有效性。评价通常涉及对服务的多个方面进行系统化的分析和反馈，包括患者满意度、药师提供的服务质量，以及服务对患者健康结果的影响。在评价过程中，首先需要确定评价指标体系，这通常包括对社区患者服务、社区医院服务，以及服务满意度的评估。例如，重庆医科大学附属第二医院通过文献研究、实地调研和专家讨论法拟定社区药学服务评价指标体系，最终建立了包含3个一级指标（社区患者服务、社区医院服务、服务满意度）的评价体系，并利用层次分析法确定指标权重。

其他评价指标还涵盖用药情况、用药依从性、患者对药师服务的满意度等方面。这些指标有助于药师了解服务的优势和需要改进的地方。例如，上海市社区药学服务需求现状的研究指出，患者迫切需要用药管理类药学服务，但用药教育类药学服务需求尚未得到充分满足。此外，社区药学服务的国际发展概况也表明，药师在提供用药咨询、合理用药宣教和个体化药学服务方面发挥着重要作用，这对促进患者合理用药和提高公众健康水平具有积极影响。

二、社区药学信息服务方法和流程

按照预先制定的计划对社区患者提供药学信息服务，服务内容至少包括但不限于以下方面。

（一）通过线上、线下多渠道需求评估

这一过程涉及对居民的基本情况、用药习惯，以及对药学服务的期望和建议进行深入的了解和分析。例如，通过问卷调查和面对面访谈，可以收集居民的年龄、性别、慢性病患病情况和用药情况等基本信息。同时，评估居民的用药依从性、药品不良反应、药物相互作用等，以确保用药安全和合理性。此外，需求评估还包括对居民对药学服务的具体需求进行调查，如用药咨询、用药教育、药物管理等，并分析居民对现有服务的利用情况，为服务的改进提供依据。在上海市社区药学服务需求现状的研究中，发现老年慢性病患者对用药管理类药学服务的需求迫切，而用药教育类药学服务需求尚未得到充分满足。这表明需求评估对于明确服务方向、优化资源配置具有重要意义，有助于提供更加个性化和有效的药学服务。

（二）服务设计

它基于对社区居民药学服务需求的深入评估。首先，服务设计确立了明确的目标，比如提升慢性病患者的用药依从性、减少药品不良反应、提高居民的用药知识水平等。接着，通过分析需求评估阶段收集的数据，识别服务的优先领域。根据这些需求，制定具体的服务方案，可能包括药物咨询、用药教育、药物管理、药品不良反应监测等。服务方案的

实施借助现代信息技术，如建立线上用药指导平台、开发药学服务App等，以药师为主体，在社区卫生服务中心开展服务。同时，对参与服务的药师和医务人员进行专业培训，提升他们的服务能力和认知水平，并优化药学服务人员配置，确保服务的有效实施。服务设计还包括试点服务方案，收集反馈信息，并根据反馈进行调整，以实现持续改进。

（三）服务提供

通过多种途径提供药学服务，包括线下健康回访、电话监测、线上健康教育平台等。例如，利用互联网+居家药学服务模式，通过微信公众平台、微信群为社区慢性病患者提供药学服务。通过用药清单的整理和制作：对于反复就诊患者，以及合并用药种数多的患者，药师可协助社区患者整理和制作目前用药清单。用药咨询：当社区患者对自己的药物有疑问或者担忧时，药师宜提供用药咨询信息服务。用药教育：药师应当了解社区患者的用药依从性，进行药物的使用目的、用法用量、注意事项等教育。科普宣教：药师为社区患者进行科普宣传，选择个性化的科普宣教方式，使用通俗易懂的语言将正确的用药信息传播给患者，指导患者用药安全、有效、经济和适宜。药物相互作用筛查：药师通过对社区患者所用药物的整理，判断是否存在药物相互作用。

（四）服务记录与评估

对提供的药学服务进行详细记录，包括服务次数、患者反馈等，并定期对服务效果进行评估和反馈。

（五）多学科协作

社区药学服务通常需要与家庭医师团队、护士、公共卫生医师等多学科团队协作，共同为居民提供全面的药学服务。

（六）教育与培训

加强社区药学人员的专业培训，提升其服务能力和认知水平，以更好地满足社区居民的药学服务需求。

（七）政策支持与宣传

通过政策引导和宣传，提高社区居民对药学服务重要性的认识，促进药学服务的普及和接受度。

药师提供药学信息服务后，应请患者复述药师建议的内容，确保患者能够准确理解。药师应对主要药学信息服务内容进行记录、填写访视表，鼓励药师在访视前将居家患者基本情况、访视目的等部分项目在访视前填好，相关记录表格可参见社区药学信息服务访视表。药师在药学信息服务完成后应邀请服务对象或监护人对服务完成情况进行确认签字。

社区药学信息服务访视表

三、社区药学信息管理

药师提供区药学信息服务后，应将服务信息记录，填写访视表。涉及用药方案调整的，最终用药方案由社区医师确认并签字，具体可参考社区药学信息服务访视表。若药师对社区患者进行了用药清单的整理和制作,应当将整理后的用药清单原件或副本提供给患者参照执行。社区药学信息记录文书既是药师工作量的体现,也是医疗服务质量的保证。基层医疗卫生机构应保证社区药学服务内容在内的全过程可以追溯。

记录和文档化:药师使用标准化的表格和电子健康记录系统来存储患者信息,以便于服务的连续性和质量控制。包括对服务过程中的所有关键信息进行详尽的记录,如患者用药历史、药物相互作用、不良反应报告及药师提供的咨询和建议等。这些记录不仅有助于药师回顾和评估服务的效果,也为患者提供一份详尽的用药档案,便于长期跟踪和管理。

信息共享:社区药学信息服务的记录和文档化还需要考虑到信息的共享和交流。药师应与家庭医师和其他医疗团队成员共享关键信息,以实现团队协作和综合治疗。同时,也应确保患者隐私的保护,遵守相关法律法规和伦理标准。

技术支持:利用信息技术,如电子健康记录系统、处方审核系统、不良反应上报系统等,支持药学信息的管理和服务流程的优化。此外还应包括数据安全措施,确保患者信息的保密性和完整性。

第五节　社区药学信息服务质量管理与评价改进

一、质量管理

社区药学信息服务质量管理评价主体包括自我评价、服务对象评价、区/县级以上卫生行政主管部门和第三方评价。

1. *自我评价*　社区药学信息服务提供者会进行自我监督和评价,通过内部审计和反馈,识别服务中存在的不足,并主动采取措施进行改进。这种自我反思的过程有助于提高服务质量和效率。

2. *服务对象评价*　服务对象,即社区居民和患者,是评价服务效果的重要参与者。通过满意度调查、反馈收集等方式,服务对象可以直接表达他们对药学信息服务的感受和建议,这些反馈对于服务的优化至关重要。

3. *区/县级以上卫生行政主管部门评价*　政府层面的卫生行政主管部门通过定期或不定期的检查、考核等方式,对社区药学信息服务的质量进行监管和评价。这有助于确保服务符合国家或地方的相关标准和规范。

4. *第三方评价*　第三方机构,如专业评估组织或研究机构,可以提供客观、中立的评价。这些评价通常基于深入的数据分析和研究,能够为服务提供者提供专业的改进建议。

二、评价指标

评价指标是衡量服务质量和效果的关键因素，它们为服务提供者和监管机构提供了明确的参考标准。这些评价指标不仅涵盖了服务的广度和深度，还包括了患者满意度和生活质量的改善，以及服务的安全性和有效性。通过这些指标，可以全面评价社区药学信息服务的质量和效果，为持续改进提供依据。以下是社区药学信息服务中可参考的评价指标。

1. 具体开展社区药学信息服务的患者人次　指实际接受服务的患者人数，用以评估服务的实施情况。

2. 服务项目数量　包括服务的种类和范围，如药物咨询、用药教育等，体现了服务的多样性。

3. 解决药物治疗问题的人次　衡量服务在解决患者用药问题方面的有效性。

4. 避免患者不适当用药的人次　反映服务在预防药物误用和提高用药安全性方面的贡献。

5. 医师对药学服务意见采纳率　评估医师对药师建议的接受程度，反映服务的专业影响力。

6. 社区患者生活质量评估　通过生活质量的变化来评价服务对患者生活的实际影响。

7. 社区患者满意度　通过满意度调查了解患者对服务的满意程度，是评价服务效果的直接指标。

8. 社区患者用药档案的合格率　反映患者用药记录的完整性和准确性，是服务质量管理的重要组成部分。

9. 居家患者失约率　评估患者对服务的依从性，高失约率可能提示需要改进服务的便利性或可接受性。

10. 有效投诉结案率　反映服务提供过程中问题处理的效率和患者反馈的响应速度。

三、结果反馈

社区药学信息服务评价结果反馈涵盖了对药师服务质量的严格监控和持续改进。依据国家法律法规和行业标准，确保服务的合法性和专业性。通过定期和不定期的多渠道回访调查，包括现场检查、上门访问、电话随访、信件沟通和网络调查，收集患者对药学服务的反馈，确保反馈的及时性和全面性。

四、持续改进

基层医疗卫生机构应当及时总结评估居家药学信息服务的开展情况，针对发现问题提出解决措施，并跟踪实施和持续改进。“持续改进”是一个动态的、循环的过程。它始于对药师服务质量的多渠道结果反馈收集，可以识别服务中存在的问题和不足。随后，基于反馈，药师将接受再培训和专业技能提升，以更好地满足患者需求。形成服务模式的创新，如结对帮扶、药学门诊和线上用药指导，旨在提高服务的可及性和便利性。建立科学的评价指标体系，全面评价社区药学服务，进一步促进服务的持续优化。通过一系列措施，社区药学信息服务的质量管理与评价改进能够实现对药师服务质量的有效监控和持续改进，提高社区居民的用药安全和健康水平。

（黎锦健）

第八章　常见慢性病药学服务

第一节　概　　述

一、慢性病发展现状

慢性病不是特指某种疾病，它是慢性非传染性疾病(NCD)的简称，是对一类起病时间长而且病情迁延不愈的疾病的概括性总称。常见的慢性病有心血管疾病(高血压、脑卒中、高血脂、冠心病等)、糖尿病、慢性呼吸系统疾病(慢性阻塞性肺疾病、支气管哮喘)、肿瘤、高尿酸血症等。根据2020年世界卫生组织公布的数据显示，2019年全球总死亡人数为5 540万人其中死于慢性非传染性疾病人数占比达到73.6%。其中肿瘤、心血管疾病、糖尿病和慢性呼吸系统疾病4种主要慢性病在2019年就夺走了3 320万人的生命，比2000年增加了28%。经初步统计，2022年全球慢性病死亡人数约4 110万人。从慢性病死亡结构来看，心血管疾病死亡人数占慢性病死亡人数比例最高，约44%；其次是癌症，占比约达23%；慢性呼吸系统疾病和糖尿病患者死亡人数占比分别约为10%和5%。

2020年12月23日，国务院发布的《中国居民营养与慢性病状况报告(2020年)》显示，我国成年人高血压患病率为27.5%，比2012年增加了2.3%；糖尿病患者患病率为11.9%，比2012年增加了2.2%；高脂血症患病率为8.2%，比2012年增加了3.3%；慢性阻塞性肺疾病患病率为13.6%，比2012年增加了3.7%；肿瘤发病率为293.9/10万，2012年该数据为235/10万，呈上升趋势。随着老年人口持续增加，我国慢性病的发病人数和死亡人数在逐年攀升，慢性病逐渐影响国民健康整体水平，给公共服务供给、社会保障制度可持续发展带来挑战。因此，国家日益重视慢性病管理，国务院印发的《"健康中国2030"规划纲要》中，设定了重大慢性病过早死亡率管理目标，即2020年比2015年降低10%，2030年比2015年降低30%。

老年人是慢性病的主要患者群，随着人口老龄化程度加剧，60岁以上老年人约74.2%至少患有一种慢性病，≥75岁老年人患有5种慢性病者占80%，且18%的老年人占据我国80%的医疗资源。由此可见老年群体慢性病流行态势严峻、疾病负担沉重，已成为我国重大公共卫生问题。老年患者常因多病共存，需使用多种药物治疗，更易发生依从性低、药品不良反应发生率高、药物管理不当等多种问题，严重影响患者身体功能、疾病转归和生活质量。研究显示，患者用药负担在影响其用药信念、用药行为和健康转归方面起着核心作用，同时也是提高患者用药依从性、确保患者安全用药、改善患者自我药物治疗现状中不可忽视的关键要素。因此，关注老年慢性病共存患者多重用药负担或可为解决其用药问题提供新角度。国务院办公厅发布的《中国防治慢性病中长期规划（2017—2025年）》，为加强慢性病防治工作指明了道路，从降低疾病负担，提高居民健康期望寿命等方面，全方位、全周期保障人民健康。

二、慢性病管理

（一）慢性病管理的含义

慢性病管理是指对慢性病及其风险因素进行定期检测，连续监测，评估与综合干预管理的医学行为及过程。主要内涵包括慢性病早期筛查、慢性病风险预测、预警与综合干预、慢性病患者群的综合管理及慢性病管理效果评估等。

慢性病管理工作能够更好地控制疾病进展，通过积极管理和治疗，尽早发现、预防并发症的发生，疾病发生后通过治疗减轻慢性病导致的各种症状和不适，如疼痛、呼吸困难、疲劳等，以提高患者的生活质量，促进人民群众的身体健康。

（二）慢性病管理服务对象及内容

根据广东省紧密型县域医疗卫生共同体慢性病管理中心运行指南等15个指南（试行），慢性病管理服务对象主要为社区内35周岁以上（包含35周岁）的常住居民，确诊为心血管疾病（高血压、脑卒中、高血脂、冠心病等）、糖尿病、慢性呼吸系统疾病（慢性阻塞性肺疾病、支气管哮喘）、肿瘤、高尿酸血症等及有上述病症的患者。慢性病管理包括以下3个方面的内容。

1. *慢性病筛查和健康管理*　通过对社区内的居民健康体检和重点人群35岁及以上常住居民，在其到医院、社区健康服务中心首诊、健康体检和日常诊疗过程中发现确诊为慢性病的患者，进行临床评估，同时实施分级咨询和治疗管理。

2. *建立慢性病的居民健康档案、家庭医师签约*　按照《国家基本公共卫生服务规范（第三版）》的要求，建立慢性病病历档案（包括居民健康档案封面、个人基本信息表、健康体检表、患者随访服务记录表等）。

3. *随访管理*　对慢性病患者，每年提供至少4次的随访，每季度至少随访一次。对血压、血糖或其他指标控制不满意者，两周内再随访。重点根据患者血压、血糖等指标情况和临床症状做好判断，是否存在危险、并发症及危及生命情况，做好分级、分类评估，规范治疗及健康教育。

（三）国外慢性病管理发展现状

在国外，积极探索和完善慢性病管理的模式，一些发达国家已经有了相对成熟的模式。例如，美国20世纪90年代以来，美国各州在药学服务方面推行了多种新型模式。如药物治疗管理（MTM）服务，英国、德国、美国、加拿大、澳大利亚等国均实行慢性病照护模式（chronic care model，CCM），由临床医师、护士、药师组成团队，为患者制订慢性病管理计划、为慢性病患者提供服务，指导慢性病患者自我管理（chronic disease self-management，CDSM）等，通过这个模式，调动了个人、集体、社会的积极性，增强了全民健康意识，强调医疗资源的优化配置，满足了慢性病患者的健康需求，从根本上延缓并发症的发生、发展，降低了医疗费用。

药师是国外慢性病管理的主体之一，1997年，美国临床药学学会提出药物治疗合作管理（collaborative drug therapy management，CDTM）模式，即医师与经过认证的药师签订合作协议共同承担药物治疗管理的职责。澳大利亚约70%药师在社会药房工作，为患者提供便捷、及时和高效的药学服务。澳大利亚政府致力于将社会药房纳入初级保健计划，并于2019年完成了《第七社会药房协议》（*The 7th Communit Pharmacy Agreement*，7CPA）的签订，该协议的主要亮点是允许药师全面执业。除了核心的处方调配工作，社区药师还被要求整合药物审查和特定疾病管理计划到他们的药学实践中，以帮助全科医师确保慢性病患者安全有效地使用药物，这进一步提升了药师在药学服务中的地位和作用。

（四）国内慢性病管理发展现状

2012年，我国首次将慢性病管理防治列入政府工作规划。2015年起，我国对慢性病管理行业的发展规划、服务标准、体系建设等方面陆续出台了一系列政策，旨在推动慢性病管理行业发展。

（1）《“健康中国2030”规划纲要》提出要建立覆盖城乡居民的基本公共卫生服务体系，加强重点人群健康管理服务；建立健全基层医疗卫生机构与上级医院之间的双向转诊制度；推进分级诊疗制度建设；完善医保支付方式改革；加强互联网+医疗健康应用；推动健康产业创新发展等。

（2）《关于深化医药卫生体制改革的意见》提出要完善基本医疗保险、大病保险、医疗救助和补充医疗保险的多层次医疗保障体系，建立健全慢性病门诊费用报销政策，探索建立慢性病管理服务包，推动慢性病管理服务纳入医保支付范围；推进医保支付方式改革，探索实施按人头付费、按病种付费、按诊疗过程付费等方式；加强基层医疗卫生机构建设，提高基层医疗卫生服务能力和水平等。

（3）《关于做好2021年基本公共卫生服务项目工作的通知》提出要有针对性地为慢性病患者提供服务，包括健康档案建立、健康教育、健康咨询、健康评估、健康指导等；要加强慢性非传染性疾病防治工作，包括高血压、2型糖尿病、重性精神障碍等人群的规范化管理；要推进互联网+基本公共卫生服务，利用互联网平台提供远程咨询、随访、预约等服务。

（4）《关于加快药学服务高质量发展的意见》提出药师为人民群众提供高质量的药

学服务，是卫生健康系统提供全方位、全周期健康服务的组成部分，也是全面建立优质高效医疗卫生服务体系的必然要求。通过推进分级诊疗建设，构建上下贯通的药学服务体系；加快药学服务转型，提供高质量药学服务；积极推进"互联网+药学服务"健康发展等方式，探索开展对慢性病患者的定时提醒、用药随访、药物重整等工作，重点是同时患有多重慢性病的老年患者，以保障用药安全。

（5）《关于印发加强医疗机构药事管理促进合理用药的意见的通知》提出发展居家社区药学服务成为拓展药学服务范围的重要内容，鼓励医联体内将二级以上医疗机构药师纳入家庭医师签约服务团队，有条件的地区可探索为行动不便的老年人、孕产妇、儿童等特殊人群开展上门的居家药物服务。主要是促进药学服务向基层下沉，实现医联体内药学服务连续化、同质化；随着分级诊疗制度的推进，药师职能的转变，通过开展用药咨询、慢性病药物治疗管理门诊、居家药学服务及家医团队等形式探索药学服务模式。

三、慢性病患者药学服务

药师作为医疗服务的重要角色，特别是随着"新医改"的不断推进，医院药师定位逐渐由传统的"以药品保障供应为主"向"以患者为中心，以合理用药为核心"转变。在此过程中，慢性病患者常需联用多种药物，药物相互作用及不良反应等因素都可能影响其疗效和用药安全，尤其是在《长期处方管理规范（试行）》的实施下，如何兼顾"方便患者"和"安全用药"将是一个严峻的挑战，因此药师深度参与慢性病管理，也是合理用药管理的一个关键切入点。药师通过对患者病情与用药的情况全面评估，拟定与执行照护计划，进行疗效随访追踪，为患者提供全面的健康管理方案，提供专业的用药指导，为患者介绍慢性病的相关知识，以确保患者药物治疗都符合适应证、有效、安全、依从性高及经济性，进而提升其生活质量。在慢性病管理的药学服务模式上，国内外均有不同的实践，美国、英国、日本均建立有多层级的慢性病管理药学服务体系。我国各省市也在探索慢性病管理的药学服务模式，尤其在各级医联体和分级诊疗制度的落实过程中，进一步实行药学服务模式的"两个转变"，即从"以药品为中心"转变为"以患者为中心"，从"以保障药品供应为中心"转变为"在保障药品供应的基础上，以重点加强药学专业技术服务、参与临床用药为中心"。通过转变模式，进一步履行药师职责，提升服务能力，促进药学服务贴近患者、贴近临床、贴近社会。

国内已有部分地区和医院，对慢性病患者进行药学服务，服务形式多样化：

深圳市罗湖医院集团，在2016年率先在基层药品管理及药学服务方面积极推进改革，将工作重点转移至以社康中心为载体的社区药学服务，建立以人民健康为核心的社区药学服务新模式。在紧密型医联体模式下整合两家三甲医院，三家专科医院，45家社区健康服务中心，通过建立完善的药事管理体系和药品质量控制体系，专科临床药师下沉社区参与"4+X"的模式的家庭医师团队，构建区域审方中心，基层药师授权培训上岗，以及在社区健康服务中心建立智慧化发药机核对机、建立社区药学照护规范等形式，强化医联体内部同质化管理、促进药学服务下沉，提升基层慢性病患者药学服务水平。

上海市作为我国率先进行家庭医师制度改革的地区，在慢性病防治方面以社区、家庭医师为核心的“1+1+1”（社区卫生服务中心+二级医院+三级医院）医疗机构组合签约服务模式为基础，探索由疾病预防控制中心、医疗机构、社区卫生服务中心和社区居民构成的“四位一体”医防融合慢性病防治服务模式。探索将社区慢性病患者、60 岁以上高危人群及重点人群全方位纳入管理体系，实现连续性、全人群、全生命周期慢性病管理。该模式在医联体互联互通的基础上，通过延伸处方、推进社区规范化管理等措施，实现了医院对社区的联动支持，确保慢性病患者按需转诊、逐级转诊，实现医防融合为特点的全程管理，提高常见慢性病的规范治疗率、控制率，降低复发率和死亡率。上海市金山区通过探索构建医联体模式下的区域审方中心的思路和方法，推动区域药学服务水平的进一步提升，为区域合理用药和慢性病管理提供新的思路。

厦门市从糖尿病和高血压这两种常见慢性病入手，开展“慢性病先行、三师共管”模式探索。该模式由大型综合医院专科医师、基层医疗机构全科医师和健康管理师 3 个层级医师构成实施主体。专科医师作为技术支持负责慢性病诊治方案的确定及带教指导基层全科医师，全科医师负责诊治方案的落实执行及慢性病患者的转诊服务，健康管理师负责患者的行为干预及健康教育，探索建立“医防融合、防治结合、三师协同”的团队服务模式。

北京市朝阳区以社区医疗机构作为慢性病管理责任主体，以业务、管理、信息等为纽带建立医联体内分工协作机制，慢性病社区管理模式是在医联体内分级协作机制上，利用牵头医院和国家医学中心的优质慢性病医疗资源，完善建立社区慢性病管理团队、同质化诊疗服务，实现慢性病的分级管理，将慢性病患者引入社区留在社区，促进医防融合，探索社区医养护一体化慢性病管理。北京天坛医院通过构建 1+2+3 三级联动模式对区域内慢性病患者开展分级药物治疗管理（MTM）服务。三级医院药师通过 MTM 门诊、互联网药师门诊和线上会诊的方式对复杂慢性病患者进行 MTM 服务，并负责二级医院及社区药师的规范化培训及会诊指导；二级医院临床药师通过药学门诊、线上转诊、科普服务系列活动和居家药学服务进行 MTM 服务；社区医院药师对本社区慢性病患者开展 MTM 服务，服务内容包括家庭药箱的整理、用药指导科普宣教、药物重整和跟踪随访，同时负责三级和二级医院转诊患者的跟踪随访。医联体之间可以双向转诊患者，也可以发起线上会诊，确保患者能够得到统一连续的服务。

佛山市引入家庭药师概念，在家庭医师团队中加入家庭药师，社区慢性病患者同时签约家庭医师、家庭药师服务，并将家庭药师服务关口前移，开发慢性病合理用药区域处方审核系统，建立慢性病患者用药档案，借助家医签约服务和信息化平台实现“用药咨询—指导—随访—疗效追踪—健康教育”一体化的医药服务保障。

第二节　冠心病药学服务

一、服务流程

冠心病患者药物治疗管理需结合患者的疾病特点，分为信息收集及药物治疗评估、拟定和执行照护计划、随访3个阶段，具体管理流程见图8－1。

（一）患者信息收集及药物治疗评估

药师需运用提问技巧和通俗语言与患者沟通，收集患者基本信息，并对患者进行评估。如评估患者胸痛、持续性气短或呼吸困难等不适症状，建议转诊，如为慢性心肌缺血综合征的患者则按以下流程进行药物治疗管理。

1. 患者信息收集

（1）基本信息：应收集患者年龄、性别、医疗保险、职业、民族等信息，询问患者过敏史，如有过敏史应当详细记录发生过敏时症状体征及处理情况、吸烟史、饮酒史、运动状况、饮食结构、心理健康状况及睡眠状况。患者每次就诊时，均应测量并记录血压、心率、身高、体重、计算患者BMI，判断患者是否存在超重或肥胖，糖尿病患者必要时可进行血糖检测。

（2）现病史和既往史：重点询问患者高血压、糖尿病、高脂血症等心脑血管相关疾病病史，询问患者诊断冠心病的具体时间，既往冠心病的发病的诱因、持续的时间和缓解方法、近期冠心病症状控制情况；询问患者日常血压、心率控制、血糖及测量情况。评估患者血压计、血糖仪使用方法的合理性。

详细询问经皮冠状动脉介入术、冠状动脉旁路移植术等心脑血管系统相关手术情况，如手术时间、部位、方式，可通过患者诊疗记录材料获取真实有效信息。

（3）家族史：重点关注有无早发性心血管病家族史者或家族性高脂血症患者。

（4）用药史：详细询问并记录患者既往用药及当前用药情况，包括西药、中成药、中草药、保健品等，既往用药史主要关注停药或换药原因，当前用药情况内容主要包括药品名称、用法用量、疗效（如心绞痛发作频率和发作时长）。

2. 药物治疗评估　药物治疗评估内容包括适应证、有效性、安全性、依从性。药师应依据指南或高质量循证医学证据对患者的药物治疗方案进行评估，以确定预防心血管事件治疗方案和对进行患者的综合管理。

（1）心血管事件再发风险评估：对冠心病患者进行心血管事件再发风险评估，风险评估过程可用于识别心血管事件高风险的患者。

（2）适应证评估：根据患者冠心病类型及合并的疾病，评估是否存在无适应证用药和有适应证未用药的情况。

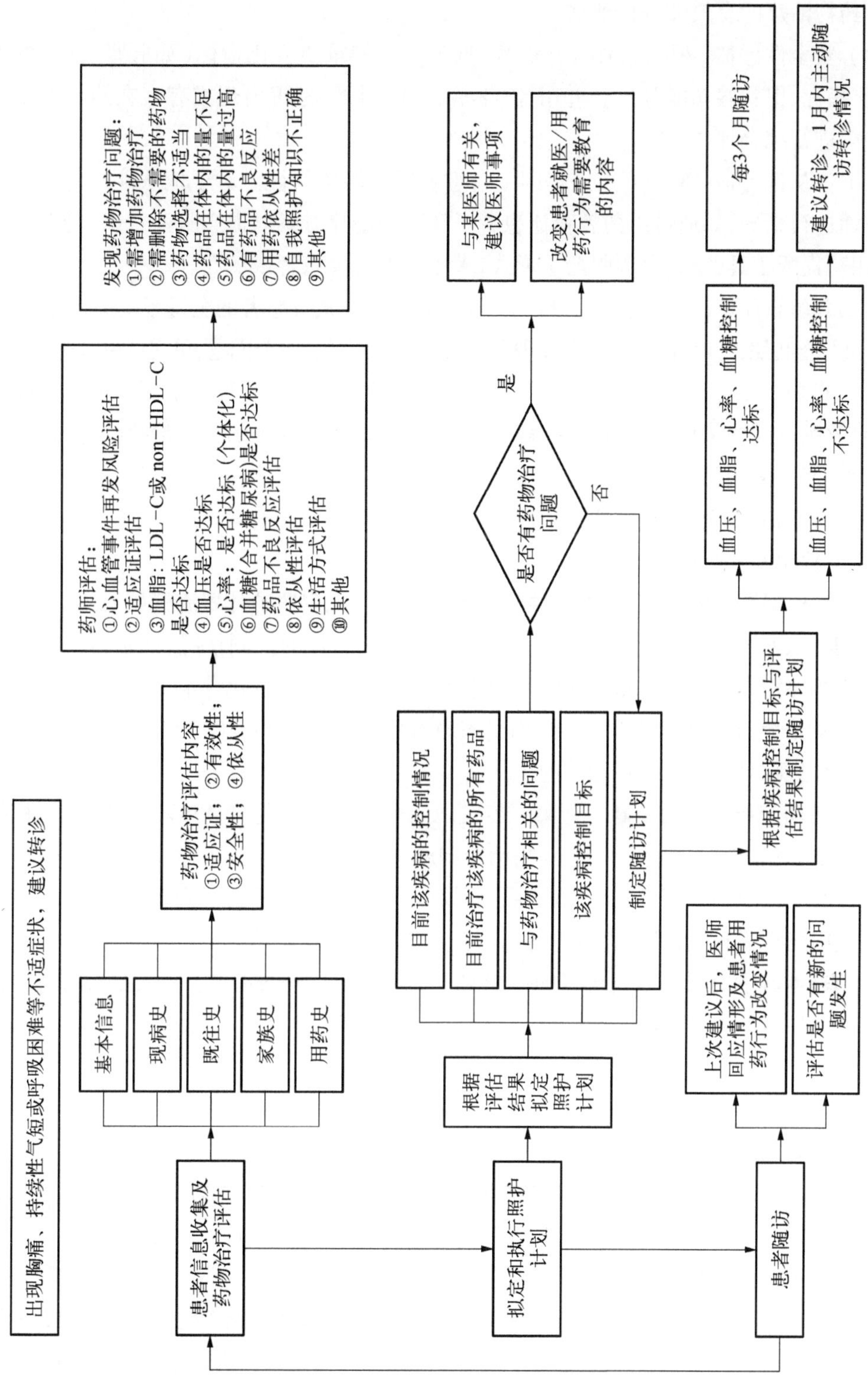

图8-1 冠心病患者药物治疗管理流程图

(3) 有效性评估：根据患者冠心病及合并症的进展与缓解情况、重要指标达标情况，对患者药物治疗的有效性进行评估。

(4) 安全性评估：根据患者合并疾病、近3个月的重要生化指标(如肝肾功能、电解质、凝血指标、甲状腺功能等)、合并用药、年龄、遗传因素、是否出现或有潜在药品不良反应风险等进行综合评估。

(5) 依从性评估：使用开放式提问了解患者用药的依从性。对于依从性差的患者可从多方面进行指导，如通过用药教育让患者了解药物治疗方案以提高服药意识，借助七日药盒、用药提醒工具，家人提醒服药等形式，多形式地改善患者依从性。

3. 药师综合评估　除以上评估外，药师还应对生活方式及患者的全身系统进行评估，以对患者进行自我照护知识的教育。若发现存在其他系统的药物治疗问题，可建议患者转诊。

4. 发现药物治疗问题(PP)　药师通过评估，依改善的重要程度依次列出患者目前存在的疾病/医疗问题清单，针对每个疾病/医疗问题列出药师发现的药物治疗问题，包括需增加药物治疗、需删除不需要的药物、药物选择不适当、药品在体内的量不足、药品在体内的量过高、有药品不良反应、用药依从性差、自我照护知识不正确等。

(二) 拟定和执行照护计划

药师需根据以上评估结果，拟定照护计划并执行。拟定照护计划流程如下：

1. 患者该疾病的控制情况　详细说明患者目前冠心病的控制情况，如是否有严重再发心血管事件发生、胸闷、胸痛症状发作频率和程度、活动耐力变化等情况。

2. 目前治疗该疾病的所用药物　列出该患者用于治疗冠心病的所有药物，评估是否对症，有无出现不良反应，患者用药的依从性等。

3. 与药物治疗相关的问题　把第一步发现的药物治疗问题与具体药物相对应，根据不同问题采取相应的干预措施。若药物治疗问题与某医师有关，则可建议医师具体事项，如建议开始用或停用某药、建议更换药品、建议改变用法用量/用药时间等；若药物治疗问题与患者用药行为相关，可对患者进行用药教育或建议患者就诊。

4. 该疾病控制目标　根据患者的血脂水平、血压情况、血糖水平、心率、是否有合并症制定针对该患者的疾病控制目标。

5. 制定随访计划　随访的时间间隔取决于许多方面，包括冠心病的严重程度、病变位置、支架(桥血管)数量，干预措施的类型和患者的具体因素(如年龄、合并症和参与随访的能力)进行制定随访计划，具体见随访及效果评估。

6. 执行照护计划(SS)　根据拟定的干预措施进行执行。若药物治疗问题与医师有关，药师可依照《处方判断性服务标准操作流程》所列出的步骤，通过面谈、邮件等方式建议医师相关事项，如建议开始用或停用某药、建议改变剂量、改变用药间隔等；若药物治疗问题与患者相关，药师可依照《用药依从性咨询服务标准操作流程》《药品不良反应咨询服务标准操作流程》《自我照护服务标准操作流程》等列出步骤，建议患者相关事项，如告知患者疾病与就医知识、告知患者用药知识与用药技巧、对患者忘记服药的建议等。

（三）患者随访

记录上次建议后，医师回应情形及患者用药行为是否改变(FF)，如医师增加或停用某药、更改剂量或用药间隔；患者减少门诊就诊次数、按时间服用药品、不会忘记服药等等。同时评估是否有新的问题出现，对于新出现的药品问题，药师应重新进行评估，拟定和执行照护计划，制定下一次的随访。

二、控制目标

（一）冠心病控制情况

是否有严重再发心血管事件发生、胸闷、胸痛症状，以及发作频率和程度、活动耐力变化等情况。

（二）血脂控制目标

极高危人群的主要治疗目标：低密度脂蛋白胆固醇(LDL－C)<1.8 mmol/L，次要治疗目标：非高密度脂蛋白胆固醇(HDL－C)<2.6 mmol/L，在应用他汀类药物时，应严密监测肝功能及肌酸激酶等指标。

动脉粥样硬化性心血管疾病(atherosclerotic cardiovascular disease，ASCVD)超高危人群的主要治疗目标：LDL－C 降低至 1.4 mmol/L 以下且较基线降幅超过 50%；对于 2 年内发生≥2 次主要不良心血管事件的患者，可考虑 LDL－C 降至 1.0 mmol/L 以下且较基线降幅超过 50%；次要治疗目标：non－HDL－C<2.2 mmol/L。

在已诊断 ASCVD 的人群中，将发生过≥2 次严重 ASCVD 事件或发生过 1 次严重 ASCVD 事件且合并≥2 个高危险因素者列为超高危人群，其他 ASCVD 患者列为极高危人群。严重 ASCVD 事件和高危险因素见表 8－1。

表 8－1　严重 ASCVD 事件和高危险因素表

严重 ASCVD 事件	高危险因素
① 近期急性冠状动脉综合征(ACS)病史(<1 年)； ② 既往有心肌梗死病史(除上述冠状动脉综合征以外)； ③ 缺血性脑卒中史； ④ 有症状的周围血管病变，既往接过血运重建或截肢	① LDL－C≤1.8 mmol/L，再次发生严重的 ASCVD 事件； ② 早发冠心病(男<55 岁，女<65 岁)； ③ 家族性高胆固醇血症或基线 LDL－C≥4.9 mmol/L； ④ 既往有冠状动脉搭桥术或经皮冠状动脉介入治疗史； ⑤ 糖尿病； ⑥ 高血压； ⑦ 慢性肾脏病 3～4 期； ⑧ 吸烟
在已诊断 ASCVD 的人群中，将发生过≥2 次严重 ASCVD 事件或发生过 1 次严重 ASCVD 事件且合并≥2 个高危险因素者列为超高危人群，其他 ASCVD 患者列为极高危人群	

（三）血压控制目标

一般冠心病患者的血压控制目标：血压<140/90 mmHg(1 mmHg＝0.133 kPa)，如果在

患者能耐受的情况下，慢慢让降压达标，如果患者可以耐受，血压水平还可以进一步降低。如果舒张压<60 mmHg的冠心病患者，应该在密切监测血压的情况下逐步实现降压目标。老年患者可以适当放宽控制目标。

（四）心率控制目标

冠心病患者的静息心率>80 次需干预。如果冠心病患者在静息状态下不同的时间点多次家庭自我监测心率都大于 75 次，也可认为心率增快，应开始干预。建议将冠心病患者的静息心率控制在 55～60 次，对于合并了心力衰竭、心房颤动等疾病的患者应结合相应指南和患者病情将心率控制至目标心率。

（五）血糖和糖化血红蛋白控制目标

建议对所有冠心病患者进行糖尿病筛查，对已确诊的糖尿病患者和血糖增高患者应该密切监测血糖。2 型糖尿病患者自我血糖检测的空腹血糖控制目标为 4.4～7.0 mmol/L，非空腹血糖目标为<10 mmol/L。但空腹血糖和非空腹血糖目标是个体化的，老年患者、糖尿病病史长、低血糖高风险、冠状动脉综合征急性期或随访期患者、严重心血管疾病合并症多、预期寿命较短、有合并症或严重并发症的患者可以适当放宽血糖控制目标，应考虑非严格的血糖控制。

2 型糖尿病患者糖化血红蛋白（HbA1c）控制目标<7%，但应遵循个体化原则，需根据患者的年龄、病程、健康状况、药品不良反应风险等因素实施分层管理，对于年龄较轻、病程较短、预期寿命较长、无并发症、未合并心血管疾病的 2 型糖尿病患者在无低血糖或其他不良反应的情况下可采取更严格的 HbA1c 控制目标（如<6.5%，甚至尽量接近正常）。年龄较大、病程较长、有严重低血糖史、预期寿命较短、有显著的微血管或大血管并发症或严重合并症的患者可采取相对宽松的 HbA1c 目标，经单纯生活方式干预或使用不增加低血糖风险的降糖药物治疗后 HbA1c≤6.5%且未出现药品不良反应的非老年患者无须降低降糖治疗强度。应随患者的病程进展和病情变化情况及时调整 HbA1c 目标，以维持风险与获益的平衡。

三、随访及效果评估

（一）随访

冠心病患者的药物治疗管理是一个长期的过程，定期有效的跟踪随访非常重要，可持续地为患者提供药物治疗建议，保障患者血压、心率持续达标，配套记录表单见表 8－2。

表 8－2　冠心病患者药物治疗管理随访记录单

患者姓名：　　　　登记号：　　　　随访日期：　　　　随访药师：

随访项目	具体内容
近期血压、心率水平	诊室血压：第一次____mmHg，心率____次/min； 第二次____mmHg，心率____次/min； 第三次____mmHg，心率____次/min； 近期家庭血压平均值____mmHg，心率____次/min

续 表

随访项目	具 体 内 容
新增药品不良反应情况	□无□有,药物: ________,不良反应类型: ________,发生时间: ________
辅助检查(时间)	AST____,ALT____;Cr____;DBIL____,TBIL____;eGFR____; TG____,TC____;LDL－C____,HDL－C____;其他____
上次药物治疗相关问题执行情况	有无停用/更换药物:□无;□有,药物: ________(停用时间) 描述:
药物依从性评估*	□依从性差 □依从性中等 □依从性好
药物治疗相关问题的发现和干预	药物治疗相关问题:□无 □有,生活方式相关问题:□无 □有 干预计划:
药学指导和患者教育	日常自我监测:□告知患者降压目标 □血压监测方法指导 冠心病治疗药物指导:□告知基本原理 □用法用量指导 主要注意事项提示生活方式指导:□低盐低脂饮食 □控制体质量 □有氧运动 □戒烟和限制饮酒 □心理疏导 其他指导及教育:□无□有,具体情况:
随访小结	□随访计划:随访时间: ____;随访方式: ____;随访原因: ______

注:1 mmHg＝0.133 kPa;Cr 表示肌酐;DBIL 表示直接胆红素;TBIL 表示总胆红素;eGFR 表示肾小球滤过率;TC 表示总胆固醇;TG 表示三酰甘油;LDL－C 表示低密度脂蛋白胆固醇;HDL－C 表示高密度脂蛋白胆固醇。

1. 随访计划 随访的时间间隔取决于许多方面,包括冠心病的严重程度、病变位置、支架(桥血管)数量,干预措施的类型和患者的具体因素(如年龄、合并症和参与随访的能力)。推荐意见如下:当患者为起始药物治疗或进行了药物治疗方案的调整,应2~4周后随访;当达到血压控制目标且病情稳定后,若无急性靶器官损害,应每隔3~6个月随访;对病情不稳定、有合并症较多、既往血压控制不佳、依从性差、进行性靶器官损害或出现药品不良反应的患者可增加随访频次。

2. 随访方式 可采用面诊(如通过药物治疗门诊或设立专门的随访门诊)电话随访或多媒体工具进行随访。

3. 随访问诊内容 冠心病患者随诊时,需了解上次的药物治疗相关问题是否解决,评估目前血压、心率、血脂、血糖、尿酸是否稳定达标、有无药物相关的不良反应、冠心病发作情况及用药依从性,并记录重要的指标,如肝肾功能变化情况。

(二)效果评估

记录上次建议后,医师回应情形及患者用药行为是否改变(FF),如医师增加或停用某药、更改剂量或用药间隔;患者减少门诊就诊次数、按时间服用药品、较不会忘记服药等。同时评估是否有新的问题出现,对于新出现的药品问题,药师应重新进行评估,拟定和执行照护计划,指定下一次的随访。冠心病药物治疗的效果评估是一项重要的工作,可以评估治疗措施的有效性和患者病情的变化。常用的评估指标包括以下几个方面。

1. 症状缓解 冠心病患者常常会出现心绞痛、气促、胸闷等症状,药物治疗后这些症状应该得到明显的缓解。评估时可以根据患者的主观感受和体征来评估其病情的变化。

2. 心电图变化 心电图是评估冠心病患者病情变化的重要指标之一,可以检测心肌缺血和心肌损伤的程度。治疗后,患者的心电图应该有所改善,比如ST段下移、T波倒置等。

3. 血脂变化 血脂异常是冠心病的危险因素之一,药物治疗后,患者的血脂应该得到控制。常检测的指标包括总胆固醇、低密度脂蛋白胆固醇、高密度脂蛋白胆固醇等。

4. 心功能变化 心功能变化是评估药物治疗效果的重要指标,可以通过超声心动图、运动试验等方法进行评估。药物治疗后,患者的心肌功能应该得到改善。

总之,冠心病的药物治疗和效果评估是一项综合性的工作,需要根据患者的具体情况选择合适的药物和剂量,并根据病情变化及时调整治疗方案。在治疗过程中,患者还应注意合理膳食、适量运动、戒烟限酒、保持心态稳定等,并定期复查以评估病情和治疗效果。

四、生活方式等自我管理教育

（一）血压监测

推荐使用经过国际标准认证(ESH、BHS、AAMI认证)的上臂式电子血压计,血压计在使用期间应定期进行校准,至少每年1次。初诊或血压未达标及血压不稳定的患者,每日早晚各测1次,每次测量3遍;如血压达标且稳定的患者则每周自测1天,早晚各1次。并进行登记。

测量血压方法:至少安静休息5 min,患者取坐位,裸露上臂,绑好袖带,袖带应与心脏保持同一水平,每次测量3遍,每遍间隔1 min。测压时保持安静,不讲话。如实记录血压值。不论何时测量,测量血压前均应注意排空膀胱。

长期的血压控制达标后,应遵从医嘱定时定量用药,自己不要随意减少剂量,更不能自行停药。

（二）戒烟

下决心、定戒烟计划,时刻提醒自己戒烟;丢弃所有烟草烟具,避免"条件反射";坚决拒绝烟草诱惑;烟瘾来时,可咀嚼无糖口香糖。用餐后水果或散步代替饭后一支烟的习惯;把要戒烟的想法告诉家人和朋友,取得他们的鼓励、支持和配合;为自己安排一些体育活动,把注意力从吸烟上引开。可以自行购买尼古丁口嚼片。

（三）低脂饮食

合理膳食对血脂影响较大,要限制饱和脂肪酸及反式脂肪的摄入,增加水果,蔬菜、全谷薯类、膳食纤维及鱼类的摄入。如油脂摄入量,控制在每日20~25 g,采用不饱和脂肪酸(植物油)替代饱和脂肪酸(动物油、棕榈油等)。

（四）糖尿病饮食

合理膳食严格按照糖尿病饮食控制，控制好血糖，防止出现低血糖和急性并发症（如酮症酸中毒、高渗性高血糖状态等）的发生。随身携带预防低血糖的食物，如葡萄糖、巧克力、方糖、果汁、糖果。

（五）限制饮酒

过量饮酒显著增加高血压的发病风险，限制饮酒可以使血压降低。建议高血压患者不饮酒，如饮酒，应少量并选择低度酒；每日：男性<25 g，女性<15 g；每周：男性<140 g，女性<80 g。

（六）控制体重

BMI 维持在 18.5～23.9 kg/m^2；对于超重或肥胖患者，建议 1 年内体重减少初始体重 5%～10%。体型：脂肪过多地聚集在上半身或腹部称为“中心型”肥胖。成年男性腰围大于 90 cm，或腰臀比大于 0.9；成年女性腰围大于 85 cm，或腰臀比大于 0.85，为中心型肥胖。体脂：体脂超标将显著增加高血压发生的风险。目前主张成年男性体脂不超过体重的 25%；女性不超过体重的 30%。减重：减轻体重有益于高血压的治疗，可明显降低患者的心血管病风险。减重应循序渐进，通常每周减重 0.5～1 kg，在 6 个月至 1 年内减轻原体重 5%～10%为宜。

（七）运动

每周 4～7 d，每天累计 30～60 min 中等强度运动（如快走、太极拳、骑自行车、打羽毛球）；以有氧运动（如步行、快走、慢跑、太极拳）为主，无氧运动（如短跑、俯卧撑）作为补充。中等运动强度最大心率（次/min）=（220－年龄）×（60%～70%）或＝170－年龄。缺血风险高危患者运动前需进行评估，并在由医师指导下基于家庭的锻炼项目。

案例

本案例主要以冠心病为主线，简要介绍冠心病患者药学照护的流程。

主诉：冠心病 1 年余，胃肠道不适 2 周。

诊断：冠心病、高血压、糖尿病、高血脂。

诊治过程：冠心病病史 1 年余，近 2 周出现胃肠道不适。目前口服多种药物控制病情，包括富马酸比索洛尔片 5 mg（每日一次）控制心率及血压；苯磺酸氨氯地平片 5 mg（每日一次）降血压；阿司匹林肠溶片 100 mg（每日一次）、硫酸氢氯吡格雷片 75 mg（每日一次），用于冠心病支架术后预防动脉粥样硬化血栓形成；盐酸二甲双胍片 0.5 g（每日一次）控制糖尿病；阿托伐他汀钙片 10 mg（每日一次）调血脂。

（一）患者信息收集与药物治疗评估

药师应在服务开始前进行患者信息收集，以核对、完善重要信息，有助于后续对患者进行药物治疗评估。

1. 患者信息收集

（1）基本信息：患者，男，73 岁，身高 170 cm，体重 67 kg，BMI 23.2 kg/m^2。深圳医保，

汉族，无宗教信仰。

（2）现病史：1年余前确诊冠心病。期间，患者于4年前在深圳某医院置入支架，术后遵医嘱持续进行药物治疗，并口服阿司匹林肠溶片、硫酸氢氯吡格雷片至今。近2周来，患者出现胃肠道不适症状，表现为上腹部隐痛、饱胀感、恶心等，无呕吐、腹泻、便血等情况。患者的胃肠道不适症状呈持续性，且在进食后略有加重，对日常生活造成了一定影响。患者自2000年3月确诊高血压以来，一直服用苯磺酸氨氯地平片控制血压，血压控制情况尚可，但偶尔会出现血压波动。2001年3月确诊糖尿病后，口服盐酸二甲双胍片控制血糖，定期监测血糖水平，血糖控制在一定范围内，但仍需进一步调整。目前患者患有高血压、糖尿病、高血脂、冠心病等多种慢性病，病情较为复杂。患者因胃肠道不适前来就诊，希望能明确病因并缓解不适症状，同时继续控制好其他慢性病，提高生活质量。

（3）既往史：1年前因冠心病在深圳某医院置入支架。患有高血压、糖尿病、高血脂、冠心病等多种慢性病，否认其他外伤、手术及传染病史，否认食物及药物过敏史。

（4）家族史：家族内无冠心病、糖尿病或家族性高脂血症患者。

（5）用药史：目前口服药物有富马酸比索洛尔片5 mg（每日一次），用于冠心病、高血压的治疗。苯磺酸氨氯地平片5 mg（每日一次），用于高血压的治疗。阿司匹林肠溶片100 mg（每日一次），用于冠心病支架术后预防血栓形成。硫酸氢氯吡格雷片75 mg（每日一次），用于冠心病支架术后预防血栓形成。盐酸二甲双胍片0.5 g（每日一次），用于糖尿病的治疗；阿托伐他汀钙片10 mg用于高血脂的治疗。

（6）全身系统性评估：患者多种慢性病共存，需综合考虑药物之间的相互作用及对全身各系统的影响。

（7）其他重要信息：无食物药物过敏史。不吸烟，不饮酒，无特殊饮食偏好。

2. 药物治疗评估

（1）适应证评估：① 富马酸比索洛尔片用于冠心病、高血压的治疗，可减慢心率、降低心肌耗氧量、控制血压；② 苯磺酸氨氯地平片用于高血压的治疗，有效降低血压；③ 阿司匹林肠溶片和硫酸氢氯吡格雷片用于冠心病支架术后预防血栓形成；④ 盐酸二甲双胍片用于糖尿病的治疗，降低血糖。

（2）有效性评估：① 患者冠心病1年余，病情相对稳定，未出现急性心血管事件，说明药物治疗在一定程度上有效；② 但对于高血压、糖尿病的控制效果，需结合具体的血压、血糖监测数据进行评估。

（3）安全性评估：① 富马酸比索洛尔片可能引起心动过缓、低血压等不良反应；② 苯磺酸氨氯地平片可能导致头痛、水肿等；③ 阿司匹林肠溶片和硫酸氢氯吡格雷片增加出血风险，同时可能引起胃肠道不适；④ 盐酸二甲双胍片可能引起胃肠道不适等不良反应。

（4）依从性评估：患者存在依从性差的问题，可能影响药物治疗效果。需了解不依从的原因，如忘记服药、担心药品不良反应、治疗方案复杂等，并采取相应措施提高依从性，Morisky 评分 6 分，依从性差。

（5）药物治疗结果评估：该患者药物治疗问题如下。

1）胃肠道不适：考虑由抗血小板药物阿司匹林肠溶片引起（PP64－在正常剂量下，产生不期望的药理反应）；该患者餐前服用二甲双胍也可能亦可能引起胃部不适（PP64－在正常剂量下，产生不期望的药理反应）。

2）依从性差：可能影响治疗效果，增加疾病复发风险。需加强患者教育，提高依从性。（PP78－担心/怀疑有不良反应没吃药）

（二）拟定和执行照护计划

1. 针对胃肠道不适 ① 对于需要长期服用阿司匹林等抗血小板药物的患者，可以在医师的指导下同时服用质子泵抑制剂等保护胃肠道黏膜的药物，以减少胃肠道出血的风险；② 糖尿病患者在服用二甲双胍等药物时，如果出现胃肠道不适症状，可以从小剂量开始逐渐增加剂量，或者在餐中或餐后服用，以减轻胃肠道刺激；③ 继续观察患者胃肠道症状，若再次出现不适，及时调整治疗方案；④ 告知患者饮食注意事项，避免食用刺激性食物，保持饮食规律；⑤ 定期复查胃镜等检查，了解胃肠道情况。

2. 针对依从性差 ① 加强患者教育，向患者详细介绍疾病的危害、药物治疗的重要性及不按时服药的后果；② 建立提醒机制，如设置闹钟、使用药盒等，帮助患者按时服药；③ 定期随访，了解患者的服药情况，及时解决问题。

3. 该疾病控制目标 解决或缓解患者胃部不适。

4. 制定随访计划 该患者血糖、血脂等控制可，但在药物治疗期间出现胃部不适，建议在医师的指导下同时服用质子泵抑制剂等保护胃肠道黏膜的药物，以减少胃肠道出血的风险，并且二甲双胍在餐中或餐后服用，以减轻胃肠道刺激，7 d 后主动随访胃部情况。

5. 执行服务

1）对医师建议——（SS10－建议开始用某药）：按照《药品不良反应咨询服务标准作业流程》对患者进行服务，该患者开始服用雷贝拉唑肠溶片 20 mg（每日一次）以减少胃肠道出血的风险。

2）对患者建议——①［SS51－用药知识（药名/作用/剂量/用法/用药时间须知/警示语/保存/常见不良反应）］：按照《药品不良反应咨询服务标准作业流程》对患者进行服务，嘱咐患者二甲双胍在餐中或餐后服用，以减轻胃肠道刺激。②（SS56－提供用药教育）：按照《用药依从性咨询服务标准操作流程》对患者进行服务，该患者主要因担心药品潜在不良反应而不规律服药。教育患者阿司匹林肠溶片与二甲双胍等不良反应是可以避免的，而且非每个患者都会发生。如果不规律服药，会导致血脂与血糖等异常，对您的伤害要大于潜在的药品不良反应。

（三）随访

患者于拟定照护计划第 2 日医院门诊就诊，医师开具雷贝拉唑肠溶片 20 mg（每日一次）（FF10－医师增加某药来治疗），并且患者餐后服用二甲双胍（FF55－医师增加某药来治疗),执行计划的第7日随访患者诉胃部不适好转。再次对患者进行用药依从性评估,该患者 Morisky 评分 7.45 分,依从性提高(FF59 -依从性明显提高)。本次服务 PPSSFF 码分别为:64-10-10;64-51-55;78-56-59。

第三节 糖尿病药学服务

一、服务流程

药师对社区糖尿病患者进行服务,应遵从患者信息收集与药物治疗评估、拟定和执行照护计划、患者随访3个步骤进行。需要注意的是,若患者具有糖尿病急性并发症,如糖尿病酮症酸中毒或高渗性高血糖状态或其他无法处理的急症,建议患者转诊至上级医院,由专科医师进行诊疗(图8-2)。

(一)患者信息收集及药物治疗评估

1. 患者信息收集　药师对糖尿病患者进行临床评估前,需掌握相关的提问技巧,尽量使用通俗语言。询问患者的症状,如口渴、多尿、体重变化等,并了解症状出现的时间和频率。

(1)基本信息:收集患者年龄、性别、医疗保险、工作、民族等信息,需关注患者的民族和宗教信仰的禁忌,对于后续的沟通和药物选择也非常关键。

(2)现病史:重点询问糖尿病相关疾病病史,了解患者确诊糖尿病的时间。询问患者目前的治疗方案和药物使用情况。询问糖尿病的并发症,大血管并发症:询问患者是否有心脏病、脑血管疾病、外周血管疾病的症状或诊断。微血管并发症:包括询问关于肾病变(如肾功能损害或蛋白尿)、视网膜病变(如视力下降或视野异常)和神经病变(如手脚麻木、刺痛或疼痛)的症状。糖尿病足:询问是否有足部的任何问题,如足部感染、溃疡或足部疼痛。

(3)既往史:详细询问既往检查情况,尽量通过患者纸质、电子版检查结果等材料获取真实、有效信息。详细询问是否有其他合并症及治疗情况。

(4)家族史:重点关注直系亲属(如父母、兄弟姐妹、子女)中有无糖尿病病例的记录和其他亲属(如祖父母、叔叔、阿姨)的糖尿病病例记录。

(5)过敏史及免疫接种史:如有过敏史应当详细记录发生过敏时症状体征及处理情况。

(6)用药史:详细询问并记录患者既往用药史和当前用药情况,包括处方药、非处方药、中草药、保健品,既往用药史主要关注用药起止时间和停药或换药原因,当前用药情况内容主要包括药品名称、用法用量、疗效(如糖尿病、血压、血脂控制情况)和药品不良反

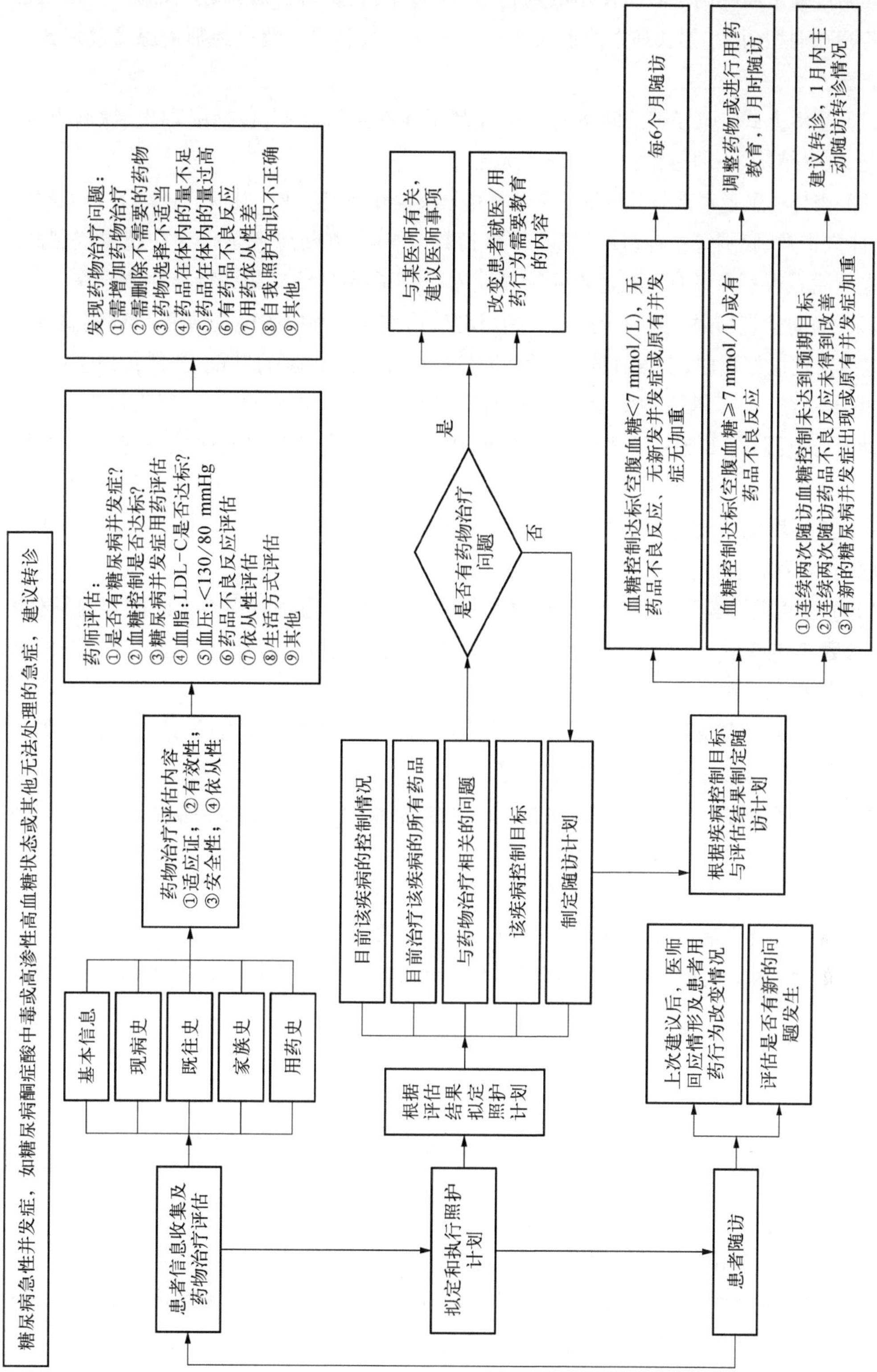

图 8－2　糖尿病患者药物治疗管理流程图

应。询问过程中需明确患者所使用的药物是医师开具还是自行购买、患者的用药依从性等。若特殊剂型药品(如胰岛素注射液、GLP-1受体激动剂),建议药师请患者复述药品使用方法。

(7) 生活方式:应仔细询问患者血糖控制不佳的生活方式,包括吸烟史、饮酒史、运动状况、饮食结构、心理健康状况及睡眠状况。

(8) 查体:患者每次就诊时,均应测量并记录糖化血红蛋白、血糖、血压、心率、身高、体重、体重指数、腹围等指标,计算患者体重指数(BMI),判断患者是否存在超重或肥胖。同时也应注意观察患者有无其他疾病特异性体征、药品不良反应相关特异性体征等。

(9) 辅助检查结果:药师应注意采纳患者就诊前3个月内的检查结果。① 实验室检查:包括糖化血红蛋白、空腹血糖、餐后2 h血糖、血脂、肝功能、肾功能、尿微量白蛋白等;② 心电图检查:对于糖尿病患者,在就诊时均建议行静息心电图检查,心律失常患者应行24 h动态心电图;③ B超:颈部和双下肢动静脉B超;④ 每年进行眼底检查、糖尿病视网膜筛查;⑤ 糖尿病足检查:检查足部的血流、感觉和足部结构的异常;⑥ 糖尿病神经功能检查:检查温度觉、针刺觉(小纤维功能)踝反射、压力觉和震动觉(大纤维功能),用于评估糖尿病神经病变。

(10) 血糖监测:采用生活方式干预控制糖尿病患者,通过每周5个时间点血糖(空腹、三餐后、睡前)至7个时间点血糖(空腹、三餐前后、睡前)了解饮食和运动对血糖的影响,并做出相应调整。

1) 使用口服降糖药的患者可每周监测2~4次空腹或餐后2 h血糖;或就诊前1周连续监测3 d,每天监测三餐前后和睡前血糖。

2) 每日需注射3次以上胰岛素的患者,血糖达标后建议每天监测血糖2~4次,包括空腹、睡前血糖、必要时测餐后。

3) 每日只注射1次基础胰岛素的患者,血糖达标后每周监测3次血糖,包括空腹、早餐后和晚餐后;就诊前1天监测5个时间点血糖(空腹、三餐后、睡前)。

4) 每日注射2次预混胰岛素的患者,血糖达标后每周监测3次血糖,即空腹、晚餐前和晚餐后。

2. *药物治疗评估* 评估药物治疗方案合理性依次为评估药物的适应证、有效性、安全性、依从性、经济性和可及性。药师应依据指南或高质量循证医学证据对患者的药物治疗进行全面评估,以便确定启动和优化血压、调脂治疗、预防心脑血管事件治疗方案和进行糖尿病患者的综合管理。

(1) 糖尿病并发症评估:推荐对糖尿病患者进行糖尿病并发症评估,风险评估过程可用于识别大血管并发症、微血管并发症、糖尿病足。

(2) 适应证评估:根据患者糖尿病类型、糖尿病并发症、合并疾病,全面评估是否存在无适应证用药和有适应证未用药物治疗情况。

(3) 有效性评估:根据患者糖尿病、糖尿病并发症及合并疾病的进展与缓解情况、重要指标达标情况，对患者药物治疗的有效性进行评估。

（4）糖尿病控制情况：是否有严重糖尿病急性并发症、糖尿病慢性并发症，血糖控制良好、糖化血红蛋白在目标范围内的患者。

（5）安全性：根据患者合并疾病、近3个月的重要生化指标（如肝肾功能、电解质、凝血指标、尿常规等）、合并用药、年龄、遗传因素、是否出现或有潜在药品不良反应风险等进行综合评估。是否出现胃肠道反应（恶心、呕吐、腹泻、便秘、食欲下降、腹胀等）、尿路感染（尿频、尿急、尿痛等）。对于存在多种疾病的糖尿病患者，由于患者常在不同科室就医，不同专科医师可能忽视患者合并用药的相互作用、禁忌证问题，药师需对此进行评估，当存在治疗矛盾时，需权衡利弊选用药物。

（6）依从性：通过开放式提问或询问患者处方周期等了解患者用药依从性。对于依从性差的患者应从多方面指导，如通过用药指导让患者充分了解药物治疗方案以提高服药依从性，借助药盒、用药提醒工具，求助亲人朋友提醒等形式，多方面改善患者依从性。

（7）经济性：结合治疗糖尿病相关药品的价格、患者经济状况、当地医保政策及是否为国家基本药物等多方面因素，评估患者用药的经济性。

3. *药师综合评估*　除以上评估外，药师还应对生活方式及患者的全身系统进行评估，以对患者进行自我照护知识的教育。若发现存在其他系统的药物治疗问题，可建议患者转诊。

4. *发现药物治疗问题（PP）*　药师通过评估，依改善的重要程度依次列出患者目前存在的疾病/医疗问题清单，针对每个疾病/医疗问题列出药师发现的药物治疗问题，包括需增加药物治疗、需删除不需要的药物、药物选择不适当、药品在体内的量不足、药品在体内的量过高、有药品不良反应、用药依从性差、自我照护知识不正确等。

（二）拟定和执行照护计划

（1）制定糖尿病控制目标，明确监测疗效指标的时间。

（2）评估结果及照护计划制定：首先，根据对患者当前病情的细致评估，拟定一个全面的照护计划。

1）目前该疾病的控制情况：包括患者主要的病情和治疗难点；目前治疗该疾病的所有药品，并评估药物的效果和不良反应；与药物治疗相关问题，包括在药物治疗过程中可能出现的药物相互作用、药品不良反应等。药物治疗问题的确认：确认是否存在与药物治疗相关的问题，若有，需与医师讨论解决方案。建议医师事项：如果与特定医师的协作有关，提出具体建议，如更换药物、调整剂量等。改变患者就医或用药行为的教育需求，拟定用药教育方案，包括糖尿病知识、降糖药物正确使用方法、胰岛素的使用技能、生活方式干预及低血糖预防等。

2）目前治疗该疾病的所用药物：列出该患者用于治疗糖尿病的所有药物，评估是否对症，有无出现不良反应，患者口服药物的依从性等。

3）与药物治疗相关的问题：把第一步发现的药物治疗问题与具体药物相对应，根据不同问题拟定相应的干预措施。若药物治疗问题与某医师有关，则可建议医师具体事项，如建议开始用或停用某药、建议更换药品、建议改变用法用量/用药时间、建议血药浓度监测或个体化基因检测等；若药物治疗问题与患者用药行为相关，可对患者进行用药教育或建议患者就诊。

4）糖尿病疾病控制目标：明确该疾病治疗的目标，如症状缓解、血糖的控制或预防糖尿病并发症。

5）制定随访计划：制定一个定期随访计划，根据糖尿病控制目标与评估结果制定随访计划以监控疾病进展和治疗效果。

血糖控制达标（空腹血糖<7 mmol/L），无药品不良反应、无新发并发症或原有并发症无加重，每6个月随访。

血糖控制达标（空腹血糖≥7 mmol/L）或有药品不良反应，调整药物或进行用药教育，每1个月随访。

出现：① 连续两次随访血糖控制未达到预期目标；② 连续两次随访药品不良反应未得到改善；③ 有新的糖尿病并发症出现或原有并发症加重，建议转诊，1个月内主动随访转诊情况。

6）执行照护计划（SS）：根据拟定的干预措施进行执行。若药物治疗问题与医师有关，药师可依照《处方判断性服务标准操作流程》所列出的步骤，通过面谈、邮件等方式建议医师相关事项，如建议开始用或停用某药、建议改变剂量、改变用药间隔等；若药物治疗问题与患者相关，药师可依照《用药依从性咨询服务标准操作流程》《药品不良反应咨询服务标准操作流程》《自我照护服务标准操作流程》等列出步骤，建议患者相关事项，如告知患者疾病与就医知识、告知患者用药知识与用药技巧、对患者忘记服药的建议等。

（三）患者随访

记录上次建议后，医师回应情形及患者用药行为是否改变（FF），如医师增加或停用某药、更改剂量或用药间隔；患者减少门诊就诊次数、较之前依指示时间服用药品、较之前不会忘记服药等。同时评估是否有新的问题出现，对于新出现的药品问题，药师应重新进行评估，拟定和执行照护计划，制定下一次的随访。

二、控制目标

血糖控制目标可分为严格、一般、宽松3个标准。

1. 严格控制目标　糖化血红蛋白（HbA1c）控制目标应遵循个体化原则，即根据患者的年龄、病程、健康状况、药品不良反应风险等因素实施分层管理，年龄较轻、病程较短、预期寿命较长、无并发症、未合并心血管疾病的2型糖尿病患者在无低血糖或其他不良反应的情况下可采取更严格的糖化血红蛋白控制目标（如<6.5%，甚至尽量接近正常）。自我

血糖监测的空腹血糖控制目标为4.4～6.1 mmol/L，非空腹血糖目标为<7.8 mmol/L。

2. 一般控制目标　糖化血红蛋白控制目标<7%，推荐一般成人2型糖尿病患者自我血糖监测的空腹血糖控制目标为4.4～7.0 mmol/L，非空腹血糖目标为<10.0 mmol/L。

3. 宽松控制目标　年龄较大、病程较长、有严重低血糖史、预期寿命较短、有显著的微血管或大血管并发症或严重合并症的患者可采取相对宽松的糖化血红蛋白目标。自我血糖监测的空腹血糖控制目标为4.4～10 mmol/L，非空腹血糖目标为<13.9 mmol/L。

三、随访及效果评估

根据疾病控制目标与评估结果制定下一次的随访时间：根据糖尿病控制目标与评估结果制定随访计划以监控疾病进展和治疗效果。

血糖控制达标（空腹血糖<7 mmol/L），无药品不良反应、无新发并发症或原有并发症无加重，每6个月随访。

血糖控制达标（空腹血糖≥7 mmol/L）或有药品不良反应，调整药物或进行用药教育，每1个月随访。

出现：① 连续2次随访血糖控制未达到预期目标；② 连续2次随访药品不良反应未得到改善；③ 有新的糖尿病并发症出现或原有并发症加重，建议转诊，1个月内主动随访转诊情况。

四、生活方式等自我管理教育

糖尿病的控制除了患者长期的药物治疗外，也需要配合生活方式的调整才能得到最好的疾病控制效果。生活方式调整包括：饮食习惯的改善、规律的运动、戒烟等，对血糖控制及延缓、避免并发症的发生是相当重要的。由于人体血糖的起伏与摄入食物种类有相当大的关系，所以糖尿病患者的饮食应定时、定量，且所有患者都应学会糖类计算以确保血糖的控制。

（一）饮食习惯的改善

1. 低糖饮食　避免高糖食物，如甜点、含糖饮料和加工食品。选择低血糖指数食物（low glycemic index，低GI）是指食物在消化吸收过程中引起血糖升高的速度和程度较低的特性。如全谷物和非淀粉性蔬菜。

2. 高纤维饮食　食用高纤维食物有助于控制血糖水平。包括全谷物、豆类、蔬菜和水果在内的食物是良好的纤维来源。强调经过最低限度加工、营养丰富、高纤维的碳水化合物来源（每1 000 kcal* 至少含有14 g纤维）。

3. 均衡的膳食结构　确保每餐都包含蛋白质（对于2型糖尿病患者，在治疗或预防低血糖时，请考虑避免摄入高蛋白质的碳水化合物来源，因为摄入的蛋白质似乎会增加胰岛

---

* 1 kcal≈4.19 kJ。

素反应，但不会增加血浆葡萄糖浓度），健康脂肪（建议糖尿病患者考虑采用强调地中海饮食模式要素的饮食计划，地中海饮食模式富含单不饱和脂肪和多不饱和脂肪及长链脂肪酸，如多脂鱼、坚果和种子，以降低心血管疾病风险并改善葡萄糖代谢）和低血糖指数（GI）的碳水化合物（建议糖尿病患者和高危人群尽可能用水或低热量或无热量饮料代替含糖饮料，包括果汁），以控制血糖并降低心脏代谢疾病的风险，并尽量减少摄入加糖食品，选择更健康、营养更丰富的食物。如全谷物、糙米、燕麦片、全麦面包，并尽量减少摄入精制谷物和精加工食品。

4. 控制餐盘比例　使用“餐盘法”来规划饮食。半个餐盘应该是非淀粉性蔬菜，1/4 是高质量蛋白质，另外 1/4 是全谷物或其他低血糖指数（GI）碳水化合物。

5. 定时定量进食　按时进食，避免跳过餐点或过量进食。保持每餐的碳水化合物摄入量一致有助于血糖控制。

6. 限制加工食品　尽量减少加工食品和快餐的摄入，因为这些食物通常含有高量的盐、糖和不健康的脂肪。

7. 健康饮用水　以水作为主要的饮料，避免含糖和人工甜味的饮料。

8. 适度饮酒　如果饮酒，需适度，并了解酒精对血糖的影响。

9. 控制钠摄入　对于一般人群，建议糖尿病患者将钠摄入量限制在<5 g/d。钠摄入建议应考虑适口性、可用性、可负担性，在营养充足的饮食计划中实现低钠建议的难度。

（二）规律的运动

1. 规律运动的益处　生活方式的改善除了饮食调整之外，运动也占很重要的角色。运动但可以减少心血管疾病的发生，也可降低三酰甘油酯、低密度脂蛋白胆固醇，同时也可提升高密度脂蛋白胆固醇，改善血压，控制体重等。可运用行为改变阶段性地来辅导患者养成长期规律运动习惯。

2024 糖尿病学会（ADA）指引建议患有糖尿病的人应 1 周至少完成 150 min 中强度的有氧运动（须达到最大心率的 50%～70%）；若体能许可，也应鼓励患者每周至少两次重量训练。药师可替患者建立运动计划，依 SMART（specific、measurable、attainable、realistic、timeframe specific）的概念，为患者量身制定适合的运动、频率及强度，同时目标是可以测量的。先给患者设立短期目标，等待下次反馈时再作进一步规划，须提醒患者运动时注意的事项，例如，避免夜间运动、饭后 1～2 h 为运动最佳时间等。规律运动是糖尿病管理的重要组成部分，它有助于改善血糖控制，减少心血管疾病风险，增强身体健康，并提升整体生活质量。

2. 运动的类型

（1）有氧运动：如快步走、慢跑、游泳、骑自行车、瑜伽、舞蹈或有氧健身操。这些运动可以提高心率，增强心肺功能。

（2）抗阻训练：如使用哑铃、弹力带或做体重训练（如俯卧撑、仰卧起坐）。这些运动有助于增强肌肉力量和质量，提高基础代谢率。

（3）柔韧性训练：如瑜伽或拉伸运动，有助于提高身体柔韧性和平衡性，减少受伤风险。

3. 运动强度 运动强度应根据个人的健康状况和体能进行调整。一般来说，中等强度的运动是最适合的，运动时应能感到心跳加快，但仍能正常与人对话沟通。

4. 运动过程的检测及关注点

（1）监测血糖：糖尿病患者在运动前后应检测血糖，以防运动导致血糖过低（低血糖）或过高（高血糖）。根据血糖水平调整运动强度和持续时间。

（2）适当补水和饮食：运动前后注意补充水分，适当摄入碳水化合物以预防低血糖。

（3）安全考虑：穿着合适的运动鞋和服装，选择安全的环境进行运动。如果有任何疾病并发症，如心脏病或视网膜病变，应在医师的指导下进行运动。

（4）逐渐开始：如果之前没有运动习惯，应逐渐增加运动量，从轻微强度开始，逐步提高。

（5）持之以恒：定期运动是关键。建立一个固定的运动计划，并尽量坚持。

（三）戒烟

吸烟一直是公共卫生领域很大的议题。吸烟对身体的危害是全身性的，许多心血管疾病及癌症的发生与吸烟都有直接关系。已有许多研究证实吸烟对血糖的影响甚大。吸烟不但会造成胰岛素抗性增加与胰脏发炎，且对于患有糖尿病者的血糖控制也会产生影响，同时吸烟也会增加并发症的发生风险。所以，建议所有糖尿病患者不要使用香烟和其他烟草制品或电子烟。药师若发现糖尿病患者有抽烟习惯，应协助患者规划戒烟计划，并定期追踪。

（四）体重管理

对于1型和2型糖尿病患者，以及糖尿病前期的超重或肥胖患者，有效的体重控制和减轻是至关重要的。这不仅有助于改善血糖控制，还能降低心血管疾病的风险。

1. 生活方式干预计划 推行针对超重、肥胖和糖尿病前期或糖尿病成人的综合生活方式干预计划。这些计划应包括定期随访，重点在于显著减少多余体重并改善糖化血红蛋白和其他临床指标。行为矫正目标应包括增加体力活动、限制能量摄入、采用有效的体重管理策略，以及增强减肥动机。

2. 减肥的益处 适度且持续的体重减轻已被证实可以延缓糖尿病前期向2型糖尿病的转变，并对2型糖尿病管理有益。对于2型糖尿病的超重和肥胖患者，减少体重的5%已足以改善血糖、血脂和血压。更强烈的减肥目标（如减重15%）可能为某些患者带来更大益处，但应根据个人的需求、可行性和安全性来定。

3. 持久性挑战与新策略 尽管长期维持减肥成果是一个挑战，但近年来出现的新药物及代谢手术可能有助于实现持续的体重减轻，并对心血管健康产生积极影响。

4. 综合减肥策略 对于特定的2型糖尿病患者，应考虑采用能量摄入受限的综合健康饮食计划，并结合减肥药物和（或）代谢手术，以实现和维持减肥目标、降低糖化血红蛋白并减少心血管疾病风险。

（五）心理健康

糖尿病患者可能会感到压力或焦虑，所以关注心理健康同样重要。与家人、朋友或专业人士交流可以帮助应对糖尿病带来的情绪挑战。以下是一些有助于糖尿病患者保持良好心理健康的建议。

1. 接受病情　接受自己患有糖尿病是一个重要的第一步。了解疾病和治疗过程可以帮助减少不确定性和恐惧。

2. 建立支持系统　与家人、朋友和其他糖尿病患者建立支持网络。参加糖尿病支持小组或在线社区，可以分享经验和应对策略。

3. 有效沟通　向患者的医疗团队开放表达患者的感受和担忧。他们可以提供帮助或推荐心理健康专家。

4. 管理压力　指导患者学习压力管理技巧，如深呼吸、冥想、瑜伽或渐进式肌肉放松等。定期从日常压力中抽身，做一些自己喜欢的活动。

5. 保持积极生活方式　规律运动和健康饮食不仅对身体健康有益，也能改善心理健康。运动可愉悦心情和减轻焦虑。

6. 设定实际目标　设定可达成的短期和长期目标，可以提高控制感和成就感。避免对自己过于苛责。

7. 获取专业帮助　如果感到压力、焦虑或抑郁，寻求心理健康专家的帮助。心理咨询和治疗可以有效地应对这些问题。

8. 维持规律日常　建立稳定的日常生活和睡眠模式，有助于减少焦虑和提高生活质量。

9. 学习和实践自我接纳　通过正念练习和自我接纳，学会接受自己目前的状态，而不是批判自己。

10. 教育和倡导　增加对糖尿病的了解和意识，为自己和其他患者指导，可以提升自我效能感和社会支持感。

案例

本案例主要以糖尿病为主线，简要介绍糖尿病患者药学照护的流程。

主诉：血糖控制不佳半个月。

诊断：2 型糖尿病、高尿酸血症。

诊治过程：患者半月前因过度饮酒引发酮症酸中毒，在深圳市罗湖区人民医院急诊科就诊，确诊为 2 型糖尿病，门诊开具沙格列汀二甲双胍缓释片（Ⅰ）1 55 mg（每日一次），阿卡波糖片 50 mg（每日三次），格列美脲片 2 mg（每日一次）降糖治疗，其间未更改方案，患者自诉不规律服药，未控制饮食，偶有监测血糖，近几天血糖一直控制不好，8 月 20 日空腹血糖 19.5 mmol/L，餐后 2 h 血糖 24.6 mmol/L；8 月 26 日空腹血糖 12.7 mmol/L，餐后 2 h 血糖未测。

（一）患者信息收集与药物治疗评估

药师应在服务开始前进行患者信息收集，以核对、完善重要信息，有助于后续对患者进行药物治疗评估。

1. 患者信息收集

（1）基本信息：药师应补充收集患者医疗保险、工作、民族等信息，需关注患者的民族、饮食习惯和其宗教信仰的禁忌，在后续沟通与药物选择中应注意规避禁忌。

（2）现病史：患者半月诊断糖尿病，应询问患者使用药物的实际情况，是否居家监测血糖，用药后血糖控制情况如何。

（3）既往史：药师应核对患者既往史，详细询问既往检查情况，尽量通过患者纸质、电子版检查结果等材料获取真实有效信息。

（4）家族史：无冠心病、糖尿病或家族性高脂血症患者、高尿酸的患者。

（5）用药史：药师应详细询问并记录患者既往用药史和当前用药情况，包括处方药、非处方药、中草药、保健品，既往用药史主要关注用药起止时间和停药或换药原因，当前用药情况内容主要包括药品名称、用法用量、疗效（空腹血糖及餐后 2 h 血糖的情况，视力下降的情况）和药品不良反应。问询过程中需明确患者所使用的药物是医师开具还是自行购买、患者的用药依从性等。该患者无非处方药及中草药、保健品服用史，无药品不良反应史。

（6）全身系统性评估：该患者无其他不适，详见全身系统性评估表格。

（7）其他重要信息：药师应详细询问患者的过敏史及免疫接种史、使用药物的实际情况，增加糖尿病的生活方式，包括吸烟史、饮酒史、运动状况、饮食结构、心理健康状况及睡眠状况。

2. 药物治疗评估

（1）适应证评估：患者 2 次空腹血糖≥7 mmol/L，餐后 2 h 血糖≥11.1 mmol/L，有治疗指征。

（2）有效性评估：该患者血糖控制目标为严格控制目标。糖化血红蛋白（HbA1c）<6.5%，空腹血糖控制目标为 4.4~6.1 mmol/L，非空腹血糖目标为<7.8 mmol/L。当前不规律服用沙格列汀二甲双胍缓释片（Ⅰ）1 005 mg（每日一次），阿卡波糖片 50 mg（每日三次），格列美脲片2 mg（每日一次），血糖下降后，眼球的屈光度产生变化，导致屈光不正，进而引起了视力模糊，建议患者规律用药，血糖控制平稳达标，视力也就慢慢适应恢复。

（3）安全性评估：患者 8 月 26 日服用格列美脲片 2 mg（每日三次），第 2 天乏力，头昏，视力模糊等不适，无保健品、中草药服用史。

（4）依从性评估：患者既往不规律服用沙格列汀二甲双胍缓释片（Ⅰ）1 005 mg（每日一次），阿卡波糖片 50 mg（每日三次），格列美脲片 2 mg（每日一次）半个月，不规律服用沙格列汀二甲双胍缓释片（Ⅰ）1 005 mg（每日一次），Morisky 评分 1.75 分，依从性差。

（5）全身系统性评估：视力下降。

3. 药物治疗评估结果　该患者药物治疗问题包括以下几点。

（1）血糖控制不达标：建议规律使用降糖药物（PP78 -用药观念不正确）。

(2) 依从性差：对患者进行教育(PP72-用药观念不正确)。

(二) 拟定和执行照护计划

1. 糖尿病

(1) 患者该疾病的控制情况：半月前有口干、多饮(喜欢喝饮料)，空腹19.5 mmol/L，餐后2 h血糖24.6 mmol/L。

(2) 目前治疗该疾病的所用药物：口服格列汀二甲双胍缓释片(Ⅰ)1 005 mg(每日一次)，阿卡波糖片50 mg(每日三次)，格列美脲片2 mg(每日一次)，目前依从性差。

(3) 与药物治疗相关的问题：依从性差(格列汀二甲双胍缓释片(Ⅰ)1 005 mg(每日一次)，阿卡波糖片50 mg(每日三次)，格列美脲片2 mg(每日一次))，与患者相关，患者认为疾病无须用那么多药，对二甲双胍减重有顾虑，药师应对患者进行用药教育。患者饮酒量大，建议患者改喝2度酒(每次300 mL)，隔日1次。喜喝饮料及煎炸类食物。

(4) 该疾病控制目标：该患者空腹血糖应控制在4.4~6.1 mmol/L，非空腹血糖应控制在<7.8 mmol/L。

(5) 制定随访计划：患者视力模糊，建议按时规律用药，1个月后随访。

(6) 执行服务：给患者以下几项建议。① SS56-提供用药教育：按照《用药依从性咨询服务标准操作流程》对患者进行服务，该患者主要因担心药品潜在的不良反应而不规律服药。教育患者二甲双胍的获益：二甲双胍通过减少肝脏葡萄糖生成、增加肌肉组织对胰岛素的敏感性，降低空腹和餐后血糖水平，主要用于治疗2型糖尿病，减少糖尿病并发症的风险，如心血管疾病、肾病等。二甲双胍有助于体重管理，配合健康的生活方式可进一步减少体重增加的风险。常见不良反应为恶心、呕吐、食欲不佳、腹泻等，但并非每个患者都会发生，您服用二甲双胍后也未出现恶心、呕吐、食欲不佳、腹泻等反应，表明二甲双胍片对您来说是安全的，或者出现恶心、呕吐、食欲不佳、腹泻等不良反应，部分患者也会慢慢耐受。如果不规律服药，会导致血糖波动大，对您的伤害要大于潜在的药品不良反应。② SS57-自我照顾技巧/对生活方式的建议：建议您逐步减少饮酒量，少量白酒、啤酒，直至完全戒酒。同时建议每周进行4~5次中等强度有氧运动，每次0.5~1 h，以慢跑为主。每日饮水量建议>2 000 mL。

【随访】

随访1：

时间9月2日，方式：社区卫生服务中心药学门诊、微信。

主诉：口干、视力模糊，血糖调整不佳。

服务内容：服药时间、饮食指导、依从性教育。

治疗意见：建议住院及胰岛素治疗，患者拒绝后建议加用二甲双胍缓释片0.5 g(每日一次)(FF58-能自己正确调整用药)，患者饮酒量比之前有所下降(FF57-使用较正确生活习惯/自我照顾)。Morisky评分5.75分。

随访2：

时间9月9日，方式：微信。

主诉：无口干、多饮，视力恢复。

服务内容：服药时间、饮食指导、依从性教育。

治疗意见：患者反馈已加用二甲双胍缓释片 0.5 g(每日一次)(FF58 -能自己正确调整用药)，患者饮酒量比之前有所下降。控制饮料的摄入，减少煎炸食物的摄入(FF57 -使用较正确生活习惯/自我照顾)。Morisky 评分 6.75 分。

随访 3：

时间 10 月 10 日，方式：社康药学门诊。

主诉：血糖控制可，体重下降 2 kg，无其他不适。

服务内容：服药时间、饮食指导、依从性教育。

治疗意见：患者空腹血糖 6.2 mmol/L，餐后 2 h 血糖 7.2 mmol/L(治疗已达目标，且病情稳定)。患者反馈体重下降，患者饮酒量国庆期间有所增加。控制饮料的摄入，减少煎炸食物的摄入(FF57 -使用较正确生活习惯/自我照顾)，建议停用二甲双胍缓释片 0.5 g(每日一次)并控制饮酒的量。Morisky 评分 7.75 分。

附录 1　证据等级说明

根据证据质量、一致性、临床意义、普遍性和适用性等将推荐意见分为 A(优秀)B(良好)和 C(满意)三级。其中 A 级推荐意见应来自Ⅰ级水平的证据，所有研究结论一致，临床意义大，证据研究的样本人群与目标人群吻合，因此，该推荐意见可直接应用于各医疗行为中；而 B、C 级推荐意见则在上述各方面存在一定问题，其适用性受到不同限制。

第四节　高血压药学服务

一、服务流程

药师对社区高血压病患者进行服务，应结合高血压患者的疾病特点，遵从患者信息收集与药物治疗评估、拟定和执行照护计划、患者随访 3 个步骤进行。需要注意的是，若患者为高血压急症或合并其他无法处理的危急重症情况，建议患者转诊至上级医院，由专科医师进行诊疗。具体服务流程如图 8－3。

(一) 患者信息收集及药物治疗评估

1. 患者信息收集　药师对高血压患者进行药学服务时，需掌握相关的提问技巧，尽量使用通俗语言，避免过多使用医学专业术语，如：您患高血压多久了？您除了高血压还有其他疾病吗？您家人是否有高血压、糖尿病或冠心病或其他需要长期吃药的疾病？您是否正在吸烟或饮酒？您有对哪种药物或食物过敏吗？您正在服用哪种降压药？等等。

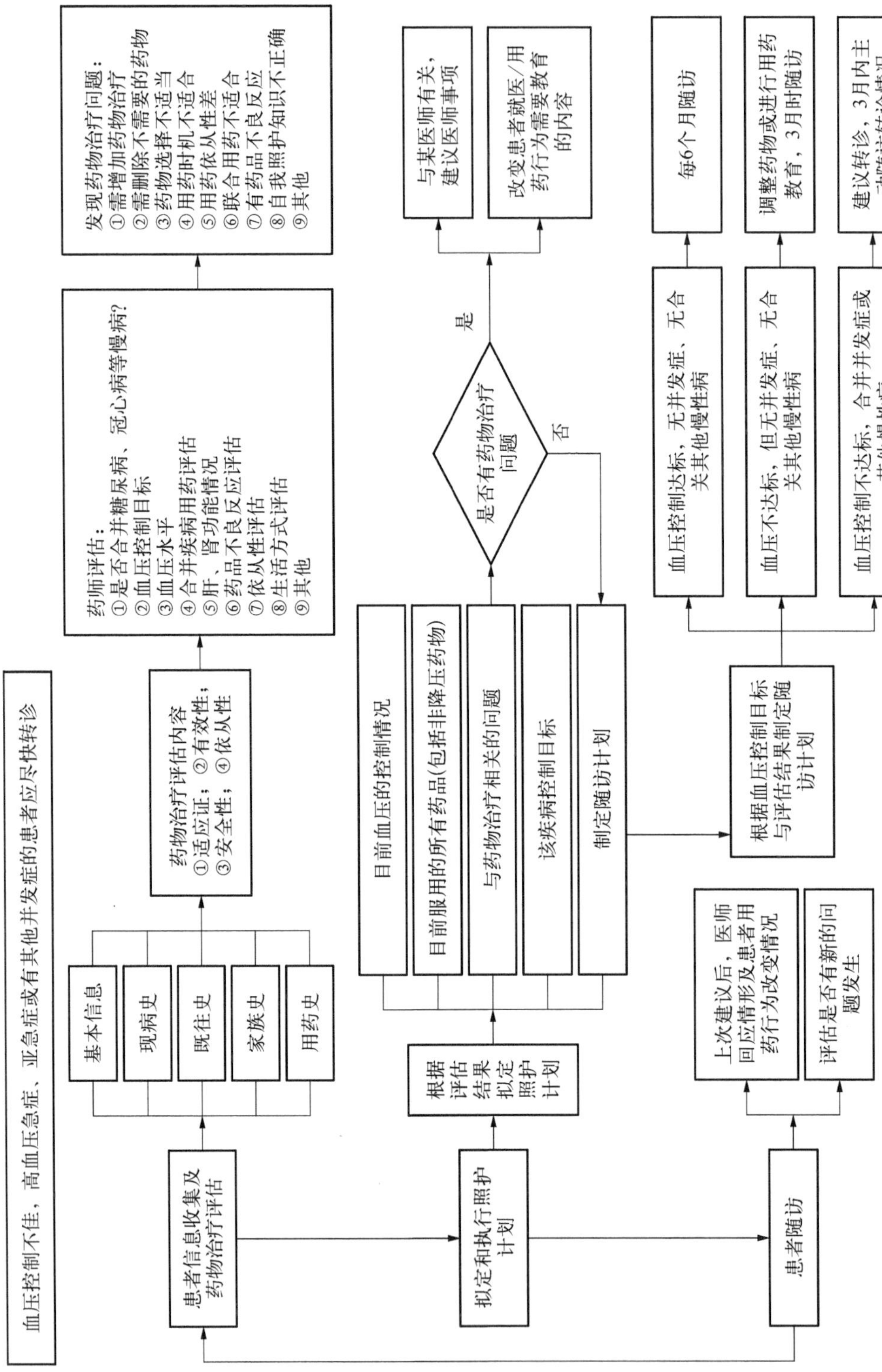

图8-3　高血压患者药学照护服务流程图

（1）基本信息：收集患者年龄、性别（育龄女性需要了解是否为孕期或正在计划怀孕）、医疗保险、学历、工作、民族等信息，需关注患者的民族及其宗教信仰的禁忌，在后续沟通与药物选择中应注意规避禁忌。

（2）现病史：重点询问高血压相关疾病病史，询问患者患高血压病多少，是否合并其他疾病；合并其他疾病的患病时长；血压及其他病控制情况；患者是否知道自己的血压控制目标；家庭血压监测情况。药学门诊患者应重点询问患者居家血压测量及控制情况。

（3）既往史：详细询问既往检查情况，尽量通过患者的纸质、电子版检查结果等材料获取真实有效信息。详细询问是否有其他合并症及治疗情况。

（4）家族史：重点关注患者直系亲属是否有高血压或其他心血管疾病、糖尿病、高脂血症等疾病。

（5）用药史：详细询问并记录患者既往用药史和当前用药情况，包括处方药、非处方药、中草药、保健品，既往用药史主要关注用药起止时间和停药或换药原因，当前用药情况内容主要包括药品名称、用法用量、疗效（血压波动情况）和药品不良反应，是否曾因血压异常住院。问询过程中需明确患者所使用的药物是医师开具还是自行购买、患者的用药依从性等。

（6）其他重要信息：药师应详细询问患者的过敏史及免疫接种史，是否有吸烟、饮酒等不良生活习惯，运动、饮食习惯；其他有意义的体征如生命体征、身高体重等，辅助检查指标如肝肾功能、血糖、血脂，以及超声影像学检查结果也应尽可能收集并记录。

药师在对患者提出高血压相关问题前要做好准备，需具备充足的高血压等慢性病知识储备，对于治疗高血压的药物通用名、商品名、规格等有一定了解。药师应详细记录患者服用降压药物的名称、用法用量、服药起止时间等信息。

2. *药物治疗评估*　评估药物治疗方案合理性的项目依次为评估药物的适应证、有效性、安全性、依从性，药师应依据指南或高质量循证医学证据对患者的药物治疗进行全面评估，以发现药物治疗问题，从而拟定和执行照护计划。

（1）适应证评估：根据患者血压控制目标及合并疾病的用药，评估是否需要增加或删除药物治疗，或是否存在药物选择不适当。患者年龄、是否妊娠或计划妊娠、是否合并其他疾病，选择药物也有所不同。

（2）有效性评估：根据患者高压控制情况及合并症的进展情况、重要指标达标情况，评估是否药物在体内的量不足，或需增加药物治疗。

（3）安全性评估：根据患者合并疾病、近3个月的重要生化指标（如血肝肾功能、血糖、血脂等）、超声检查、合并用药、年龄、遗传因素、是否出现或有潜在药品不良反应风险等进行综合评估。对于存在多种疾病的高血压患者，由于患者常在不同科室就医，不同专科医师可能忽视患者合并用药的相互作用、禁忌证问题，药师需对此进行评估，当存在治疗矛盾时，需权衡利弊选用药物。此外，对于妊娠期妇女使用降压药物前需要经过医师的充分评估，一般以饮食、运动等生活方式干预为主，若干预后血压仍无法达标者，考虑使用药物治疗。妊娠期患者最常用的口服药物有拉贝洛尔、甲基多巴和硝苯地平；由于部分降压药物对胎儿发育有影响，对于计划原有高血压病且计划妊娠的育龄妇女，需要在怀孕前半年更换降血压药物；如口服药物血压控制不理想，由心内科及产科专家会诊讨论是否需要静脉用药，可使用静脉用药（有条件者使用静脉泵入方法），有证据支持的药物有拉贝洛尔（ⅠA），但使用时需慎重；妊娠期一般不使用利尿剂降压，以防血液浓缩、有效循环血量减少和高凝倾向（ⅢB）；不推荐使用阿替洛尔和哌唑嗪（ⅠD）；硫酸镁不作为降压药使用（Ⅱ2D），但可以作为解痉药，有助于改善血压；妊娠期禁止使用血管紧张素转化酶抑制剂和血管紧张素Ⅱ受体拮抗剂（Ⅱ2E）。妊娠合并高血压患者推荐使用的治疗药物。

（4）依从性评估：通过开放式提问或询问患者处方周期等了解患者用药依从性。对于依从性差的患者应从多方面指导，如通过用药指导让患者充分了解药物治疗方案以提高服药意识。借助药盒、用药提醒工具，求助亲人朋友提醒服药等形式，多方面改善患者依从性。

3. *药师综合评估* 除以上评估外，药师还应对生活方式及患者的全身系统进行评估，以对患者进行自我照护知识的教育。若发现存在其他系统的药物治疗问题，可建议患者转诊。

4. *发现药物治疗问题（PP）* 药师通过评估，依改善的重要程度依次列出患者目前存在的疾病/医疗问题清单，针对每个疾病/医疗问题列出药师发现的药物治疗问题，包括需增加药物治疗、需删除不需要的药物、药物选择不适当、药品在体内的量不足、药品在体内的量过高、有药品不良反应、用药依从性差、自我照护知识不正确等。

（二）拟定和执行照护计划

药师需根据以上评估结果，拟定照护计划并执行。拟定照护计划流程如下。

1. *患者该疾病的控制情况* 详细说明患者目前高血压控制情况，如每年因为高血压住院次数，血压控制是否达标等；血压控制不佳的相关影响因素有：① 吸烟；② 大量饮酒、摄入咖啡因；③ 饮食偏咸；④ 常吃油腻高热量食物；⑤ 肥胖；⑥ 缺乏运动；⑦ 作息不规律、熬夜；⑧ 长期紧张焦虑；⑨ 服用保健品和营养品；⑩ 经常更换药物；⑪ 不规律服药；⑫ 药物使用方法不对。

2. *目前治疗该疾病的所用药物* 列出该患者用于治疗高血压的所有药物，评估是否对症，有无出现不良反应，患者口服药物的依从性等。

3. *与药物治疗相关的问题* 把第一步发现的药物治疗问题与具体药物相对应，根据不同问题采取相应的干预措施。若药物治疗问题与某医师有关，则可建议医师具体事项，如建议开始用或停用某药、建议更换药品、建议改变用法用量/用药时间、建议血药浓度监测或个体化基因检测等；若药物治疗问题与患者用药行为相关，可对患者进行用药教育或建议患者就诊。

4. *该疾病控制目标* 根据患者心血管危险因素分层（表8－3）及是否合并并发症（表8－4）制定相应的降压目标，低危患者，改善生活方式，观察1~3个月，评估患者血压是否达标，不达标者开始启动药物治疗，达标者可以继续观察。中危患者，改善生活方式，观察不超过1个月，评估患者血压是否达标，不达标者开始启动药物治疗，达标者可以继续观察。中危且血压≥160/100 mmHg，应立即启动药物治疗。高危/很高危患者：立即启动药物治疗。

表8-3　高血压患者心血管风险水平分层

其他危险因素和病史	1级 高压	2级 高压	3级 高压
无	低危	中危	高危
1~2个其他危险因素	中危	中/高危	很高危
≥3个危险因素，靶器官损害，CKD*3期， 无并发症的糖尿病	高危	高危/很高危	很高危
临床并发症 CKD≥4期，有并发症的糖尿病	很高危	很高危	很高危

*CKD：慢性肾功能不全。

表8-4　其他危险因素、靶器官及并发症

心血管危险因素(个)	靶器官损害(个)	临床并发症(个)
年龄：男性>55岁；女性>65岁	左心室肥厚	视网膜病变
吸烟	动脉粥样斑块	外周血管疾病
糖耐量受损：餐后2 h血糖7.8~11.0 mmol/L和(或)空腹血糖6.1~6.9 mmol/L	肾小球滤过率降低：<60 mL/(min·1.73 m^2)	心脏疾病：心肌梗死史、心绞痛、充血性心力衰竭
血脂异常：TC 25.7 mmol/L或LDL-C>3.3 mmol/L或HDL-C<1.0 mmol/L	血肌酐轻度升高： 男性115~133 mol/L， 女性107~124 mol/L	肾脏疾病：糖尿病肾病、肾功能受损，蛋白尿(>300 mg/24 h)
早发心血管病家族史： 一级亲属发病年龄<50岁	微量白蛋白尿：30~300 mg/24 h	糖尿病：空腹血糖≥7.0 mmol/L， 餐后血糖：≥11.1 mmol/L
腹型肥胖：男性腰围290 cm 女性腰围285 cm；或肥胖BMI≥28 kg/m^2		脑血管病：脑出血、缺血性脑卒中、短暂性脑缺血发作
合计：　　个	合计：　　个	合计：　　个

5. *制定随访计划*　对血压控制满意，无药品不良反应、无新发并发症或原有并发症无加重的患者，每6个月随访一次。对血压控制不满意，但只是单纯的高血压的患者，可建议医师调整药物或对患者进行用药教育，每3个月随访一次。对血压控制不满意，且有高

血压急症、亚急症及合并多并发症的患者，建议转诊，并于3个月内主动随访转诊情况。具体见随访及效果评估。

6. 执行照护计划(SS) 根据拟定的干预措施进行执行。若药物治疗问题与医师有关，药师可依照《处方判断性服务标准操作流程》所列出的步骤，通过面谈、邮件等方式建议医师相关事项，如建议开始用或停用某药、建议改变剂量、改变用药间隔等；若药物治疗问题与患者相关，药师可依照《用药依从性咨询服务标准操作流程》《药品不良反应咨询服务标准操作流程》《自我照护服务标准操作流程》等列出步骤，建议患者相关事项，如告知患者疾病与就医知识、告知患者用药知识与用药技巧、对患者忘记服药的建议等。

(三) 患者随访

建议医师更改药物，医师是否修改了处方。教育患者改善用药行为或生活习惯，行为是否有所改善，核实所提出的疗效监测指标的值，以确认药物的有效性。评价是否存在药品不良反应，确认用药安全。如果治疗结果不符合原预期控制目标，应推荐替代治疗和后续可由药师协助的干预措施。记录上次建议后，医师回应情形及患者用药行为是否改变(FF)，如医师增加或停用某药、更改剂量或用药间隔；患者减少门诊就诊次数、较依指示时间服用药品、较不会忘记服药等，同时评估是否有新的问题出现，对于新出现的药品问题，药师应重新进行评估，拟定和执行照护计划，指定下一次的随访。

二、控制目标

高血压血压水平控制原则如下。

1. 一般成年高血压患者(未合并其他慢性病)血压控制目标 <140/90 mmHg。

2. 老年高血压患者血压控制目标 65~79岁，血压<150/90 mmHg，如能耐受可进一步降低血压，血压<140/90 mmHg；≥80岁，血压<150/90 mmHg。

3. 妊娠期高血压患者血压控制目标 (130~150)/(80~100)mmHg。

4. 儿童、青少年高血压控制目标 血压控制在P_{95}以下；合并肾脏疾病、糖尿病或出现靶器官损害时，血压控制在P_{90}以下(P_{95}表示年龄-血压的95分位数；P_{90}表示年龄-血压的90分位数)。

5. 高血压伴慢性肾病患者血压控制目标 有蛋白尿患者，血压<130/80 mmHg；无蛋白尿患者，血压<140/90 mmHg。

6. 高血压伴糖尿病患者血压控制目标 血压<130/80 mmHg。

7. 高血压伴冠心病患者血压控制目标 血压<130/80 mmHg。

8. 高血压合并心力衰竭患者血压控制目标 血压<130/80 mmHg。

9. 高血压伴脑卒中患者血压控制目标 血压<140/90 mmHg。

三、随访及效果评估

根据疾病控制目标与评估结果制定下一次的随访时间：血压控制水平达标，无药品不良反应、无新发并发症或原有并发症无加重的患者，每 6 个月随访一次。血压控制水平不达标，但只是单纯的高血压的患者，可建议医师调整药物或对患者进行用药教育，每 3 个月随访一次。血压控制水平不达标，且有高血压急症、亚急症及原有并发症加重的患者，建议转诊，并于 3 个月内主动随访转诊情况；

对所有的患者进行针对性的健康教育，与患者一起制定生活方式改进目标并在下一次随访时评估进展。告诉患者出现血压突然和明显升高（一般超过 180/120 mmHg）血压偏低（即低于 90/60 mmHg）时立即就诊。

四、生活方式等自我教育管理

高血压的控制除了患者长期的药物治疗外，也需要配合生活方式的调整和正确的心态及制定血压监测计划才能得到最好的疾病控制效果。

生活方式干预包括合理膳食、戒烟限酒、适量运动和控制体重。

（一）合理膳食

1. 限制钠盐的摄入，增加钾摄入　盐摄入量与血压升高成正比；严格限盐可有效降低血压；降低脑卒中、冠心病的发病率。我国人群 60% 为盐敏感型，限盐是花费最小，而效果很明显的降压措施。世界卫生组织推荐健康成人每日钠盐摄入量不宜超过 5 g。

（1）高血压饮食疗法最关键就是要减盐。

（2）血压患者每日钠的摄入至少减至 5 g 氯化钠，建议定量盐勺；或使用低钠盐。

（3）增加富钾食物的摄入，不建议使用钾补充剂。

2. 食物的选择

（1）推荐的食物：① 富含钾、钙、维生素和微量元素的食物，如土豆、蘑菇、香蕉、橘子等；② 富含优质蛋白、低脂肪、低胆固醇食物，如无脂奶粉、鸡蛋清、鱼类、猪瘦肉、豆制品等；③ 富含膳食纤维的食物，如粗粮、杂粮等。

（2）不推荐的食物：① 高钠食物，如腌制及烟熏食品、含钠高的调味料酱料等；② 高脂肪、高胆固醇食物：动物内脏、肥肉、蛋黄、鱼子、油炸食品；③ 糖类、辛辣刺激的调味品、浓咖啡、浓茶等；④ 高反式脂肪酸食物：人造奶油、富含氢化油、起酥油的糕点等。

3. 食物的量

（1）主食：每日摄入量的体积相当于自己 2~3 个拳头大，如馒头、米饭等。其中水果类：每日摄入量的体积为自己 1 个拳头大小，如苹果、梨、番石榴等。

（2）肉蛋类：每日摄入量的体积约为自己 2 个手掌心大、厚度为小拇指厚。如牛肉、猪肉、鸡蛋等。

（3）油脂类：每天一拇指指尖大小。

（4）绿叶蔬菜类：每日摄入量的体积为双手能捧起的蔬菜量，1 ~ 2 捧；如大白菜、菠菜、青菜。

（二）适量运动

（1）控制体重，BMI维持在18.5～23.9 kg/m^2；建议1年内体重减少初始体重5%～10%。

（2）每周4～7 d，每天累计30～60 min中等强度运动（如快走、太极拳、骑自行车、打羽毛球）；以有氧运动（如步行、快走、慢跑、太极拳）为主，无氧运动（如短跑、俯卧撑）作为补充。

（3）中等运动强度最大心率（次/min）=（220−年龄）×（60%～70%）或=170−年龄。

（4）高危患者运动前需进行评估。

（三）戒烟

（1）下决心、定戒烟计划，时刻提醒自己戒烟。

（2）丢弃所有烟草、烟灰缸、打火机、避免“条件反射”。

（3）坚决拒绝烟草诱惑。

（4）烟瘾来时，可咀嚼无糖口香糖。用餐后水果或散步代替饭后一支烟的习惯。

（5）把要戒烟的想法告诉家人和朋友，取得他们的鼓励、支持和配合。

（6）为自己安排一些体育活动，把注意力从吸烟上移开。

（7）可以自行购买尼古丁口嚼片。

（四）限制饮酒

过量饮酒显著增加高血压的发病风险，限制饮酒可以使血压降低。建议高血压患者不饮酒，如饮酒，应少量并选择低度酒；每日：男性<25 g，女性<15 g；每周：男性<140 g，女性<80 g。

长期过量饮酒是高血压、心血管病发生的危险因素，饮酒还可对抗降压药的作用，使血压不易控制；戒酒后，除血压下降外，降压药的疗效也大为改善。尽管有报道少量饮酒可能减少冠心病发病的危险，但“少量饮酒”的定义不同，不同饮酒量与健康的关系很难达成共识，故不提倡少量饮酒预防冠心病。高血压患者最好不饮酒。如饮酒，建议少量。

（五）控制体重

1. 体重指数（BMI）　18.5≤BMI<24.0为正常；24.0≤BMI<28.0为超重；BMI≥28.0为肥胖。

2. 体型　脂肪过多地聚集在上半身或腹部称为“中心型”肥胖。成年男性腰围大于90 cm，或腰臀比大于0.9；成年女性腰围大于85 cm，或腰臀比大于0.85，为中心型肥胖。

3. 体脂　体脂超标将显著增加高血压发生的风险。目前主张成年男性体脂不超过体重的25%；女性不超过体重的30%。

4. 减重　减轻体重有益于高血压的治疗，可明显降低患者的心血管病风险。减重应循序渐进，通常每周减重0.5～1 kg，在6个月至1年内减轻原体重5%～10%为宜。

（六）心理健康教育

（1）高血压治疗的基本原则

1）尽早治疗：降压是硬道理，早降压早获益。很多人被诊断为高血压后，不愿意服药，担心要一辈子服降压药，降压药会像抗生素用药产生“抗药性”，用得太早会导致以后用药无效，趁现在症状不重就不用药。这都是非常错误而且十分危险的观念。降压药不会产生耐药性，除非早期的轻度高血压，通过严格坚持健康的生活方式而降压达标者不需要用药外，其他患者都是越早服药获益越大。

2）规律治疗：有些人认为得了高血压后只要坚持长期、规律地服药就行了。其实药物治疗应该建立在健康生活方式的基础上，两者缺一不可。需要“管住嘴、迈开腿、心里美”，即合理膳食、适量运动、戒烟限酒及心理健康。吸烟、过量饮酒、高盐饮食等不良习惯不加以控制，单纯靠吃药，药物再好也疗效不佳，很多人服用两三种降压药而血压难以达标正是这个原因。正确的做法是除合理用药外，必须要坚持健康的生活方式。

3）终身治疗：有些人服药后血压降至正常，就认为高血压已治愈而自行停药。这是非常不好的做法。高血压和伤风感冒不同，高血压不能治愈，而只能通过综合治疗被控制，这就需要长期，甚至终身服药。

（2）高血压长期控制不佳会损害全身动脉血管，造成重要器官的损害，就是高血压的并发症，如脑中风、眼底病、心脏病、肾脏病、血管等。血压越高、病程越长，生活方式越不健康，伴随的危险因素越多，靶器官损害的程度就越严重，心血管病的危险性就越大。靶器官的损害包括以下几项。① 对脑造成的影响：引发脑卒中（脑出血、脑梗死）、一过性脑缺血发作（小中风）、血管性痴呆；② 对眼造成的影响：引发眼底小动脉硬化、出血，引起视力障碍；③ 对心脏的影响：引发冠心病、心绞痛、心肌梗死、心力衰竭、房颤；④ 对肾脏的影响：引发肾脏病、肾功能衰竭、尿毒症；⑤ 对血管的影响：引起下肢血管病、主动脉夹层动脉瘤。

（3）得了高血压，必须坚持治疗，不能因为没有症状就听之任之。治疗方法包括生活方式干预和服用降压药，两者缺一不可。生活方式干预是高血压防治的基石，只有配合生活方式的改善，降压药物才能取得良好的治疗效果。很多患者吃着两三种降压药，血压仍控制不住，就是因为治疗的同时还每天吃咸菜、腌制食品，大吃大喝，不运动，生活方式极不健康。这样，一边治疗，一边继续损害血管，导致降压药物疗效不佳。

（七）制定血压监测计划

（1）高血压本来是可防、可控的，现状是大多数居民长期不测量血压；2/3 高血压患者不知晓自己患高血压；大部分高血压患者未定期监测血压。不知道血压高，治疗和达标无从谈起。

（2）家庭血压测量是高血压的自我管理的重要方面。家庭血压测量的特点有可靠性、真实性和简便性。

（3）家庭血压测量：正确地测量血压并记录下来，推荐经过国际标准认证（ESH、

BHS、AAMI认证)的上臂式电子血压计进行家庭血压测量,不推荐手腕、手指式血压计。通过临床验证的血压计可在相关网站查询(www.dableducational.org)。

(4) 血压计在使用期间应定期进行校准,至少每年1次。可于购买处或就医处寻求帮助,进行校准。一些销售网络较完善的企业通常也会提供其所售血压计的校准服务。

案例

本案例主要以高血压为主线,简要介绍高血压患者药学照护的流程。

主诉:半月前出现头晕。

诊断:原发性高血压。

诊治过程:患者于8年前体检时发现血压升高,收缩压达180 mmHg以上,无头晕、头痛、眩晕、黑蒙、晕厥、胸闷、胸痛、心悸、气促、呼吸困难、双下肢水肿等,规律社区健康服务中心就诊,规律服用美托洛尔(倍他乐克)降压治疗,未监测血压。半月前再次出现头晕,症状较前相仿,于社区健康服务中心就诊,测血压收缩压达200 mmHg,调整降压方案为"美托洛尔47.5 mg(每日一次)+苯磺酸氨氯地平片5 mg(每日一次)口服"。

一、患者信息收集与药物治疗评估

(一) 患者信息收集

1. 基本信息　患者,女,43岁,身高160 cm,体重57.6 kg,BMI 22.62 kg/m^2。一档医保,自由职业,汉族,无宗教信仰。

2. 现病史　患者于8年前体检时发现血压升高,收缩压达180 mmHg以上,无头晕、头痛、眩晕、黑蒙、晕厥、胸闷、胸痛、心悸、气促、呼吸困难、双下肢水肿等,规律社区健康服务中心就诊,规律服用美托洛尔降压治疗,未监测血压。半月前再次出现头晕,症状较前相仿,于社区健康服务中心就诊,测血压收缩压达200 mmHg,调整降压方案为"美托洛尔47.5 mg(每日一次)+苯磺酸氨氯地平片5 mg(每日一次)口服",症状缓解。今日测血压142/91 mmHg。

3. 既往史　有焦虑状态病史4年,间断服用氟哌噻吨美利曲辛片、阿普唑仑片治疗。否认冠心病、糖尿病。预防接种史:不详。否认肝炎、结核、血吸虫病及其他传染史,否认手术外伤史,否认输血史,否认食物及药物过敏史。

4. 家族史　家族内无冠心病、糖尿病或家族性高脂血症患者。

5. 用药史　8年前确诊高血压后一直规律服用美托洛尔缓释片47.5 mg(每日一次),半个月前因头晕到社区健康服务中心就诊,测收缩压达200 mmHg,联合苯磺酸氨氯地平片5 mg(每日一次)降压治疗;焦虑状态病史4年,间断服用氟哌噻吨美利曲辛片、阿普唑仑片治疗。未服用非处方药、中草药、保健品。未诉服药期间有任何不适。

6. 全身系统性评估　该患者无其他不适,详见全身系统性评估表格。

7. 其他重要信息　无食物药物过敏史，正常免疫接种史。不吸烟，不饮酒，无特殊饮食偏好，每周运动 2~3 次，每次半小时，长期睡眠不佳。

（二）药物治疗评估

1. 适应证评估　患者既往有高血压病史 8 年，血压控制不佳，有治疗指征。

2. 有效性评估　该患者血压应控制在 140/90 mmHg 以下，可耐受的情况下可进一步下降至 130/80 mmHg 以下。

3. 安全性评估　患者目前同时服用美托洛尔缓释片、苯磺酸氨氯地平片，无保健品、中草药服用史，未诉服药期间有任何不适。

4. 依从性评估　患者既往规律服用美托洛尔缓释片，但未有监测血压。Morisky 评分 6.25 分，依从性一般。

5. 全身系统性评估　无其他不适，详见全身系统性评估表格。

该患者药物治疗存在以下问题。① 血压控制不达标：患者联合使用苯磺酸氨氯地平片半个月，今日测血压 142/91 mmHg，血压较未联合用药时有明显下降，但仍未达标，建议患者继续当前用药方案（PP80 -疾病与就医知识不正确）。② 依从性差：对患者进行用药教育，教育患者如何使用血压计及在家测量血压及记录血压波动情况（PP81 -自我照护技巧/生活方式不佳）。

二、拟定和执行照护计划

（一）高血压

1. 患者该疾病的控制情况　该患者目前血压 142/91 mmHg，目标血压应控制在 140/90 mmHg 以下，血压控制不佳，近期有头晕等不适，需要按时服用药物并自行监测家庭血压。

2. 目前治疗该疾病的所用药物　美托洛尔缓释片 47.5 mg（每日一次）联合苯磺酸氨氯地平片 5 mg（每日一次），该药 Morisky 评分 6.25 分，依从性一般。

3. 与药物治疗相关的问题

（1）血压控制不达标——与患者相关：患者依从性不佳，教育患者当前血压水平已接近达标，但血压水平波动比较大，血压需要平稳达标，高血压长期控制不佳会增加心、脑血管疾病及肾脏疾病的风险，应坚持规律服药，并每日测量血压、记录血压波动情况。

（2）生活方式不佳——与患者相关：教育患者平日饮食多用煎炸方式烹煮，重油重盐，需要注意改为清淡饮食，低盐低脂。每周坚持 4~5 次中等强度有氧运动，每次 0.5~1 h，可以选择慢跑、快走、游泳、舞蹈等运动方式。

4. 该疾病控制目标　该患者中年女性，确诊高血压病 8 年，目前未合并其他疾病，否认家族高血压病史，考虑与患者不良生活习惯有关。当前血压控制目标为控制在 140/90 mmHg 以下，血压达标且稳定后，可进一步控制在 130/80 mmHg 以下。

5. 制定随访计划　该患者血压控制不满意，半个月前血压明显升高，有头晕等不适症状，现给予二联降压药物治疗 2 周，建议一个月后复诊，3 个月内主动随访复诊情况。

6. 执行服务　对患者建议——① SS56－提供用药教育：按照《用药依从性咨询服务标准操作流程》对患者进行服务，患者依从性不佳，教育患者当前血压水平已接近达标，但血压水平波动比较大，血压需要平稳达标，高血压长期控制不佳会增加心、脑血管疾病及肾脏疾病的风险，应坚持规律服药，并每日测量血压、记录血压波动情况。② SS57－自我照顾技巧/对生活方式的建议：建议您低盐低脂、清淡饮食。每周坚持 4~5 次中等强度有氧运动，每次 0.5~1 h，可以选择慢跑、快走、游泳、舞蹈等运动方式。

7. 随访　患者于 2024 年 9 月 30 日医院门诊就诊，复查血压 138/89 mmHg，医师嘱继续当前用药方案，1 个月后复诊。再次对患者进行用药依从性评估，该患者 Morisky 评分 8 分，有测量血压、记录血压情况，依从性提高（FF59－依从性明显提高），饮食少盐少油，偶尔有运动（FF57－使用较正确生活习惯/自我照顾）。本次服务 PPSSFF 码分别为：80－56－59；81－57－57。

第五节　高血脂药学服务

一、服务流程

药师对社区高血脂患者进行服务，应遵从患者信息收集与药物治疗评估、拟定和执行照护计划、患者随访 3 个步骤进行。需要注意的是，若患者有血脂控制不满意、急性肝肾功能异常等合并复杂全身疾病或有其他无法处理的急症，建议患者转诊至上级医院，由专科医师进行诊疗（图 8－4）。

（一）患者信息收集及药物治疗评估

1. 患者信息收集　药师对高血脂患者进行临床评估前，需掌握相关的提问技巧，尽量使用通俗易懂语言。

（1）基本信息：应收集患者年龄、性别、医疗保险、工作、民族等信息，需关注患者的民族及其宗教信仰的禁忌，在后续沟通与药物选择中应注意规避禁忌。

（2）现病史：重点询问心脑血管、高脂血症相关疾病病史，询问动脉彩超结果、高血脂持续时间和近期血脂控制情况；合并其他疾病的患病时长；疾病控制情况；关键指标复查结果及频次。

（3）既往史：详细询问既往检查情况，尽量通过患者纸质、电子版检查结果等材料获取真实有效信息。

（4）家族史：重点关注有无动脉粥样硬化性心血管疾病、糖尿病、高血压或家族性高脂血症患者。

（5）用药史：详细询问并记录患者既往用药史和当前用药情况，包括处方药、非处方

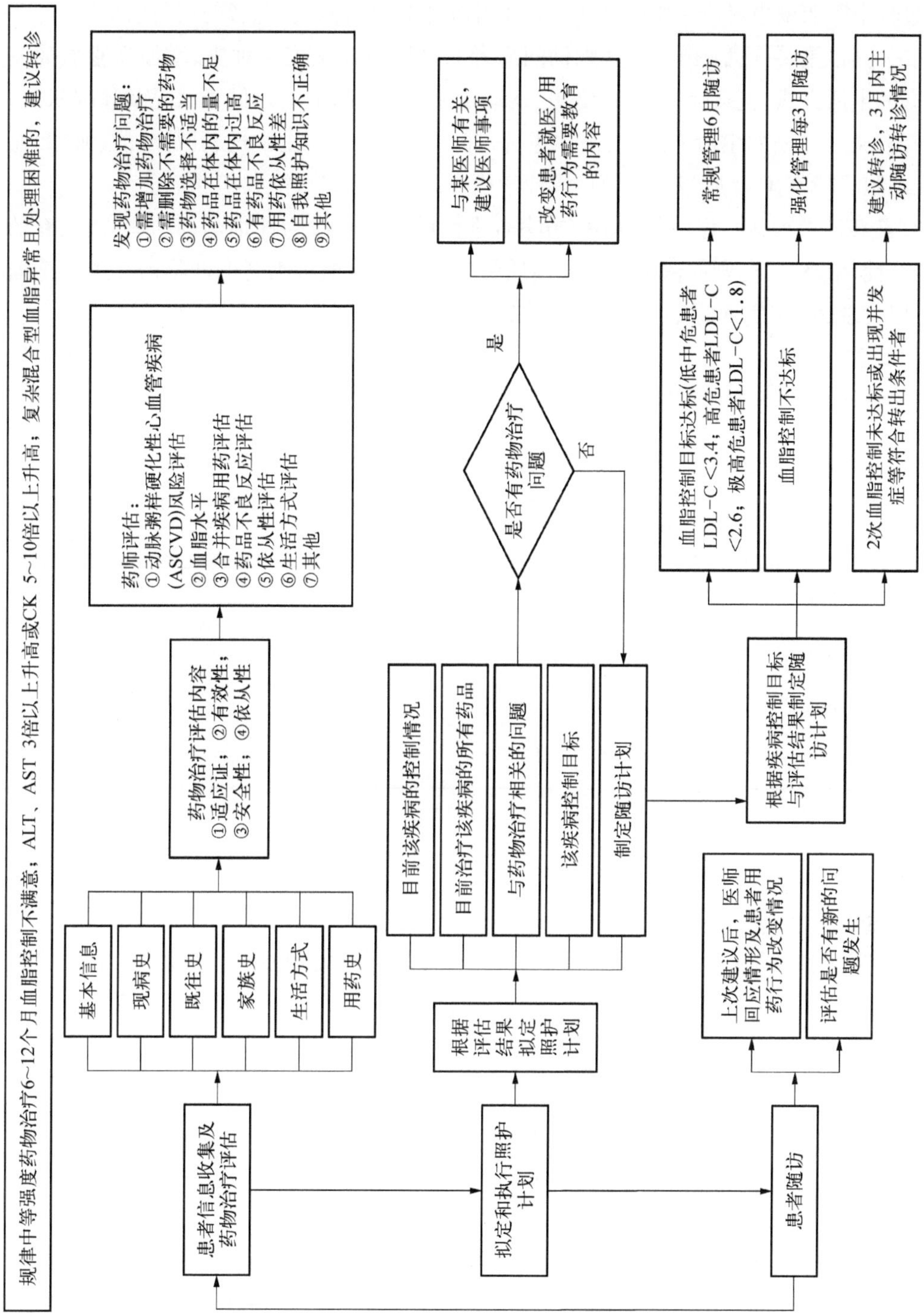

图 8-4 高血脂患者药物治疗管理路径流程图

药、中草药、保健品,既往用药史主要关注用药起止时间及停药或换药原因,当前用药情况内容主要包括药品名称、用法用量、疗效(血脂控制及动脉彩超情况)和药品不良反应。问询过程中需明确患者所使用的药物是医师开具还是自行购买、患者的用药依从性等。

(6) 其他重要信息:药师应详细询问患者的过敏史及免疫接种史、增加高脂血症发生概率的生活方式,包括吸烟史、饮酒史、运动状况、饮食结构、心理健康状况及睡眠状况。其他有意义的体征如生命体征、身高体重等,辅助检查指标如血常规、肝肾功能、血糖、血脂、红细胞沉降率、C 反应蛋白及超声影像学检查结果也应尽可能收集并记录。

2. *药物治疗评估* 评估药物治疗方案合理性的项目依次为评估药物的适应证、有效性、安全性、依从性,药师应依据指南或高质量循证医学证据对患者的药物治疗进行全面评估,以发现药物治疗问题,从而拟定和执行照护计划。

(1) 适应证评估:根据患者血脂水平、颈动脉超声结果及合并疾病,进行简易的临床分类(表 8-5),根据血脂异常分型进行用药适宜性评估。

表 8-5 血脂异常的临床分类(引自《中国成人血脂异常防治指南(2023 年)》)

分 型	TC	TG	HDL-C	相当于 WHO 表型
高 TC 血症	增高	—	—	Ⅱa
高 TG 血症	—	增高	—	Ⅳ、Ⅰ
混合型高脂血症	增高	增高	—	Ⅱb、Ⅲ、Ⅳ、Ⅴ
低 HDL-C 血症	—	—	降低	—

TC:总胆固醇;TG:三酰甘油;HDL-C:高密度脂蛋白胆固醇;—:无。

(2) 有效性评估:根据患者血脂情况及合并疾病的进展与缓解情况、重要指标达标情况,对患者药物治疗的有效性进行评估。

(3) 安全性评估:根据患者合并疾病、近 3 个月的重要生化指标(如血脂、肝肾功能、血尿常规、血糖及超声检查等)、合并用药、年龄、遗传因素、是否出现或有潜在药品不良反应风险等进行综合评估。对于存在多种疾病的高脂血症患者,由于患者常在不同科室就医,不同专科医师可能忽视患者合并用药的相互作用、禁忌证问题,药师需对此进行评估,当存在治疗矛盾时,需权衡利弊选用药物。

(4) 依从性评估:通过开放式提问或询问患者处方周期等了解患者用药依从性。对于依从性差的患者应从多方面指导,如通过用药指导让患者充分了解药物治疗方案以提高服药意识。借助药盒、用药提醒工具,求助亲人朋友提醒服药等形式,多方面改善患者依从性。

3. *药师综合评估* 除以上评估外,药师还应对生活方式及患者的全身系统进行评估,以对患者进行自我照护知识的教育。若发现存在其他系统的药物治疗问题,可建议患者转诊。

4. *发现药物治疗问题(PP)* 药师通过评估,依改善的重要程度依次列出患者目前存在的疾病/医疗问题清单，针对每个疾病/医疗问题列出药师发现的药物治疗问题，包括需增加药物治疗、需删除不需要的药物、药物选择不适当、药品在体内的量不足、药品在体内的量过高、有药品不良反应、用药依从性差、自我照护知识不正确等。

（二）拟定和执行照护计划

药师需根据以上评估结果，拟定照护计划并执行。拟定照护计划流程如下。

1. *患者该疾病的控制情况* 详细说明患者目前血脂控制情况，如 LDL－C、TC、TG、HDL－C 等。

2. *目前治疗该疾病的所用药物* 列出该患者用于治疗高脂血症的所有药物，评估是否对症，有无出现不良反应，患者口服药物的依从性等。

3. *与药物治疗相关的问题* 把第一步发现的药物治疗问题与具体药物相对应，根据不同问题拟定相应的干预措施。若药物治疗问题与某医师有关，则可建议医师具体事项，如建议开始用或停用某药、建议更换药品、建议改变用法用量/用药时间、建议血药浓度监测或个体化基因检测等；若药物治疗问题与患者用药行为相关，可对患者进行用药教育或建议患者就诊。

4. *该疾病控制目标* 根据患者的血脂水平、是否有合并症制定针对该患者的疾病控制目标。

5. *制定随访计划* 对血脂控制满意，无药品不良反应、无新发并发症或原有并发症无加重的患者，每 6 个月随访一次。对血脂控制不满意的患者，可建议医师调整药物或对患者进行用药教育，每 3 个月随访一次。对血脂控制不满意、出现新的并发症或者其他情况的患者，建议转诊，并于 2 周内主动随访转诊情况。具体见随访及效果评估。

6. *执行照护计划（SS）* 根据拟定的干预措施进行执行。若药物治疗问题与医师有关，药师可依照《处方判断性服务标准操作流程》所列出的步骤，通过面谈、邮件等方式建议医师相关事项，如建议开始用或停用某药、建议改变剂量、改变用药间隔等；若药物治疗问题与患者相关，药师可依照《用药依从性咨询服务标准操作流程》《药品不良反应咨询服务标准操作流程》《自我照护服务标准操作流程》等列出步骤，建议患者相关事项，如告知患者疾病与就医知识、告知患者用药知识与用药技巧、对患者忘记服药的建议等。

（三）患者随访

记录上次建议后，医师回应情形及患者用药行为是否改变（FF），如医师增加或停用某药、更改剂量或用药间隔；患者减少门诊就诊次数、较之前依指示时间服用药品、较之前不会忘记服药等。同时评估是否有新的问题出现，对于新出现的药品问题，药师应重新进行评估，拟定和执行照护计划，制定下一次的随访。

二、控制目标

（一）动脉粥样硬化性心血管疾病总体风险评估

（1）按照是否患有动脉粥样硬化性心血管疾病（atherosclerotic cardiovascular disease,

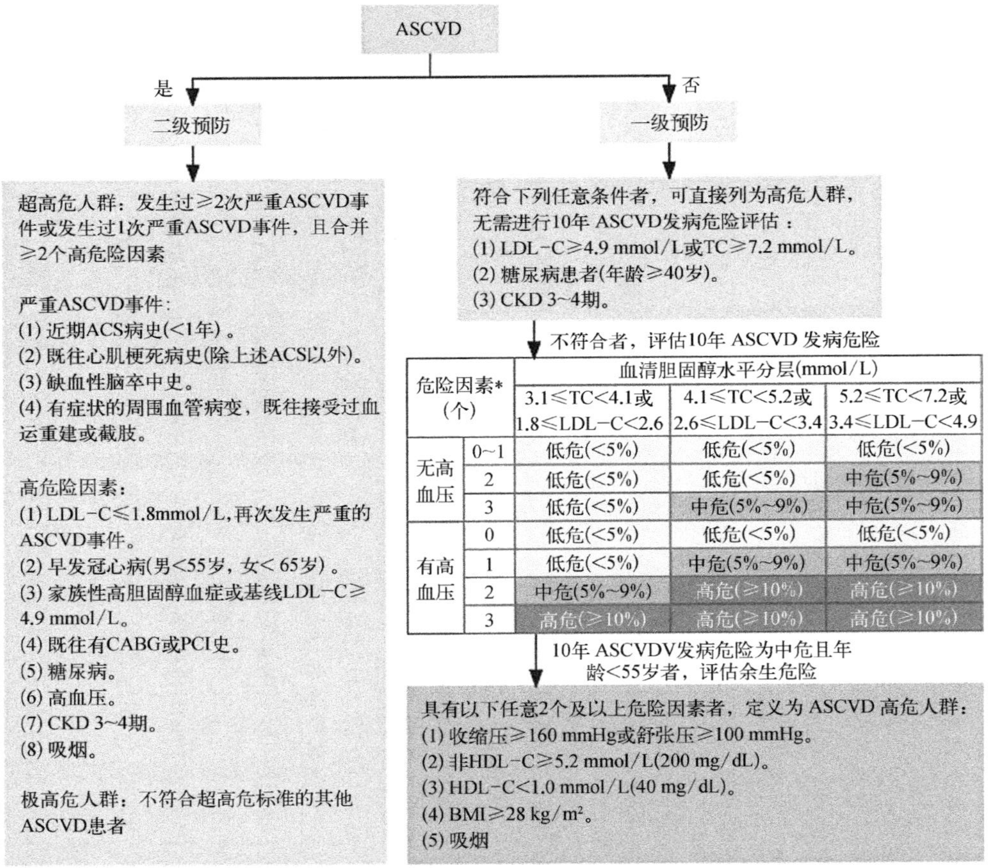

危险因素*（个）		血清胆固醇水平分层(mmol/L) 3.1≤TC<4.1或1.8≤LDL-C<2.6	4.1≤TC<5.2或2.6≤LDL-C<3.4	5.2≤TC<7.2或3.4≤LDL-C<4.9
无高血压	0~1	低危(<5%)	低危(<5%)	低危(<5%)
	2	低危(<5%)	低危(<5%)	中危(5%~9%)
	3	低危(<5%)	中危(5%~9%)	中危(5%~9%)
有高血压	0	低危(<5%)	低危(<5%)	低危(<5%)
	1	低危(<5%)	中危(5%~9%)	中危(5%~9%)
	2	中危(5%~9%)	高危(≥10%)	高危(≥10%)
	3	高危(≥10%)	高危(≥10%)	高危(≥10%)

图 8-5　中国成人 ASCVD 总体发病风险评估流程图(引自《中国血脂管理指南(2023 年)》)

ASCVD：动脉粥样硬化性心血管疾病；ACS：急性冠脉综合征；LDL-C：低密度脂蛋白胆固醇；CABG：冠状动脉旁路移植术；PCI：经皮冠状动脉介入治疗；TC：总胆固醇；CKD：慢性肾脏病；HDL-C：高密度脂蛋白胆固醇；BMI：体重指数。1 mmHg=0.133 kPa。危险因素的水平均为干预前水平。*：危险因素包括吸烟、低HDL-C、年龄≥45/55岁(男性/女性)

ASCVD）划分为二级预防和一级预防两类情况（图 8－5）。超高危人群指在确诊为ASCVD 的人当中，发生过 2 次以上严重 ASCVD 事件或发生过 1 次严重 ASCVD 事件，且合并 2 个以上高危险因素的患者。极高危人群指除超高危人群以外的其他 ASCVD 患者。高危人群指在尚未确诊 ASCVD，且符合如下 3 个条件之一者，不需要再进行 ASCVD 10 年发病风险评估：① LDL－C ≥ 4.9 mmol/L 或 TC≥7.2 mmol/L；② 年龄≥40 岁的糖尿病患者；③ CKD 3~4 期。不具有以上 3 种情况的人群（包括<40 岁的糖尿病患者），应结合患者未来 10 年间 ASCVD 总体发病的风险进行评估：按照 LDL－C 水平、有无高血压及其他 ASCVD 危险因素个数进行组合，按照 10 年发病的平均风险<5%、5%~9%和≥10%分别定义为低危、中危和高危。对于 ASCVD 10 年发病风险为中危的人群，如果其年龄小于 55 岁的还需要进行 ASCVD 余生风险的评估。如有以下任意 2 个或以上危险因素者 ASCVD 余生风险定义为高危人群：① 收缩压≥ 160 mmHg（1 mmHg＝0.133 kPa）或舒张压≥ 100 mmHg；② 非 HDL－C≥5.2 mmol/L；③ HDL－C<1.0 mmol/L；④ 体重指数≥28 kg/m^2；⑤ 吸烟。

1 型糖尿病病程≥20 年可作为高危，而年龄<40 岁的糖尿病患者，应结合 ASCVD 其他因素（高血压、吸烟、HDL－C、肥胖、早发冠心病家族史）和（或）靶器官损害（蛋白尿、肾功能损害、左心室肥厚、视网膜病变）确定 ASCVD 风险；如患者有≥3 个危险因素或合并靶器官损害，也应视为 ASCVD 高危。

（2）如果患者的情况比较复杂，尤其是风险评估为中危的人群，可考虑结合 ASCVD 风险增强因素进行评估（表 8－6），若患者合并有多个风险增强因素时则更建议按照高危人群处理。

表 8－6　ASCVD 风险增强因素（引自《中国血脂管理指南（2023 年）》）

项　目	内　容
靶器官损害	（1）冠状动脉钙化≥100 AU （2）超声示颈动脉内膜中层厚度≥0.9 mm 或存在颈动脉粥样斑块 （3）踝/臂血压指数<0.9 （4）左心室肥厚：心电图 $S_{v1}+R_{v5}(R_{v6})$ 电压>3.8 mV，或超声心动图示左心室质量指数>109/105 g/m^2（男性/女性），或室间隔厚度≥11 mm
血清生物标志物	（1）非 HDL－C≥4.9 mmol/L （2）ApoB≥1.3 g/L （3）Lp(a)≥500 mg/L （4）TG≥2.3 mmol/L （5）高敏 C 反应蛋白≥2.0 mg/L
其他因素	肥胖或腹部肥胖、早发心血管疾病家族史［发病年龄<55/65 岁（男性/女性）］等

非 HDL－C：非高密度脂蛋白胆固醇；ApoB：载脂蛋白 B；Lp(a)：脂蛋白(a)；TG：三酰甘油。

（二）高脂血症血脂水平控制原则

1. 降脂靶点的目标值（包含高血压患者）　LDL－C 是防治 ASCVD 的首要干预靶点，

非 HDL－C 为次要干预靶点。应根据个体的 ASCVD 风险确定相应的 LDL－C 及非 HDL－C目标值。

（1）ASCVD 风险等级为低、中危：LDL－C 推荐目标值<3.4 mmol/L（130 mg/dL），非 HDL－C<4.1 mmol/L（160 mg/dL）。

（2）ASCVD 风险等级为高危：LDL－C 推荐目标值<2.6 mmol/L（100 mg/dL），非 HDL－C<3.4 mmol/L（130 mg/dL）。

（3）ASCVD 风险等级为极高危：LDL－C 推荐目标值<1.8 mmol/L（70 mg/dL），且较基线降低幅度>50%，非 HDL－C<2.6 mmol/L（100 mg/dL）。

（4）ASCVD 风险等级为超高危：LDL－C 推荐目标值<1.4 mmol/L，且较基线降低幅度>50%。

2. *糖尿病患者血脂目标值推荐*　糖尿病患者推荐采用 LDL－C 和非 HDL－C 同时作为降脂目标。

（1）糖尿病合并 ASCVD 患者：LDL－C<1.4 mmol/L。

（2）ASCVD 风险为高危的糖尿病患者：LDL－C<1.8 mmol/L。

（3）ASCVD 风险为低、中危的糖尿病患者：LDL－C<2.6 mmol/L。

（4）糖尿病患者以非 HDL－C 为次要目标，目标值为相应的 LDL－C 目标值+0.8 mmol/L。

3. *脑卒中患者的降脂治疗*

（1）对于 ASCVD 或短暂性脑缺血发作合并明确冠状动脉粥样硬化性心脏病或外周动脉疾病患者，建议LDL－C<1.4 mmol/L。非 HDL－C<2.2 mmol/L。

（2）对于单纯 ASCVD 或短暂性脑缺血发作患者，建议 LDL－C<1.8 mmol/L；非HDL－C<2.6 mmol/L。

三、随访及效果评估

降脂治疗中监测的目的是观察是否达到降脂目标值和了解药物治疗过程中潜在的不良反应。

（1）常规管理：对于 LDL－C 达到控制目标值的患者，药师应至少每半年随访 1 次，监测患者的血脂和病情控制情况，进行药物治疗情况、生活教育和居家管理指导。

（2）强化管理：对于 LDL－C 未达到控制目标值的患者，药师应至少每 3 个月随访 1 次，监测患者的血脂和病情控制情况，同时进行生活健康教育和非药物干预，重点强调药物治疗管理，监测药物的疗效和是否有不良反应发生。如治疗 1～3 个月后，血脂仍未达到目标值，需及时调整降脂药物剂量或种类或联合应用不同作用机制的降脂药物。药物治疗初期或调整降脂药物种类或剂量时，应每 1～2 个月复查血脂、肝酶和肌酸激酶。如血脂参数能达到目标值，且无药品不良反应，逐步改为每 3～6 个月复查 1 次。

（3）对连续 2 次血脂控制未达标、出现并发症，或有下列情况之一者应向上级医院转诊：① 规律使用中等强度药物治疗 6～12 个月后，血脂控制不满意；② 患者服药后出现药品不良反应(包括 ALT、AST 3 倍以上升高或 CK 5~10 倍升高);③ 复杂混合型血脂异常患者,处理有困难的;④ 出现新的并发症或原有并发症加重的患者。转诊后,药师应在 2 周内主动随访患者的情况。

四、生活方式等自我管理教育

在降脂的治疗过程中首先推荐健康生活的方式,包括合理膳食、适度增加身体活动、控制体重、戒烟和限制饮酒等。高脂血症人群的日常食养原则包括:① 饮食配合运动,保持健康体重;② 限制脂肪摄入,少油烹饪;③ 饮食多样化,多食蛋白质和膳食纤维;④ 低盐低糖,戒烟限酒;⑤ 辨证施膳,制定个性化食养方案;⑥ 按季节调整饮食;⑦ 根据地域调整膳食。

(一)饮食配合运动,保持健康体重

高脂血症人群可通过改善膳食结构调节血脂水平,在满足每日必需营养需要的基础上,控制能量摄入,减少体脂含量。超重和肥胖人群,可以通过改善膳食结构和增加运动(每天可减少 300~500 kcal 的能量摄入),达到能量摄入小于能量消耗,使体重减少 10% 以上。高脂血症人群,除部分不宜进行运动人群外,无论是否肥胖,建议每周 5~7 次体育锻炼,每次半小时中等及以上强度的身体运动,如快走、跑步、游泳、爬山和球类运动等,每天锻炼至少消耗 200 kcal。稳定性动脉粥样硬化性心血管疾病患者应先进行运动负荷试验,充分评估其安全性后,再进行身体活动。运动强度宜循序渐进、量力而行,以运动后第 2 日感觉精力充沛、无不适感为宜。

(二)限制脂肪摄入,少油烹饪

防治高脂血症和动脉粥样硬化性心血管病的重要措施应以限制总脂肪、饱和脂肪、胆固醇和反式脂肪酸的摄入为主。脂肪摄入量以占总能量 20%~25% 为宜。高脂血症人群应选择少油的烹饪方式,减少对食品的过度加工,少用油炸、油煎等多油烹饪方法,多选择蒸、煮等方式。

(三)饮食多样化,多食蛋白质和膳食纤维

在控制总能量及脂肪摄入的基础上,膳食选择模式应均衡多样化、均衡化,食物每天应不少于 12 种,每周不少于 25 种。碳水化合物摄入量应占总能量的 50%~60%,以成年人每日能量摄入 1 800~2 000 kcal 为例,相当于全天碳水化合物摄入量在 225~300 g 之间。在主食方面,应适当控制精白米面的摄入,适量多吃含膳食纤维丰富的食物,如全谷物、蔬菜、豆类等。建议每日膳食中应包含有 25~40 g 膳食纤维(其中 7~13 g 水溶性膳食纤维)。多食新鲜蔬菜,推荐每日摄入 500 g,深色蔬菜应当占一半以上,新鲜水果每日推荐摄入 200~350 g。蛋白质应充足摄入,动物蛋白可适当选择脂肪含量较低的鱼虾类、瘦肉等;奶类选择脱脂或低脂奶等。

(四)低盐低糖,戒烟限酒

高脂血症人群膳食除了控制脂肪摄入量,还要控制盐和糖的摄入量。建议以清淡口味为主,食盐用量每日不宜超过 5 g。减少酱油、鸡精、味精、咸菜、咸肉、酱菜等高盐食品

的摄入量。限制单糖和双糖的摄入，少吃甜食，添加糖摄入不应超过总能量的10%，如肥胖和高三酰甘油血症的人群对添加糖摄入应更低。生活作息应规律，保持乐观、愉快的情绪，劳逸结合，睡眠充足，戒烟限酒，培养健康的生活习惯。应完全戒烟或避免吸入二手烟，限制饮酒。

（五）辨证施膳，制定个性化食养方案

按照高脂血症人群的年龄、性别、体质、生活习惯、职业等不同特点来辨别不同证型，综合考虑个性化膳食搭配的原则来制定食养方案，以达到精准施膳的目的。应避免长期过量食用油腻和甘甜的食物。饮食不可过烫、过凉，要做到寒温适中，规律进食，勿饥饱不均。

（六）按季节调整饮食

人与自然是一个有机整体，在四时节律影响下，人体的血脂水平也会存在一定差异，应根据不同的季节特点调整饮食。春季膳食以护阳保肝为主，多食时令蔬菜（如芹菜、芦笋等），可适当食用具有疏肝理气、养肝清肝作用的食药物质（如佛手、生麦芽、菊花等）。注意不要过量食寒凉、黏滞、肥腻的食物。初夏膳食以益气清心为主，可适当食用鸭肉、鱼类、兔肉、小麦、绿豆、豆腐及时令蔬菜瓜果。长夏（夏秋交替时），膳食以清利湿热、健运脾胃为主，食物应清淡，少油腻，要以温食为主。适当食用健脾化湿作用的食药物质（如橘皮、薏苡仁、白扁豆、赤小豆、莱菔子等）。秋季膳食以滋阴润肺为主，可适当食用具有滋阴作用的食药物质（如桑椹、黑芝麻、乌梅、百合等），少吃辛辣、煎炸、油腻及热性食物。冬季食养重在散寒邪，补肾阳，可适当食用羊肉等性质偏温的食物，以及具有滋阴补肾作用的食药物质（如枸杞子、黄精、山茱萸等），忌食生冷的食物。

（七）根据地域调整膳食

因不同地区气候、环境影响，居民膳食习惯、生理特征存在差异，所以根据地域调整膳食，对人体健康具有重要作用。建议北方地区高脂血症人群多食新鲜蔬果、鱼虾类、奶类、豆类，控制油、盐摄入量，减少腌制蔬菜的摄入；同时可适当食用具有祛湿、化痰的食药物质，如橘皮、薏苡仁、白扁豆、赤小豆、莱菔子、山楂、桃仁、沙棘等。建议南方地区高脂血症人群控制油、盐摄入量，适量增加粗粮摄入，如紫薯、玉米、黑米、大麦、青稞等；同时可适当食用具有祛湿化痰、益气健脾作用的食药物质，如人参、白扁豆、薏苡仁、山药、大枣、麦芽、茯苓等。建议西北地区高脂血症人群在蛋白质摄入充足的条件下，适当减少牛羊肉的食用（可由其他去皮禽肉、鱼、虾、蛋等代替）；多食蔬菜和水果；同时可适当食用具有滋养肝肾阴津作用的食药物质，如枸杞子、桑椹、菊花、黑芝麻、百合、乌梅、决明子等。建议青藏地区高脂血症人群多食用去皮禽肉、鱼等动物蛋白，并补充优质的植物蛋白，如大豆蛋白等，同时增加蔬菜水果的摄入。

案例

本案例主要以高脂血症为主线，简要介绍高脂血症患者药学照护的流程。

主诉：左侧肢体无力2个月。

诊断：高脂血症、高血压、脑梗死。

诊治过程：患者 2024 年 4 月 2 日因左侧肢体无力 7 h 入院，医院诊断为急性脑梗死，给予阿托伐他汀钙 20 mg(每日一次)等治疗，2024 年 5 月 20 日复查相关指标来我院就诊，门诊复查血脂：低密度脂蛋白胆固醇 2.64 mmol/L，肝功能：天冬氨酸氨基转移酶 18 U/L，丙氨酸氨基转移酶 12 U/L。

（一）患者信息收集与药物治疗评估

药师应在服务开始前进行患者信息收集，以核对、完善重要信息，有助于后续对患者进行药物治疗评估。

1. 患者信息收集

（1）基本信息：张女士，女，72 岁，身高：158 cm，体重 54 kg。本地医保，公务员，汉族，无宗教信仰。

（2）现病史：患者 2024 年 4 月 2 日因左侧肢体无力 7 h 入院，住院查低密度脂蛋白胆固醇 3.12 mmol/L，天冬氨酸氨基转移酶 16 U/L，丙氨酸氨基转移酶 13 U/L；医院诊断为脑梗死，给予阿托伐他汀钙 20 mg(每日一次)、阿司匹林肠溶片 100 mg(每日一次)治疗，遗留左侧肢体无力，2024 年 5 月 20 日复查相关指标来我院就诊，精神状态、饮食睡眠可，大小便正常，门诊复查血脂：低密度脂蛋白胆固醇 2.64 mmol/L，天冬氨酸氨基转移酶 18 U/L，丙氨酸氨基转移酶 12 U/L。

（3）既往史：有高血压病史 2 年，最高血压 190/80 mmHg，规律使用硝苯地平控释片 30 mg(每日一次)降压治疗，血压控制在(120～130)/(75～80)mmHg；有脑梗死病史 7 年；规律服用阿司匹林肠溶片 100 mg(每日一次)抗板治疗、不规律服用阿托伐他汀钙 20 mg(每晚一次，口服)降脂固斑治疗；否认糖尿病、心脏病史等慢性病史，否认外伤、手术及传染病史，否认食物及药物过敏史。

（4）家族史：家族内无高血压、脑血管病或家族性高脂血症患者。

（5）用药史：7 年前有脑梗死病史，2 个月前脑梗死再发，规律服用阿司匹林肠溶片 100 mg(每日一次)抗板治疗、不规律服用阿托伐他汀钙 20 mg(每晚一次，口服)降脂固斑治疗，2 年前有高血压病史，规律使用硝苯地平控释片 30 mg(每日一次)降压治疗，未服用非处方药、中草药、保健品。未诉服药期间有任何不适。

（6）全身系统性评估：该患者无其他不适。

（7）其他重要信息：正常免疫接种史。不吸烟，不饮酒，低盐低脂饮食，最近 1 个月自己未感觉疲乏，每天早晚都在公园慢走，体重无变化。

2. 药物治疗评估

（1）适应证评估：患者诊断脑梗死、高脂血症，有阿托伐他汀钙片使用适应证。

（2）有效性评估：患者发生过 2 次脑梗死，ASCVD 风险等级为超高危，LDL－C 是防治 ASCVD 的首要干预靶点，LDL－C 应控制在 1.4 mmol/L 以下，该患者 LDL－C 2.64 mmol/L，未达到治疗目标。

(3) 安全性评估：患者目前同时服用阿司匹林肠溶片及阿托伐他汀钙片，无保健品、中草药服用史，肝功能无异常，未诉服药期间有任何不适。

(4) 依从性评估：患者怕肝功能异常不规律服用阿托伐他汀钙片，Morisky 评分 3.75 分，依从性差。

药物治疗评估结果：该患者药物治疗存在以下问题。

1) 血脂控制不达标：使用阿托伐他汀钙后，血脂控制不达标(PP12 -需合并另一药来加强疗效)。

2) 高脂血症用药依从性差：患者怕肝功能异常不规律服用阿托伐他汀钙片(PP78 -担心/怀疑有不良反应没吃药)。

(二) 拟定和执行照护计划

1. 患者该疾病的控制情况　该患者目前低密度脂蛋白胆固醇 2.64 mmol/L，目标或低密度脂蛋白胆固醇应控制在 1.4 mmol/L 以下，疾病控制不佳。

2. 目前治疗该疾病的所用药物　阿托伐他汀钙片 20 mg(每日一次)，该药 Morisky 评分 5.75 分，依从性差。

3. 与药物治疗相关的问题　血脂控制不达标：① 与医师相关，建议医师加用依折麦布片；② 与患者相关，患者依从性不佳，教育患者当前血脂水平距离血脂控制目标较远，应坚持规律服药，不可自行停用药物，药物依从性好可降低脑梗死复发的风险。

4. 该疾病控制目标　患者发生过 2 次脑梗死，ASCVD 风险等级为超高危，低密度脂蛋白胆固醇是防治 ASCVD 的首要干预靶点，低密度脂蛋白胆固醇应控制在 1.4 mmol/L 以下。

5. 制定随访计划　① 每 1~2 个月复查血脂、肝酶和肌酸激酶。如低密度脂蛋白胆固醇能达到目标值，且无药品不良反应，逐步改为每 3~6 个月复查 1 次。② 关注药物使用依从性改善。

6. 执行服务

对医师建议——(SS10 -建议开始用某药)：按照《处方判断性服务标准操作流程》对患者进行服务，该患者目前使用阿托伐他汀钙片 20 mg(每日一次)口服降血脂治疗，规律服用 1 个月后复查血脂中低密度脂蛋白胆固醇水平为 2.64 mmol/L，仍未达到该患者低密度脂蛋白胆固醇控制目标(<1.4 mmol/L)，建议开始加用依折麦布片 10 mg(每日一次)，加强降血脂效果。

对患者建议——(SS56 -提供用药教育)：按照《用药依从性咨询服务标准操作流程》对患者进行服务，该患者主要因担心药品潜在不良反应而不规律服药。教育患者阿托伐他汀钙片常见不良反应为肝功能异常，但并非每个患者都会发生，您服用阿托伐他汀钙后肝酶并无异常，表明阿托伐他汀钙片对您来说是安全的。如果不规律服药，会导致脑梗死复发的风险增加，对您的伤害要大于潜在的药品不良反应。

（三）随访

患者于2024年6月20日医院门诊就诊，医师已在5月20日调整阿托伐他汀钙20 mg（每日一次）联合依折麦布片10 mg（每日一次）（FF10－医师增加某药来治疗），患者规律用药，再次对患者进行用药依从性评估，该患者Morisky评分8分，依从性好（FF53－较不会忘记服药）复查血脂中低密度脂蛋白胆固醇1.36 mmol/L，肝肾功、肌酸激酶无异常。患者血脂达标，无其他不良反应发生。

本次服务PPSSFF码分别为：12－10－10；78－56－53。

第六节　高尿酸血症/痛风药学服务

一、服务流程

药师对社区高尿酸血症患者进行服务，应遵从患者信息收集与药物治疗评估、拟定和执行照护计划、患者随访3个步骤进行。需要注意的是，若患者具有痛风反复发作、泌尿系结石、急性肝肾功能异常等合并复杂全身疾病或有其他无法处理的急症，建议患者转诊至上级医院，由专科医师进行诊疗（图8－6）。

（一）患者信息收集及药物治疗评估

1. 患者信息收集　药师对高尿酸血症/痛风患者进行临床评估前，需掌握相关的提问技巧，尽量使用通俗语言。

（1）基本信息：应收集患者年龄、性别、医疗保险、工作、民族等信息，需关注患者的民族和其宗教信仰的禁忌，在后续沟通与药物选择中应注意规避禁忌。

（2）现病史：重点询问尿酸相关疾病病史，询问高尿酸血症/痛风的发病诱因、持续时间和缓解方式、近期尿酸控制情况；合并其他疾病的患病时长；疾病控制情况；家庭自我监测情况、关键指标复查结果及频次。药学门诊患者应重点询问患者居家尿酸控制及测量情况。

（3）既往史：详细询问既往检查情况，尽量通过患者纸质、电子版检查结果等材料获取真实有效信息。详细询问是否有其他合并症及治疗情况。

（4）家族史：重点关注有无冠心病、糖尿病或家族性高脂血症患者。

（5）用药史：详细询问并记录患者既往用药史和当前用药情况，包括处方药、非处方药、中草药、保健品，既往用药史主要关注用药起止时间和停药或换药原因，当前用药情况内容主要包括药品名称、用法用量、疗效（急性痛风发作频率和发作时长，日常尿酸控制情况）和药品不良反应。问询过程中需明确患者所使用的药物是医师开具还是自行购买、患者的用药依从性等。

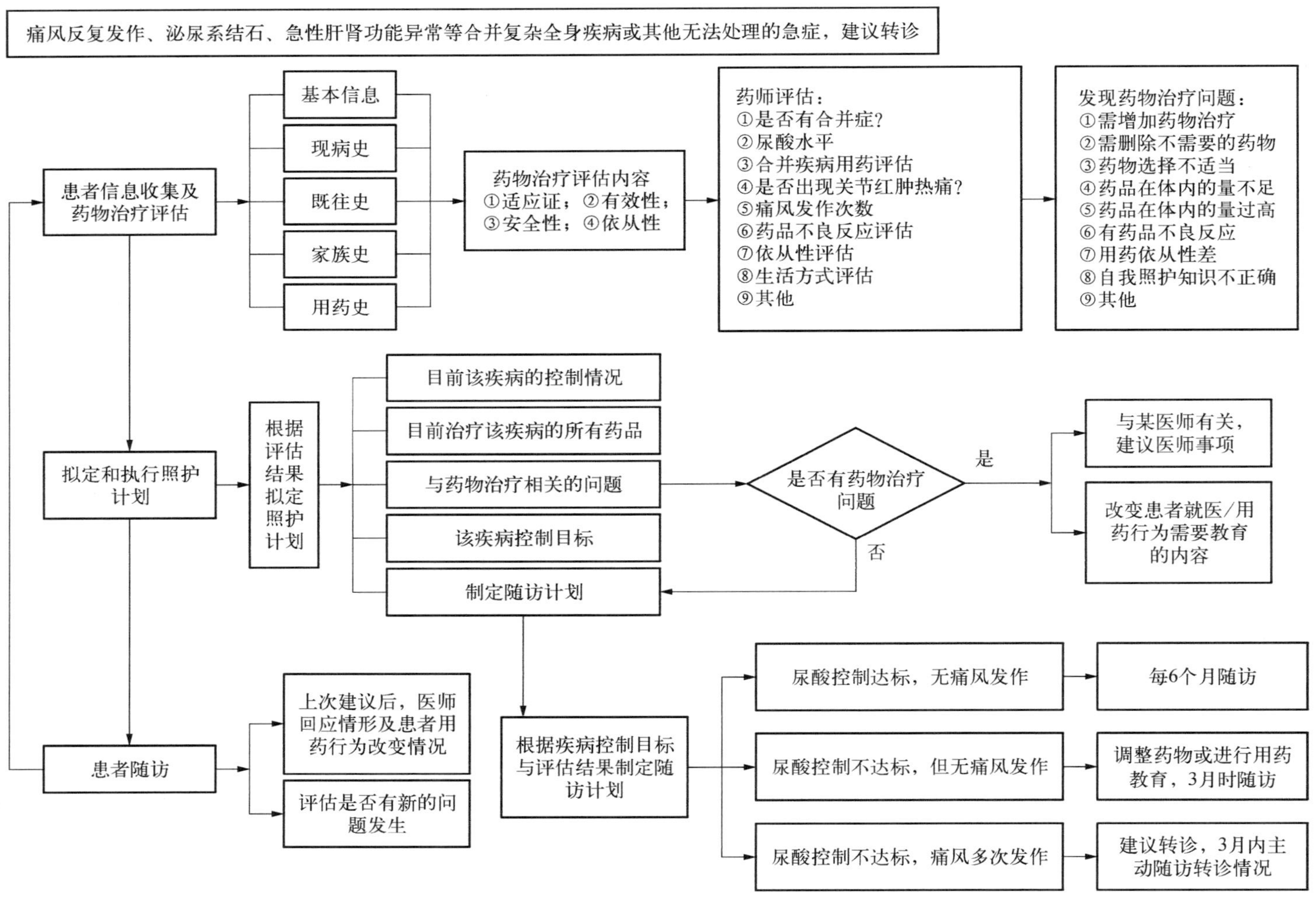

图 8－6　高尿酸血症/痛风患者药物治疗管理路径流程图

（6）其他重要信息：药师应详细询问患者的过敏史及免疫接种史、增加高尿酸血症/痛风发生概率的生活方式，包括吸烟史、饮酒史、运动状况、饮食结构、心理健康状况及睡眠状况。其他有意义的体征如生命体征、身高体重等，辅助检查指标如血尿常规、肝肾功能、血糖、血脂、红细胞沉降率、C 反应蛋白、血尿酸水平及超声影像学检查结果也应尽可能收集并记录。

2. *药物治疗评估*　评估药物治疗方案合理性的项目依次为评估药物的适应证、有效性、安全性、依从性，药师应依据指南或高质量循证医学证据对患者的药物治疗进行全面评估，以发现药物治疗问题，从而拟定和执行照护计划。

（1）适应证评估：根据患者高尿酸血症/痛风类型、合并症、血尿酸水平、合并疾病的用药，评估是否需要增加或删除药物治疗，或是否存在药物选择不适当。对于尿酸水平不同，开始用药时机也不同。

对于无症状的高尿酸血症患者，用药时机：

1）血尿酸水平<480 μmol/L，并且无合并症，则可暂不用药。控制饮食，定期复查。

2）血尿酸水平在 480～540 μmol/L 无合并症，可暂不用药，但需密切监测血尿酸水平。

3）若有以下情况需药物治疗配合饮食控制：① 血尿酸水平≥480 μmol/L 且有下列合并症之一，如高血压、脂代谢异常、糖尿病、肥胖、脑卒中、冠心病、心功能不全、尿酸性肾石病、肾功能损害（≥CKD 2 期）。② 血尿酸水平≥540 μmol/L，无合并症。

（2）有效性评估：根据患者高尿酸血症/痛风及合并症的进展与缓解情况（红肿热痛、发作次数）重要指标达标情况，评估是否药物在体内的量不足，或需增加药物治疗。

（3）安全性评估：根据患者合并疾病、近 3 个月的重要生化指标（如血尿常规、肝肾功能、血糖、血脂、红细胞沉降率、C 反应蛋白及泌尿系超声检查等）、合并用药、年龄、遗传因素、是否出现或有潜在药品不良反应风险等进行综合评估。对于存在多种疾病的高尿酸血症/痛风患者，由于患者常在不同科室就医，不同专科医师可能忽视患者合并用药的相互作用、禁忌证问题，药师需对此进行评估，当存在治疗矛盾时，需权衡利弊选用药物。

（4）依从性评估：通过开放式提问或询问患者处方周期等了解患者用药依从性。对于依从性差的患者应从多方面指导，如通过用药指导让患者充分了解药物治疗方案以提高服药意识。借助药盒、用药提醒工具，求助亲人朋友提醒服药等形式，多方面改善患者依从性。

3. *药师综合评估*　除以上评估外，药师还应对生活方式及患者的全身系统进行评估，以对患者进行自我照护知识的教育。若发现存在其他系统的药物治疗问题，可建议患者转诊。

4. *发现药物治疗问题（PP）*　药师通过评估，依改善的重要程度依次列出患者目前存在的疾病/医疗问题清单，针对每个疾病/医疗问题列出药师发现的药物治疗问题，包括需增加药物治疗、需删除不需要的药物、药物选择不适当、药品在体内的量不足、药品在体内的量过高、有药品不良反应、用药依从性差、自我照护知识不正确等。

（二）拟定和执行照护计划

药师需根据以上评估结果，拟定照护计划并执行。拟定照护计划流程如下：

1. 患者该疾病的控制情况　详细说明患者目前高尿酸血症控制情况，如每年痛风发作次数、尿酸控制水平等。

2. 目前治疗该疾病的所用药物　列出该患者用于治疗高尿酸血症的所有药物，评估是否对症、有无出现不良反应、患者口服药物的依从性等。

3. 与药物治疗相关的问题　把第一步发现的药物治疗问题与具体药物相对应，根据不同问题拟定相应的干预措施。若药物治疗问题与某医师有关，则可建议医师具体事项，如建议开始用或停用某药、建议更换药品、建议改变用法用量/用药时间、建议血药浓度监测或个体化基因检测等；若药物治疗问题与患者用药行为相关，可对患者进行用药教育或建议患者就诊。

4. 该疾病控制目标　根据患者的血尿酸水平、是否有合并症制定针对该患者的疾病控制目标。

5. 制定随访计划　对尿酸控制满意，无痛风发作无药品不良反应、无新发并发症或原有并发症无加重的患者，每6个月随访一次。对尿酸控制不满意，但只是单纯的高尿酸血症，无痛风急性发作的患者，可建议医师调整药物或对患者进行用药教育，每3个月随访一次。对尿酸控制不满意，且痛风多次发作的患者，建议转诊，并于3个月内主动随访转诊情况。具体见随访及效果评估。

6. 执行照护计划（SS）　根据拟定的干预措施进行执行。若药物治疗问题与医师有关，药师可依照《处方判断性服务标准操作流程》所列出的步骤，通过面谈、邮件等方式建议医师相关事项，如建议开始用或停用某药、建议改变剂量、改变用药间隔等；若药物治疗问题与患者相关，药师可依照《用药依从性咨询服务标准操作流程》《药品不良反应咨询服务标准操作流程》《自我照护服务标准操作流程》等列出步骤，建议患者相关事项，如告知患者疾病与就医知识、告知患者用药知识与用药技巧、对患者忘记服药的建议等。

（三）患者随访

记录上次建议后，医师回应情形及患者用药行为是否改变（FF），如医师增加或停用某药、更改剂量或用药间隔；患者减少门诊就诊次数、较之前依指示时间服用药品、较之前不会忘记服药等。同时评估是否有新的问题出现，对于新出现的药品问题，药师应重新进行评估，拟定和执行照护计划，制定下一次的随访。

二、控制目标

高尿酸血症/痛风血尿酸水平控制原则如下。

（一）单纯高尿酸血症患者

对于无合并其他疾病，同时血尿酸水平≥540 μmol/L 的患者，血尿酸应控制<420 μmol/L。若患者血尿酸水平≥480 μmol/L 且有下列合并症之一，如高血压、脂代谢

异常、糖尿病、肥胖、脑卒中、冠心病、心功能不全、尿酸性肾石病、肾功能损害(≥CKD 2期),血尿酸应控制<360 μmol/L。

(二)痛风发作患者

对于无合并其他疾病,既往血尿酸水平≥480 μmol/L 的患者,血尿酸应控制在<360 μmol/L,并长期维持;若患者有下列合并症之一,如痛风发作次数≥2 次/年、痛风石、慢性痛风性关节炎、肾结石、慢性肾脏疾病、高血压、糖尿病、血脂异常、脑卒中、缺血性心脏病、心力衰竭和发病年龄<40 岁,且既往血尿酸水平≥420 μmol/L,现在血尿酸应控制在<300 μmol/L。当患者痛风石完全溶解且关节炎频繁发作症状改善,可将治疗目标改为血尿酸<360 μmol/L,并长期维持。

因人体中正常的尿酸水平有其重要的生理功能,血尿酸过低可能增加阿尔茨海默病、帕金森病等神经退行性疾病的风险。因此建议,降尿酸治疗时血尿酸不低于 180 μmol/L。

三、随访及效果评估

根据疾病控制目标与评估结果制定下一次的随访时间:血尿酸控制水平达标,无痛风发作、无药品不良反应、无新发并发症或原有并发症无加重的患者,每 6 个月随访一次。血尿酸控制水平不达标,但无痛风发作的,可每 3 个月随访一次。对尿酸控制不满意,有痛风多次发作且出现新的并发症或原有并发症加重的患者,建议其转诊到上级医院,3 个月内主动随访转诊情况。

对所有的患者进行针对性的健康教育,与患者一起制定生活方式改进目标并在下一次随访时评估进展。告诉患者出现关节红肿热痛时应立即就诊。

四、生活方式等自我管理教育

痛风患者应遵循下述原则:限酒;减少高嘌呤食物的摄入;防止剧烈运动或突然受凉;减少富含果糖饮食的摄入和增加新鲜蔬菜的摄入;大量饮水(每日 2 000 mL 以上);控制体重。

(一)限酒

酒精是导致痛风发作的风险因素之一。不同种类的酒对痛风发作的影响不一,啤酒和烈性酒增加痛风发作的风险,红酒增加痛风发作的风险证据尚少。

饮酒导致尿酸水平升高的原因:① 酒精代谢增加了三磷酸腺苷的消耗,导致尿酸产生增加;② 酒精导致血清乳酸升高,从而减少尿酸排泄;③ 酒中含有嘌呤导致尿酸产生增加。可见饮酒过度对痛风有危害,建议痛风患者限酒。

(二)减少高嘌呤食物的摄入

痛风患者食用动物性食品时,应注意种类、数量、加工方式等。

(1)从种类而言,一般规律是,烹饪前颜色较深的肉类又称红肉,如哺乳动物,包括牛、羊、猪等,其嘌呤含量高于白肉(如非哺乳类动物,包括鸡、鸭、鹅和淡水鱼等)。动物内脏如肝、肾、心等，其嘌呤含量普遍高于肉类。因肥肉含有大量脂肪和胆固醇，易引起肥胖及加重尿酸代谢紊乱，故进食肉类以瘦肉为主。鸡蛋的蛋白、牛乳、海参等嘌呤含量较低。

（2）从食用数量而言，因个体差异较大，进食肉的种类不同，无统一标准。一般认为，痛风患者每日肉类摄入量不宜超过 100 g。

（3）肉类食品的加工方式须予以重视。经腊制、腌制或熏制的肉类，其嘌呤、盐分含量高，干扰尿酸代谢，患者不宜食用。而应尽量进食新鲜肉类。烹饪时，提倡水煮后弃汤食用，油炸、煎制、卤制或火锅等烹饪方式均不提倡。使用佐料时，避免使用过多盐、糖和香辛料等。

（三）防止剧烈运动或突然受凉

目前推荐高尿酸血症和痛风患者适当运动可作为非药物治疗措施之一，并遵循下列原则：① 高尿酸血症患者建议规律锻炼。② 痛风患者的运动应从低强度开始，逐步过渡至中等强度，避免剧烈运动。剧烈运动可使出汗增加，血容量、肾血流量减少，尿酸排泄减少，甚至可以诱发痛风发作。痛风急性期则以休息为主，中断锻炼，有利于炎症消退。③ 运动次数以每周 4～5 次为宜，每次 0.5～1 h。可采取有氧运动，如慢跑、太极拳等。④ 运动期间或运动后，应适量饮水，促进尿酸排泄。避免快速大量饮水，以免加重身体负担。因低温容易诱发痛风急性发作，运动后应避免冷水浴。⑤ 对有心血管、肺部基础疾病者，应适度降低运动强度和缩短运动时间。

（四）减少富含果糖饮食的摄入和增加新鲜蔬菜的摄入

应注意选择：① 不宜进食过多含糖饮料和糖分（尤其是果糖）含量高的水果，如苹果、橙、龙眼、荔枝、柚子、柿子和石榴等。② 相对而言，柠檬、樱桃和橄榄等对痛风患者有益。③ 西瓜、椰子、葡萄、草莓、李子和桃等可适量食用。④ 绝大多数瓜类、块茎、块根类及大多数叶菜类蔬菜，均为低嘌呤食物，建议食用。⑤ 不宜多食香菇、草菇、芦笋、紫菜、海带，以及粮食胚芽等嘌呤含量较高的植物类食品。

（五）大量饮水

增加饮水量可作为痛风患者非药物治疗的措施之一。饮水量不足与高尿酸血症存在相关性，增加饮水量可减少痛风发作次数，降低血尿酸水平，增加排尿量从而促进肾脏排泄尿酸，减少尿酸盐结晶沉积。无肾脏病、心力衰竭等禁忌的情况下，痛风患者饮水建议如下：① 每天饮水总量为 2～3 L，尽量保证每日尿量约为 2 L，尿 pH 在 6.3～6.8，有利于尿酸排泄，减少尿酸盐结晶形成。② 分次饮水，建议早、午、晚有 3 次饮水量达 500 mL 左右。③ 饮用水尽量选择弱碱性、小分子水。有研究表明，饮用弱碱性小分子水可促进尿酸排泄。④ 研究提示，饮用柠檬水（如 1～2 个鲜柠檬切片加入 2～3 L 的水中）有助于降尿酸。

（六）控制体重

肥胖是患痛风的危险因素之一。其中体重指数与痛风的发病率呈正相关。腹型肥胖亦可增加痛风发病风险。减重可降低血尿酸水平，并对减少痛风发作有益处。

案例

本案例主要以高尿酸血症为主线，简要介绍高尿酸血症患者药学照护的流程。

主诉：痛风发作 2 个月余，尿酸控制不佳。

诊断：痛风性关节炎、糖尿病。

诊治过程：患者 5 年前首次痛风发作，为右足趾疼痛、活动受限，之后不规律降尿酸治疗。2024 年 2 月再次痛风发作，于门诊就诊缓解后仍不规律服用非布司他片治疗。2 个月前再次出现右足趾疼痛，自行服用止痛药治疗，疼痛缓解后近 2 个月规律服用非布司他片 20 mg（每日一次）。

（一）患者信息收集与药物治疗评估

药师应在服务开始前进行患者信息收集，以核对、完善重要信息，有助于后续对患者进行药物治疗评估。

1. 患者信息收集

（1）基本信息：患者，男，58 岁，身高 168 cm，体重 67 kg，BMI 23.7 kg/m^2。异地医保，公务员，壮族，无宗教信仰。

（2）现病史：5 年前出现右足第一跖趾关节红肿热痛、活动受限，曾查尿酸 560 μmol/L，口服双氯芬酸钠双释放肠溶胶囊（戴芬）治疗后症状缓解，后未规律降尿酸治疗。2024 年 2 月 3 日再次出现右足第一跖趾关节红肿热痛、活动受限，于我院门诊就诊，门诊查尿酸 450 μmol/L（↑），丙氨酸氨基转移酶 40 U/L，肌酐 99 μmol/L，肾小球滤过率 73.0 mL/min（↓），血沉 28 mm/h（↑），超敏 C 反应蛋白 31.99 mg/L（↑），诊断痛风性关节炎，给予双氯芬酸钠双释放肠溶胶囊、秋水仙碱片治疗，疼痛好转后不规律服用非布司他片 20 mg（每日一次）治疗。2 个月前再次出现右足趾疼痛，自行药店购买双氯芬酸钠双释放肠溶胶囊（戴芬）止痛，疼痛可缓解。疼痛缓解后近 2 个月规律服用非布司他片 20 mg（每日一次），门诊复查血尿酸水平 460 μmol/L。

（3）既往史：一月余前有口干、多饮症状，查口服葡萄糖耐量试验（OGTT）：空腹 5.24 mmol/L，餐后 2 h 血糖 11.16 mmol/L，诊断糖尿病，医师开具“吡格列酮二甲双胍片 1 片（每日 3 次），口服”，不规律口服，未居家监测血糖。否认高血压、冠心病、高脂血症等慢性病史，否认外伤、手术及传染病史，否认食物及药物过敏史。

（4）家族史：家族内无冠心病、糖尿病或家族性高脂血症患者。

（5）用药史：5 年前痛风初次发作，后不规律口服非布司他片。半年前曾因痛风发作于医院就诊，医师开具双氯芬酸钠双释放肠溶胶囊、秋水仙碱、碳酸氢钠等，疼痛缓解后未再使用。近半年来不规律服用非布司他片，2 个月前痛风再次发作，自行服用双氯芬酸钠双释放肠溶胶囊后疼痛缓解，疼痛缓解后近 2 个月规律服用非布司他片 20 mg（每日一次）。1 个月余前诊断糖尿病，医师开具吡格列酮二甲双胍片 1 片（每日 3 次，口服），不规律口服。未服用非处方药、中草药、保健品。未诉服药期间有任何不适。

（6）全身系统性评估：该患者无其他不适，详见全身系统性评估表格。

（7）其他重要信息：无食物药物过敏史，正常免疫接种史。不吸烟，平素偶尔饮酒，以啤酒、白酒为主，无特殊饮食偏好，每日慢走半小时，睡眠不佳。

2. 药物治疗评估

（1）适应证评估：患者既往有痛风发作≥2次，合并糖尿病，有治疗指征。

（2）有效性评估：该患者血尿酸应控制<300 μmol/L，近期有痛风急性发作，建议增加非布司他剂量。

（3）安全性评估：患者目前同时服用非布司他及吡格列酮二甲双胍片，无保健品、中草药服用史，未诉服药期间有任何不适。

（4）依从性评估：患者既往不规律服用非布司他片，近期规律服用。不规律服用吡格列酮二甲双胍片，Morisky 评分 3.75 分，依从性差。

药物治疗评估结果：该患者药物治疗存在以下问题。

1）血尿酸控制不达标：建议增加非布司他使用剂量（PP40-剂量过低，或血药浓度不够）。

2）依从性差：应对患者进行教育（PP78-担心/怀疑有不良反应没吃药）。

3）生活方式不佳：平素偶尔饮酒，以啤酒、白酒为主（PP81-自我照护技巧/生活方式不佳）。

（二）拟定和执行照护计划

1. 患者该疾病的控制情况　该患者目前血尿酸水平 460 μmol/L，目标血尿酸应<300 μmol/L，且近期有痛风急性发作，疾病控制不佳。

2. 目前治疗该疾病的所用药物　非布司他片 20 mg（每日一次，口服），该药 Morisky 评分 5.75 分，依从性差。

3. 与药物治疗相关的问题

（1）血尿酸控制不达标——非布司他剂量不足：① 与医师相关。建议医师增加非布司他剂量。② 与患者相关。患者依从性不佳，教育患者当前尿酸水平距离血尿酸控制目标较远，应坚持规律服药，尿酸水平控制不佳会导致痛风反复发作，严重者会导致关节变形、影响活动。

（2）生活方式不佳——与患者相关。教育患者平日需要限制饮酒，特别是白酒、啤酒。每周 4~5 次中等强度有氧运动，每次 0.5~1 h，以慢跑为主。每日饮水量>2 000 mL。

4. 该疾病控制目标　该患者痛风发作次数≥2 次/年，合并糖尿病，既往血尿酸水平≥420 μmol/L，现血尿酸应控制<300 μmol/L。

5. 制定随访计划　该患者尿酸控制不满意，有痛风多次发作且出现新的并发症，建议上级医院转诊，3 个月内主动随访转诊情况。

6. 执行服务

（1）对医师建议——（SS13-建议改变剂量）：按照《处方判断性服务标准操作流程》对患者进行服务，该患者目前使用非布司他片 20 mg（每日一次）口服降尿酸治疗，规律服用 2 个月后复查尿酸水平为 460 μmol/L，仍未达到该患者血尿酸控制目标（<300 μmol/L），建

议增加非布司他片剂量,加强降尿酸效果。

(2) 对患者建议——① (SS56 -提供用药教育):按照《用药依从性咨询服务标准操作流程》对患者进行服务,该患者主要因担心药品潜在不良反应而不规律服药。教育患者非布司他片常见不良反应为肝功能异常、恶心、皮疹等,但并非每个患者都会发生,您服用非布司他后丙氨酸氨基转移酶并无异常,也未出现恶心、皮疹等反应,表明非布司他片对您来说是安全的。如果不规律服药,会导致痛风反复发作,对您的伤害要大于潜在的药品不良反应。② (SS57 -自我照顾技巧/对生活方式的建议):建议您戒酒,白酒、啤酒容易诱发痛风发作。同时建议每周进行 4~5 次中等强度有氧运动,每次 0.5~1 h,以慢跑为主。每日饮水量建议>2 000 mL。

(三) 随访

患者于 2024 年 9 月 23 日医院门诊就诊,复查尿酸 471.71 μmol/L,医师予调整非布司他片 40 mg(每日一次)(FF13 -医师更改剂量),嘱患者用药 1 个月后复查尿酸水平。再次对患者进行用药依从性评估,该患者 Morisky 评分 7.75 分,依从性提高(FF53 -较不会忘记服药),偶尔仍有饮酒(FF60 -仍未有改善,需继续介入)。本次服务 PPSSFF 码分别为:40 - 13 - 13;78 - 56 - 53;81 - 57 - 60。

第七节　慢性阻塞性肺疾病药学服务

一、服务流程

在慢性阻塞性肺疾病(以下简称慢阻肺)患者药物治疗管理过程中,药师结合疾病特点进行患者信息收集、药物治疗评估、药物治疗管理及疗效随访 4 个阶段,具体管理流程见图 8 - 7。

(一) 患者信息收集及药物治疗评估

1. 患者信息收集　药师对慢阻肺患者进行药学服务时,需掌握相关的提问技巧,尽量使用通俗语言,避免过多使用医学专业术语。

(1) 基本信息:应收集患者年龄、性别、医疗保险、工作、民族等信息,需关注患者的民族及其宗教信仰的禁忌,在后续沟通与药物选择中应注意规避禁忌。

(2) 现病史:重点询问慢阻肺相关疾病病史,询问慢阻肺的发病诱因、急性发作的频率和持续时间及缓解方式、近期慢阻肺控制情况;合并其他疾病的患病时长;疾病控制情况;家庭自我监测情况、关键指标复查结果及频次。药学门诊患者应重点询问患者居家慢阻肺控制及雾化吸入治疗药物的使用情况。

(3) 既往史:详细询问既往检查情况,尽量通过患者纸质、电子版检查结果等材料获取真实有效信息。详细询问是否有其他合并症及治疗情况,包括哮喘史、过敏史、结核病

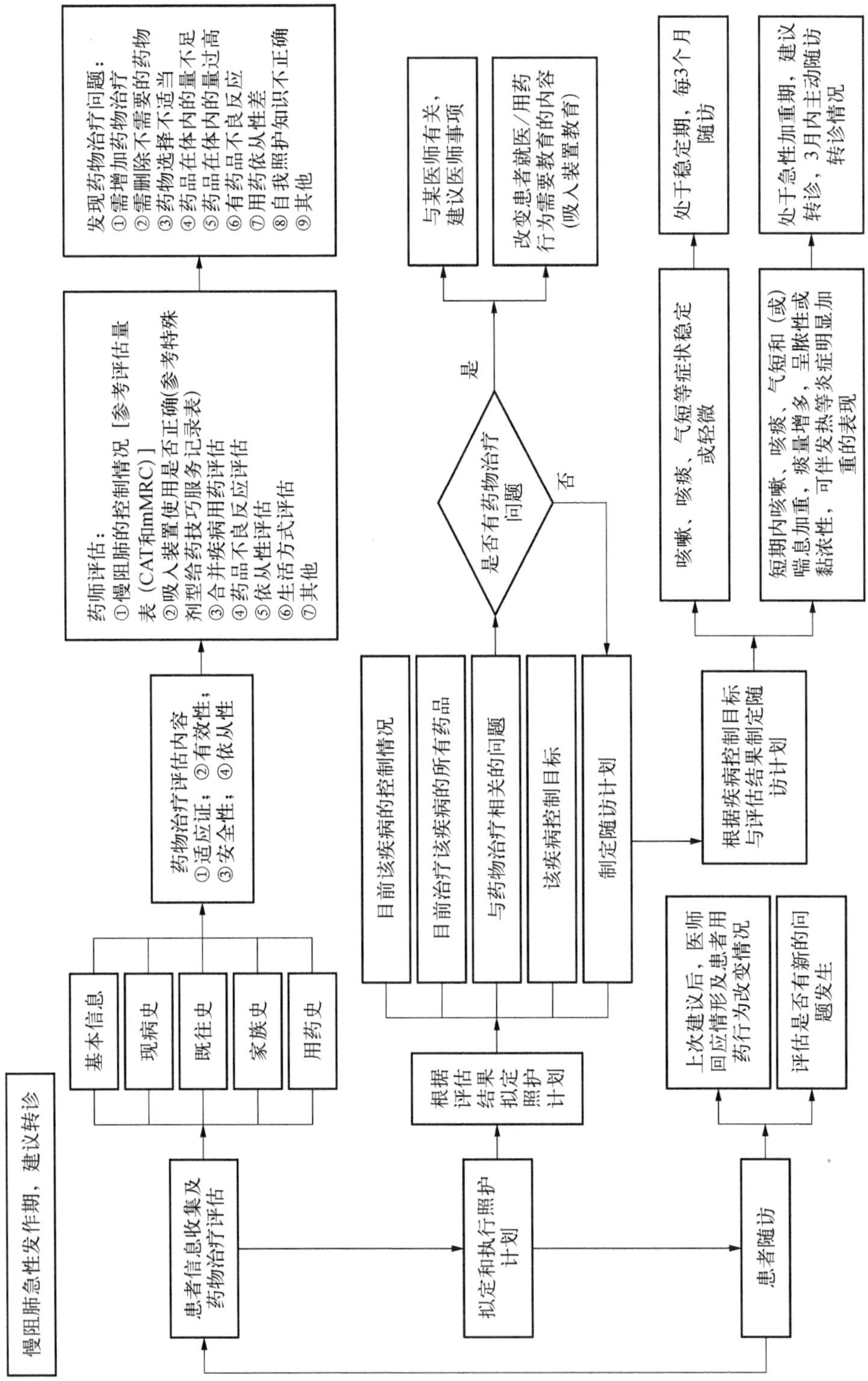

图 8-7　慢阻肺患者药物治疗管理图

史、儿童时期呼吸道感染及呼吸道传染病史等。

(4) 家族史：重点关注家族中有无慢阻肺患者。有慢阻肺家族聚集倾向的人群更容易患上这种疾病。

(5) 用药史：详细询问并记录患者既往用药史和当前用药情况，包括处方药、非处方药、中草药、保健品，既往用药史主要关注用药起止时间和停药或换药原因，当前用药情况内容主要包括药品名称、用法用量、疗效（慢阻肺急性发作频率和发作时长，日常慢阻肺控制情况）和药品不良反应。问询过程中需明确患者所使用的药物是医师开具还是自行购买、患者的用药依从性等。

(6) 其他重要信息：药师应详细询问患者的吸烟、饮酒、粉尘接触、饮食结构、心理健康状况及睡眠状况等以减少慢阻肺急性发作发生概率。其他有意义的体征如生命体征、身高体重等，辅助检查指标如血尿常规、肝肾功能、血糖、血脂、红细胞沉降率、C 反应蛋白及超声影像学检查结果也应尽可能收集并记录。

2. *药物治疗评估*　药师根据患者信息收集情况进行分析，如慢阻肺患者为急性加重期，建议向上转诊。若慢阻肺患者为稳定期，药师则对患者进行药物治疗评估。评估内容包括适应证评估、有效性评估、安全性评估（如相互作用、重复用药等）和依从性评估 4 个方面。

(1) 适应证评估：根据稳定期慢阻肺患者肺功能情况，评估是否需要增加或删除药物治疗，或是否存在药物选择不适当。对于肺功能分级情况不同，使用药物也不同。

慢阻肺的肺功能评估主要通过使用支气管扩张剂后的第一秒用力呼气容积（FEV1）占用力肺活量（FVC）的百分比（FEV1/FVC）来进行。具体分级标准如下 4 级。① GOLD 1 级：轻度，FEV1 占预计值≥80，必要时使用支气管扩张剂治疗。② GOLD 2 级：中度，50%≤FEV1 占预计值<80%，使用长效支气管扩张剂治疗。③ GOLD 3 级：重度，30%≤FEV1 占预计值<50%，在上述治疗基础上联合吸入性糖皮质激素。④ GOLD 4 级：极重度，FEV1 占预计值<30%，在上述治疗基础上联合氧疗。

(2) 有效性评估：药师对患者进行慢阻肺控制测试（CAT）和改良呼吸困难指数（mMRC）量表的评估（表 8-7，表 8-8）。

表 8-7　慢阻肺控制测试（CAT）量表

慢阻肺控制测试（CAT）								
序号		严重程度由轻到重的评分						
		0	1	2	3	4	5	我一直咳嗽
1	我从不咳嗽	0	1	2	3	4	5	我有很多痰
2	我一点痰液没有	0	1	2	3	4	5	我有很严重胸闷的感觉

续　表

序号	严重程度由轻到重的评分							
3	我没有任何胸闷的感觉	0	1	2	3	4	5	爬坡或上一层楼梯时，我感觉严重喘不过气来
4	爬坡或上一层楼梯时，没有气喘的感觉	0	1	2	3	4	5	我在家里做任何事都很受影响
5	我在家里能够做任何事	0	1	2	3	4	5	我在家里做任何事都很受影响
6	尽管有肺部疾病，但对外出很有信心	0	1	2	3	4	5	由于有肺部疾病，对离开家一点信心也没有
7	我睡眠非常好	0	1	2	3	4	5	由于有慢阻肺，我的睡眠非常不好
8	我经历旺盛	0	1	2	3	4	5	我一点精力也没有

CAT 评分标准：0~10 分（轻微影响）。提示患者大部分时间都很正常，但也导致慢阻肺患者出现了一些问题，在较强活动时可能出现气促和不适；11~20 分（中等影响）。提示慢阻肺已经成为患者最严重的健康问题之一，大多数时间出现咳嗽、咳痰，经常出现气促；21~30 分（严重影响）。提示患者已不能从事大部分活动，自觉无法控制肺部问题，感到害怕和惊恐；31~40 分（非常严重影响）。提示患者不能从事任何活动，生活困难。

表 8－8　改良呼吸困难指数（mMRC）量表

mMRC（改良呼吸困难指数）量表	
mMRC 分级	mMRC 评估呼吸困难严重程度
0	我仅在费力运动时出现呼吸困难
1	我平地快步行走或步行爬小坡时出现气短
2	我由于气短，平地行走时比同龄人慢或者需要停下来休息
3	我在行走 100 m 左右或数分钟后需要停下来休息
4	我因严重呼吸困难以致不能离开家，或在穿衣服、脱衣时出现呼吸困难

mMRC 仅反映呼吸困难程度，0~1 分为症状少，2 分以上为症状多。

慢阻肺控制测试（CAT）有 8 个问题了解慢阻肺患者在过去 4 周的控制情形。其中 0 代表从不；1 代表偶尔；2 代表有时；3 代表时常；4 代表频率较高；5 代表一直。改良呼吸困难指数量表（mMRC）评估患者呼吸困难的程度（分为 0~4 个等级，4 级表示患者在最轻微的活动时即出现呼吸困难，即呼吸困难最重），以便后续根据该量表评估选择治疗慢阻肺药物的合理性，是否存在无适应证用药和有适应证未用药物治疗情况。

（3）安全性评估：根据患者是否存在合并疾病或合并用药的情况，评估目前所用药物是否出现相互作用、重复用药等潜在风险。另外，同时关注患者可能出现的不良反应（症状、临床表现等）。

（4）依从性评估：因慢阻肺患者需要长期使用吸入装置，药师需要根据患者用药情况进行依从性评估并向患者强调其重要性。

3. 药师综合评估　药师经过慢阻肺药物治疗方案的评估后，若需要调整治疗方案，及时与临床医师沟通；若出现治疗效果不佳或者症状加重时，药师及时向医师反馈并引导患者就诊，由医师对用药进行及时调整。药师经过评估患者吸入装置使用是否正确，若不正确，则需要药师对患者如何正确使用吸入装置进行用药指导，包括吸入装置的操作步骤，手口协调性和药物吸入方法，以及吸入含吸入糖皮质激素药物后的漱口等。

呼吸装置使用评估表

4. 发现药物治疗问题（PP）　药师通过评估，依改善的重要程度依次列出患者目前存在的疾病/医疗问题清单，针对每个疾病/医疗问题列出药师发现的药物治疗问题，包括需增加药物治疗、需删除不需要的药物、药物选择不适当、药品在体内的量不足、药品在体内的量过高、有药品不良反应、用药依从性差、自我照护知识不正确等。

（二）拟定和执行照护计划

药师需根据以上评估结果，拟定照护计划并执行。拟定照护计划流程如下。

1. 患者该疾病的控制情况　详细说明患者目前慢阻肺的控制情况。

2. 目前治疗该疾病的所用药物　列出该患者用于治疗慢阻肺的所有药物，评估是否对症，有无出现不良反应，患者吸入装置使用是否正确。

3. 与药物治疗相关的问题　把第一步发现的药物治疗问题与具体药物相对应，根据不同问题采取相应的干预措施。若药物治疗问题与某医师有关，则可建议医师具体事项，如建议开始用或停用某药、建议更换药品、建议改变用法用量/用药时间；若药物治疗问题与患者用药行为相关，可对患者进行用药教育或建议患者就诊。

4. 该疾病控制目标　根据患者的咳嗽、咳痰等症状情况制定针对该患者的疾病控制目标。

5. 制定随访计划　咳嗽、咳痰、气短等症状稳定或轻微的处于稳定期的患者，每 3 个月随访一次。短期内咳嗽、咳痰、气短和（或）喘息加重、痰量增多、呈脓性或黏液性，可伴发热等炎症明显加重表现的处于急性加重期的患者，建议转诊上级医院进行治疗，药师 3 个月内主动随访转诊情况。

6. 执行照护计划（SS）　根据拟定的干预措施进行执行。若药物治疗问题与医师有关，药师可依照《处方判断性服务标准操作流程》所列出的步骤，通过面谈、邮件等方式建议医师相关事项，如建议开始用或停用某药、建议改变剂量、改变用药间隔等；若药物治疗问题与患者相关，药师可依照《用药依从性咨询服务标准操作流程》《药品不良反应咨询服务标准操作流程》《自我照护服务标准操作流程》等列出步骤，建议患者相关事项，如告知患者疾病与就医知识、告知患者用药知识与用药技巧、对患者忘记服药的建议等。

（三）患者随访

记录上次建议后，医师回应情形及患者用药行为是否改变（FF），如医师增加或停用某药、更改剂量或用药间隔;患者减少门诊就诊次数、较依指示时间服用药品、较不会忘记服药等。结合患者本次用药操作的正确性,制定下一次随访计划,跟踪患者的药物疗效及其不良反应。

二、控制目标

慢阻肺稳定期的管理控制目标包括:① 减轻当前症状:缓解慢阻肺咳嗽咳痰的症状、改善运动耐量(改善走多路、爬楼梯后呼吸困难症状)和生活质量(睡眠变好,心情改善等);② 降低未来风险:延缓疾病进展(预防肺部疾病的恶化),降低急性加重和死亡风险。

三、随访与效果评估

药师需要根据患者用药情况进行用药依从性的评估并向患者强调其重要性。建议检查吸入装置是否外观良好、能否正常工作及剩余使用次数是否与疗程相匹配,评估吸入制剂是否被正确使用。慢阻肺患者自我评估测试(COPD assessmenttest, CAT)改良版英国医学研究委员会(modified British medical research council, mMRC)评分及吸入药物依从性测试(test of the adherence to inhalers, TAI),不仅可用于鉴别慢阻肺和哮喘患者药物依从性不佳的类型,也可进一步计划相应的干预措施及纠正药物使用不足之处,是评估我国慢性气道疾病患者吸入药物依从性的可靠工具,对长期维持治疗的患者用药依从性进行评估,并向其说明连续用药和定期复诊/随访的重要性。结合患者本次用药操作的正确性,制定下一次随访计划,配合医师跟踪患者的药物疗效及其不良反应。

根据疾病控制目标与评估结果制定下一次的随访时间:咳嗽、咳痰、气短等症状稳定或轻微的处于稳定期的患者,每3个月随访一次。短期内咳嗽、咳痰、气短和(或)喘息加重、痰量增多、呈脓性或黏液性,可伴发热等炎症明显加重表现的处于急性加重期的患者,建议转诊上级医院进行治疗,药师3个月内主动随访转诊情况。

四、生活方式等自我管理教育

除了药物治疗以外,生活干预对于疾病的恢复也是非常重要的,如果患者在生活中不注意生活的保健,就很有可能会加重疾病。药师可以通过直接接触患者,使患者了解自身病情和疾病的发展情况,理解各种治疗的理由,使患者减少不必要的恐惧和焦虑,更好地配合治疗,并改善生活方式,以达到提高患者生活质量的目标。

(一)戒烟是关键,其对慢阻肺的影响最大

戒烟可以减轻咳嗽、咳痰、喘息等症状,恢复气道对痰液及有害物质的清除能力,延缓肺功能下降速度,提高体力及运动耐力,提高支气管扩张剂等药物治疗效果,降低急性加重风险、住院风险,降低死亡率,延长预期寿命。

没有证据支持电子烟作为一种戒烟的辅助手段,因为它的安全性和有效性仍然存在争议。

（二）接种疫苗

流感疫苗可预防流感的发生，减少慢阻肺患者急性加重的次数，降低慢阻肺患者的住院治疗和死亡的风险。建议每年接种流感疫苗，对于老年慢阻肺患者更有效。

肺炎球菌疫苗、肺炎球菌结合疫苗（PCV20 或 PCV15）和肺炎球菌多糖疫苗（PPSV23）被批准用于65岁以上的成年人。接种疫苗5年后复种疫苗。肺炎链球菌疫苗可预防肺炎链球菌病引起的肺炎，可以减少慢阻肺急性加重的次数，减缓肺功能下降，从而提高患者生活质量，降低患者的经济负担。

其他疫苗：中国疾病预防控制中心（CDC）建议百日咳、破伤风和白喉疫苗，以预防那些在青春期未接种疫苗的人，以及常规使用带状疱疹疫苗。慢阻肺患者根据国家建议接种COVID－19疫苗。

（三）氧疗及呼吸支持

氧疗：使患者在海平面水平静息状态下达到 $PaO_2 \geqslant 60$ mmHg 和（或）使 SaO_2 升至90%，这样才可维持重要器官的功能，保证周围组织的氧气供应。从而纠正低氧血症和减缓肺功能恶化、降低肺动脉压和延缓慢阻肺进展、提高生存率和生活质量。

长期家庭氧疗一般是经鼻导管吸入氧气，流量1.0～2.0 L/min，每日吸氧持续时间>15 h。开始长期氧疗后，在60～90 d期间内，应对患者的疗效进行重新评估，以判断氧疗是否有效及是否需要继续治疗。嘱咐患者关注氧气瓶效期。

腹式呼吸法：① 体位，取立位、坐位或平卧位，初学时，半卧位容易掌握，半卧时两膝半屈。② 方法：两手分别放于前胸部和上腹部，用鼻缓慢吸气时，腹部松弛（腹部手感向上抬起）胸部手在原位不动，抑制胸廓运动；呼气时，腹部收缩（腹部手感下降）。

缩唇呼气法：呼气时腹部内陷，胸部前倾，将口缩小（呈口哨样），尽量将气呼出。吸气和呼气时间比为1∶2或1∶3，尽量深吸慢呼，每分钟7～8次，每次锻炼10～20 min，每天锻炼两次。

（四）均衡营养与饮食、适当运动

在全面评估基础上，为患者提供个体化的综合干预措施，包括但不限于运动锻炼、教育和行为改变，目的是改善慢性呼吸疾病患者的生理及心理状况，并促进健康行为的长期保持。规律的运动训练是呼吸康复的核心内容。

1. *遵循原则*　运动类型、频率、强度、持续时间和运动量进阶原则。

2. *运动方法*　有氧运动（如瑜伽）、抗阻运动（如举哑铃）、灵活性训练和上、下肢训练。呼吸训练也是慢阻肺患者常见的运动类型，如缩唇呼吸（有视频给患者看）、瑜伽式呼吸等。

3. *运动量*　耐力训练至少每周3～5次，最终目标为达到峰值强度的60%。一般每天至少20 min的锻炼时间较为合理，训练计划持续时间最长为12周。

4. *营养方面*　达到理想体重，同时避免摄入高碳水化合物和高热量饮食，以免产生过多 CO_2。

（五）外科治疗

慢阻肺还有不得已的外科治疗方法。如果认真进行药物治疗，可避免外科治疗。

（1）肺大疱切除术：该手术有指征的患者可减轻呼吸困难程度和改善肺功能，因此，术前胸部 CT 检查、动脉血气分析及全面评价呼吸功能对决定是否手术非常重要。

（2）肺减容术：该手术通过切除部分肺组织，减少肺过度充气，改善呼吸肌做功，可以提高患者的运动能力和健康状况，但不能延长寿命，主要适用于上叶明显非均质肺气肿康复训练后运动能力无改善的部分患者，但其费用较高、属于试验性、姑息性外科手术的一种，不建议广泛应用。

（3）支气管镜肺减容术：对于重度气流受限（FEV1 占预计值%为 15%～45%），胸部 CT 示不均匀肺气肿及过度通气（肺总量>100%且残气容积占预计值%>150%）的慢阻肺患者，该手术可轻微改善肺功能、活动耐量和症状，但术后慢阻肺急性加重、肺炎和咯血情况相对较多，尚需要更多数据来明确适应证。

（4）肺移植术：该手术对适宜的慢阻肺晚期患者，可以改善肺功能和生命质量，但手术难度和费用较高，难以推广应用。

案例

本案例主要以慢阻肺为主线，简要介绍慢阻肺患者药学照护的流程。

主诉：咳嗽、咳痰 2 个月余，痰呈白色，近日气喘稍减轻，无发热，无胸痛、咯血。

诊断：慢阻肺、前列腺增生。

治疗过程：8 年前无明显诱因出现咳嗽、咳痰，呈阵发性咳嗽，多咳白黏痰，偶咳黄黏痰，伴活动后气促，约爬 3 层楼即感气促，无发热、咯血，无胸痛、胸闷，无心悸，上述症状每年发作累计超 3 个月，诊断为慢阻肺。近 2 个月前无明显诱因出现咳嗽、咳痰，症状逐渐加重，考虑慢阻肺急性加重，收入院治疗，出院后使用布地格福吸入气雾剂、苹果奈诺沙星胶囊、桉柠蒎肠溶胶囊、多维元素片等药物，现症状有所好转。

（一）患者信息收集与药物治疗评估

药师应在服务开始前进行患者信息收集，以核对、完善重要信息，有助于后续对患者进行药物治疗评估。

1. 患者信息收集

（1）基本信息：患者，男，71 岁，身高 162 cm，体重 55 kg，BMI 20.96 kg/m^2。异地医保，汉族，无宗教信仰。

（2）现病史：患者诉 8 年前无明显诱因出现咳嗽、咳痰，呈阵发性咳嗽，多咳白黏痰，偶咳黄黏痰，伴活动后气促，约爬 3 层楼即感气促，无发热、咯血，无胸痛、胸闷，无心悸，上述症状每年发作累计超 3 个月，诊断为慢阻肺。近 2 个月前无明显诱因出现咳嗽、咳痰，症状逐渐加重，门诊查 WBC 13.22×10^9/L、CRP 31 mg/L，医师考虑慢阻肺急性加重，收入院治疗，予以头孢哌酮钠舒巴坦 3 g（每 8 h 一次），吸入用布地奈德混悬液 1 mg 联合吸入用异丙托溴铵溶液 250 μg 联合硫酸特布他林雾化液 5 mg（每 8 h 一次）雾化吸入治疗。出院后医师为其开具布地格福吸入气雾剂、桉柠蒎肠溶胶囊、多维元素片维持治疗，患者自行服用苹果酸奈诺沙星胶囊 0.5 g（每日一次）口服抗感染。

（3）既往史：2017 年诊断为前列腺增生，2022 年 9 月因肺性脑病住院。否认高血压、冠心病、高脂血症等慢性病史，否认外伤、手术及传染病史，否认食物及药物过敏史。

（4）家族史：家族内无冠心病、糖尿病或慢阻肺患者。

（5）用药史：患者既往使用氟替卡松乌美溴铵维兰特罗吸入粉雾剂，能掌握好吸入技术，但因更换医院就诊更改为布地格福吸入气雾剂，手口协调方面控制不佳。苹果酸奈诺沙星胶囊 0.5 g（每日一次）口服抗感染治疗。未服用非处方药、中草药、保健品。未诉服药期间有任何不适。

（6）全身系统性评估：该患者无其他不适，详见全身系统性评估表格。

（7）其他重要信息：无食物药物过敏史，正常免疫接种史。不吸烟，不饮酒，无特殊饮食偏好。

2. 药物治疗评估

（1）适应证评估：患者既往有慢阻肺病史，咳嗽、咳痰 2 个月余，有治疗指征。

（2）有效性评估：患者既往使用氟替卡松乌美溴铵维兰特罗吸入粉雾剂，能掌握好吸入技术，但更换为布地格福吸入气雾剂，手口协调方面控制不佳，给予教育后再看掌握情况来评估是否需要更换原来的剂型。

（3）安全性评估：强调每次用完吸入剂后漱口减少激素引起的口腔白斑等不良反应，以及患者无心脑血管疾病，关注胃肠道不良反应、神经系统及心律失常等不良反应。

（4）依从性评估：Morisky 用药依从性评分 5 分，没有不舒服的时候随意停用吸入装置，以及用法用量不正确的情况。

药物治疗评估结果：该患者药物治疗存在以下问题。① 苹果奈诺沙星胶囊用药适宜性（PP20－无指征使用抗菌药物）；② 布地格福吸入气雾剂装置的使用及注意事项（PP74－布地格福吸入气雾剂使用方式不正确）；③ 依从性差：应对患者进行教育（PP75－经常觉得舒服就不继续规律用药）。

（二）拟定和执行照护计划

1. 患者该疾病的控制情况　该患者咳嗽、咳痰 2 个月余，仍存在气喘等症状，疾病控制不佳。

2. 目前治疗该疾病的所用药物　布地格福吸入气雾剂，2 吸/次，每 12 h 一次用口吸入，该药 Morisky 评分 5 分，依从性差。

3. 与药物治疗相关的问题

（1）苹果奈诺沙星胶囊无使用指征：与患者相关，患者自行服用抗菌药物，会导致机体二重感染，盲目乱用也会造成胃肠道反应，引起腹痛、腹泻、恶心、呕吐、食欲减退等症状。

(2) 慢阻肺控制不佳：患者依从性不佳，教育患者坚持规律正确使用布地格福吸入气雾剂，注意相关的使用注意事项等。

4. 该疾病控制目标 ① 减轻当前症状：缓解慢阻肺咳嗽咳痰的症状、改善运动耐量和生活质量；② 降低未来风险：延缓疾病进展，降低急性加重和死亡风险。

5. 制定随访计划 2 周左右药师电话随访一次，评估吸入装置的使用技术和疾病控制情况。1 个月之后请您来药师门诊进行再次评估。

6. 执行服务 对患者建议——① (SS50 -提供疾病知识)：按照《用药依从性咨询服务标准操作流程》对患者进行服务，嘱患者不要擅自服用苹果奈诺沙星胶囊抗感染治疗，患者住院期间抗感染疗程足，感染指征已明显好转，出院后医师并未开具抗菌药物，无必要继续使用，长期使用抗菌药物容易引起二重感染且导致细菌耐药性增加等，加重不良反应。② (SS51 -提供用药知识)：患者既往使用氟替卡松乌美溴铵维兰特罗吸入粉雾剂，能掌握好吸入技术，但因更换医院就诊更改为布地格福吸入气雾剂，手口协调方面控制不佳。指导患者布地格福吸入气雾剂的正确使用方法，并让其演示若干遍，确保掌握正确的操作流程。③ (SS53 -提高用药依从性建议)：为患者讲解慢阻肺是一种进行性发展的慢性病，即使症状缓解，气道的狭窄仍然是持续存在的。长期规律的使用雾化剂可以舒张支气管，保证吸入量和呼出量平衡，防止肺气肿、肺大疱和气胸的产生。并且减少急性加重，减少住院次数，延缓慢阻肺发展，改善生活质量，减少死亡，故不宜擅自停药。

(三) 随访

患者于 2024 年 8 月 27 日电话回访，停用苹果奈诺沙星胶囊(FF58 -能自己正确调整用药)，掌握使用布地格福吸入气雾剂方法(FF52 -给药技巧更正确)，患者的咳嗽、咳痰症状明显好转，再次对患者进行用药依从性评估，该患者 Morisky 评分 7.50 分，依从性提高(FF53 -较不会忘记服药)。本次服务 PPSSFF 码分别为：20 - 50 - 58；74 - 51 - 52；75 - 53 - 53。

(许夏燕、王晓聪、曾芬娜、陈盛阳、郑桂梅、翟永政、邹绮雯、李雄雄、王振兴、周殷、程小桂、覃思蓓、秦卓、刘宇思)

参考文献

曹伟灵，陈吉生，刘新宇，等.2022.社区药学照护规范（第一版）[J].今日药学，32（12）：881－887.

丁楠，曹爱霖，高申，等.2022.居家药学服务标准研制与解析[J].医药导报，41（11）：1638－1641.

广东省药品监督管理局，广东省药品监督管理局事务中心，广东省食品药品审评认证技术协会.2023.广东省社区药店药学服务体系建设指南[S].

广东省药学会.2018.药学门诊试行标准[J].今日药学，28（11）：721－726.

广东省中医药管理局.2020.广东省中医药局关于印发广东省紧密型县域医疗卫生共同体慢病管理中心运行指南（试行）等15个指南的通知[Z].粤卫基层函〔2020〕3号.

国家卫生健康委办公厅.国家卫生健康委办公厅关于印发医疗机构药学门诊服务规范等5项规范的通知[EB/OL].[2021－10－13][2024－01－03]. http://www.nhc.gov.cn/yzygj/s7659/202110/f76fc77acd87458f950c86d7bc468f22.shtml.

江苏省药学会医院药学专业委员会，《江苏省医疗机构呼吸与危重症医学科咳喘药学服务门诊质量管理规范》编写组.2023.江苏省医疗机构呼吸与危重症医学科咳喘药学服务门诊质量管理规范[J].中国医院药学杂志，43（9）：943－949.

李朝辉，周玥，张婷婷.2023.药品零售企业执业药师药学服务规范制订的思考[J].中国药业，32（24）：9－14.

刘宁英，杨异卉，李畅，等.2024.美国社会药房药学服务模式分析及对我国的启示[J].中国药业，33（1）：5－9.

刘锐，曹宇，褚爱群，等.2023.上海市社区药学服务开展现状及药师融入家庭医师团队情况研究[J].中国全科医学，26（31）：3922－3929.

沈大雷.家庭药师居家药学服务将有“江苏标准”[N].健康报，2024－01－05.

沈杰，高宁舟，郑松柏，等.2024.老年人多重用药评估与管理中国专家共识（2024）[J].中华老年医学杂志，43（3）：269－278.

谭延辉，蔡富雄，王建嬴，等.2016.漫谈台湾社区药师执行判断性服务的临床效益[J].台湾临床药学杂志，24（1）：59－72.

吴晓玲，赵志刚，于国超.2018.家庭药师服务标准与路径专家共识[J].临床药物治疗杂志，16(7)：1－6.

伍清芳，刘可欣，杨诗雯，等.2024.基于 CiteSpace 的国内外家庭药师实践进展[J].医药导报，43(1)：68－77.

杨丽娟，甄健存，黄品芳，等.2022.药学门诊标准制订与解析[J].医药导报，41(10)：1435－1438.

张建萍，李明洙，吴海澜，等.2020.中国社会药房慢病药学服务水平评价指标体系的构建[J].中国现代应用药学，37(10)：1248－1253.

张倩，李沭，张爽，等.2020.社区药学服务国际发展概况[J].中国医院用药评价与分析，20(1)：125－128.

张晓娜.2023.我国基层医疗卫生机构医疗服务能力发展与现状分析[J].大众商务，(11)：0223－0225.

中国血脂管理指南修订联合专家委员会.2023.中国血脂管理指南(2023 年)[J].中国循环杂志，38(3)：237－271.

中国医学装备协会呼吸病学装备技术专业委员会，中华医学会呼吸病学分会慢性阻塞性肺疾病学组，广东省药学会.2022.稳定期慢性阻塞性肺疾病医药共管专家共识[J].中华结核和呼吸杂志，45(10)：980－987.

中华人民共和国国家卫生健康委员会办公厅.成人高脂血症食养指南(2023 年版)[S].[2023－01－18].

中华医学会风湿病学分会.痛风诊疗规范[J].2023.中华内科杂志，62(9)：1068－1076.

中华医学会糖尿病学分会，朱大龙.2021.中国 2 型糖尿病防治指南(2020 年版)[J].中华糖尿病杂志，13(4)：315－409.

周洋.2023.冠状动脉粥样硬化性心脏病患者药物治疗管理路径专家共识[J].临床药物治疗杂志，21(6)：1－18.

Agustí A, Celli B R, Criner G J, et al. 2023. Global initiative for chronic obstructive lung disease 2023 report: GOLD executive summary[J]. American Journal of Respiratory and Critical Care Medicine, 207(7): 819－837.

American Diabetes Association Professional Practice Committee. 2024. 5. facilitating positive health behaviors and well-being to improve health outcomes: Standards of care in diabetes-2024[J]. Diabetes Care, 47(Suppl 1): S77－S110.

American Diabetes Association Professional Practice Committee. 2024. 6. glycemic goals and hypoglycemia: Standards of care in diabetes-2024[J]. Diabetes Care, 47(Suppl 1): S111－S125.

American Diabetes Association Professional Practice Committee. 2024. 9. pharmacologic approaches to glycemic treatment: Standards of care in diabetes-2024[J]. Diabetes Care, 47

(Suppl 1): S158 - S178.

Anderson C, Sharma R. 2020. Primary health care policy and vision for community pharmacy and pharmacists in England[J]. Pharmacy Practice, 18(1): 1870.

Association A P, National Association of Chain Drug Stores Foundation. 2008. Medication therapy management in pharmacy practice: Core elements of an MTM service model (version 2.0)[J]. Journal of the American Pharmacists Association, 48(3): 341 - 353.

Australian Industry and Skills Commitee. Community Pharmacy[EB/OL]. [2022 - 01 - 24][2022 - 08 - 05]. https://nationalindustryinsights.aisc.net.au/industries/retail-andwholesale/community-pharmacy.

Chen Y C, Gernant S A, Upton C M, et al. 2022. Incorporating medication therapy management into community pharmacy workflows[J]. Health Care Management Science, 25(4): 710 - 724.

Hepler C D, Strand L M. 1990. Opportunities and responsibilities in pharmaceutical care[J]. American Journal of Health-System Pharmacy, 47(3): 533 - 543.

Li-Wan-Po A, Peterson G M. 2021. Drug compliance and the morisky adherence scale: An expression of concern and a warning[J]. Journal of Clinical Pharmacy and Therapeutics, 46(1): 1 - 3.

Morisky D E, Green L W, Levine D M. 1986. Concurrent and predictive validity of a self-reported measure of medication adherence[J]. Medical Care, 24(1): 67 - 74.

Park M, Giap T T T, Lee M, et al. 2018. Patient- and family-centered care interventions for improving the quality of health care: A review of systematic reviews[J]. International Journal of Nursing Studies, 87: 69 - 83.

Ruiz-Ramos J, Hernández M H, Juanes-Borrego A M, et al. 2021. The impact of pharmaceutical care in multidisciplinary teams on health outcomes: Systematic review and meta-analysis[J]. Journal of the American Medical Directors Association, 22(12): 2518 - 2526.